D0764069

LE PRINCIPE D'EXISTENCE

PHAENOMENOLOGICA

COLLECTION FONDÉE PAR H.L. VAN BREDA ET PUBLIÉE
SOUS LE PATRONAGE DES CENTRES D'ARCHIVES-HUSSERL

113

SERGE VALDINOCI

LE PRINCIPE D'EXISTENCE

LE PRINCIPE D'EXISTENCE

Un devenir psychiatrique
de la phénoménologie

SERGE VALDINOCI
(Université de Reims, France)

KLUWER ACADEMIC PUBLISHERS
DORDRECHT / BOSTON / LONDON

Library of Congress Cataloging in Publications Data

Valdinoci, Serge.
    Le principe d'existence : un devenir psychiatrique de la
phénoménologie / Serge Valdinoci.
        p.   cm.
    Bibliography: p.
    ISBN 0-7923-0125-0
    1. Psychiatry--Philosophy. 2. Existential phenomenology.
I. Title.
RC454.4.V34   1989
150.19'2--dc19   88-37513

ISBN 0-7923-0125-0

Published by Kluwer Academic Publishers,
P.O. Box 17, 3300 AA Dordrecht, The Netherlands.

Kluwer Academic Publishers incorporates
the publishing programmes of
D. Reidel, Martinus Nijhoff, Dr W. Junk and MTP Press.

Sold and distributed in the U.S.A. and Canada
by Kluwer Academic Publishers,
101 Philip Drive, Norwell, MA 02061, U.S.A.

In all other countries, sold and distributed
by Kluwer Academic Publishers Group,
P.O. Box 322, 3300 AH Dordrecht, The Netherlands.

printed on acid free paper

'Cette nuit, on l'aperçoit lorsqu'on regarde l'homme dans les yeux – alors on
regarde une nuit, qui devient *effroyable*,
– ici nous tombe dessus la nuit du
monde.'

Hegel, Realphilosophie d'Iena, Traduction p. 195

Pour mon fils, Nicolas,

Table des matières

Introduction   1

CHAPITRE I. LA PERCEPTION DE L'EXISTENCE PATHOLO-
GIQUE   7
(Philosophie première et psychiatrie)

I. EPILEGOMENES AUX PSYCHIATRIES EXISTENTIEL-
LES   7
    1.   La traversée des apparences   7

    1)   *L'imperium philosophique kantien*   8
    2.   La révolution kantienne de l'existence   9
    3.   Vers une autre philosophie kantienne   10
    4.   Une philosophie nécessairement inédite   11

    2)   *La portée du transcendantal kantien*   13
    5.   L'invariant premier et les variations terminologiques   13
        a) Les refuges heideggerien et husserlien   13
        b) Le refuge schelerien   14
        c) Minkowski et Bergson   15
    6.   La preuve du statut de Kant 'par les causes'   17
    7.   Une unité des psychiatries existentielles   17
    8.   La psychiatrie existentielle et Pinel   18
    9.   Le transcendantal psychiatrique introuvable   18
   10.   L'échec conséquent de la tentative de Tellenbach   19
   11.   La critique par Lantéri-Laura   19
   12.   Des conclusions s'imposent   20

II. PROLEGOMENES A UNE PSYCHIATRIE PHENOMENO-
LOGIQUE   20
   13.   Lantéri-Laura fondateur   20

    1)   *L'existence comme valeur*   21
   14.   Le rôle de Gebsattel   21
   15.   La généralisation de l'avancée valorielle   22

    2)   *La phénoménologie husserlienne de la perception*   24

16. Le compromis perceptif husserlien 24
17. Le concept husserlien de rétroréférence 24
18. La destinée du concept de rétroréférence 26
19. Binswanger et la fracture (Bruch) de la perception 27
20. Tellenbach dans l'ouverture perceptive 27
21. Blankenburg et l'ouvert perceptif 28
22. Conclusions 28

III. LES NOUVELLES 'CHOSES ELLES-MEMES' CULTU-
RELLES 29

1) *L'impact de Freud* 29
23. Le traité de Jaspers et les textes contemporains: une 'grande
première' 30

2) *Le bouleversement de l'immensité culturelle* 30
24. L'abandon de la sphère des fixes de la Raison 30

3) *Lantéri-Laura et la psychiatrie* 31
25. Le nouvel esprit clinique 32
26. L'essence de la clinique 32
27. La pierre de touche du processus 33
28. L'idée d'une dualité de la clinique et le processus 34

4) *Lantéri-Laura: phénoménologie de la psychiatrie et psychiatrie
phénoménologique* 35
29. Une phénoménologie de la psychiatrie 35
30. Une psychiatrie phénoménologique 36

5) *Conclusions* 37

CHAPITRE II. L'EXISTENCE SANS ESSENCE 41
(Heuristique d'une psychopathologie philosophique)

I. LE SECRET DU CORPS EXISTANT: UN ABIME DIS-
CURSIF 42

31. L'immensité à nouveau 42

1) *La fracture perceptive et l'abîme linguistique* 42
32. L'émergence du corps 43
33. Les modèles du corps et le module existentiel du corps .. 45
34. Le corps et la dialectique discursive 46

2) *Binswanger ou l'esprit de système de sa critique* 47
35. Binswanger théoricien 47

36. Binswanger et la pratique éidétique 48
37. Le passage au 'dernier Binswanger' 49
38. Binswanger et la nostalgie du système 50
39. Binswanger ou l'échec des idées préconçues 51

3) *Straus, le corps vif et la danse* 53
40. Le corps, enfin 53
41. La danse (exemple) 54
42. Phénoménologie du corps 55
43. Au-delà de la danse 56
44. L'échec de Straus 57
45. Présentation de la question dans Ideen II 58
46. Deux acceptions du corps dans Ideen II 59
47. Le double discours du corps 60
48. Comment parler le corps? Propositions 62
49. Apories 63
50. Husserl et la métamorphose des paradigmes 64

II. LA FALSIFICATION DE L'EXISTENCE: UNE ENIGME
DISCURSIVE 66

51. La mise en énigme 66

1) *L'existence fantastique (le cas Schelling)* 67
52. Binswanger philosophe 67
53. Propos de méthode 68
54. Stratégie 1: Binswanger et Husserl 68
55. Stratégie 2: Binswanger et Schelling 69
56. La structure d'accueil schellingienne des stratégies 69
57. Le triangle Binswanger-Schelling-Husserl 71
58. Le schéma stratégique de Binswanger 72
59. Gauchir Husserl 72
60. Déformer Schelling 73
60. Conclure sur l'existence fantastique 74

2) *Le texte existant: (le cas Dilthey)* 76
62. Dilthey, les psychiatres et le Geist allemand 77
63. Dilthey et Husserl: critères de la psychopathologie philosophique 78
64. Dilthey, les psychiatres et le Leben 79
65. L'approche herméneutique: l'accord de Husserl et de Dilthey 81
66. L'entrée dans la terminologie herméneutique (Dilthey) ... 82
67. Dilthey faussé 83
68. L'intérêt de E. Straus, encore 84

3) *Le texte préexistant (le cas Heidegger)* 85
69. Les psychiatres, Straus 86
70. Straus, Heidegger 87
71. Heidegger et les psychiatres philosophes 87
72. Husserl, Heidegger et la structure du problème perceptif .. 88
73. La volatilisation par Heidegger de la psychiatrie philosophique 90
74. La fin de la falsification de l'existence 92

III. LA NARRATION DE L'EXISTENCE: UNE INTRIGUE DISCURSIVE 94

1) *L'événement narratif* 95
75. Une approche narrative 95
76. Le nouveau contexte de l'agencement sens-signification .. 96
77. La vérité de la narration 97
78. Binswanger, maître en narration 97
79. Binswanger et le laboratoire narratif 99

2) *Les fondements narratifs* 100
80. Le point de départ de l'argumentation 101
81. La source culturelle de l'argumentation 102
82. Aristote et les conditions d'une rhétorique relevante 105

3) *L'esprit rhétorique* 105
83. L'idée rhétorique: Husserl, les psychiatres 106
84. L'enjeu radical 107
85. La 'rhétorique' des psychiatres 108
86. La 'rhétorique' de Husserl 109
87. Le concept de complémentarité (Devereux) 109
88. Une défaillance husserlienne 111
89. Hypothèse: le rôle de la rhétorique chez Husserl 111
90. L'hypothèse justifiée progressivement 112
91. La vérité de la rhétorique husserlienne 113

4) *Le sommet de la rhétorique psychiatrique* 114
92. Idée directrice 114
93. La mimesis de l'expérience 114
94. La mimesis verbale 115
95. Le vacillement rhétorique 116
96. Un exemple probant: le rêve et l'existence (Binswanger) .. 116
97. Vers un principe issu de la rhétorique (la protophore) 117

5) *Conclusions* 120

CHAPITRE III. UNE EXISTENCE ESSENTIELLE 123
(Psychiatrie et Philosophie)

I. L'EXISTENCE SITUATIONNISTE 123

    1) *La nouvelle existence* 124
98. Le fracas 124
99. L'existence seule 125

    2) *Ecriture et maladie* 126

II. L'ECRITURE ET LES SITUATIONS 127

    1) *Pathogénie dans le texte* 127
100. L'exemple historique de Husserl 127
101. Le cas Sartre 128
102. La transcendance de l'ego 129
103. Une nouvelle situation 130

    2) *La pathologie par le texte* 132
104. Sartre, de nouveau 132
105. Le texte et l'intervention directe dans l'existence 134

    3) *La pathique du texte* 135
106. L'existence hypocrite 135
107. Les conditions de possibilité d'un texte sur l'existence folle
    (Hegel) 136
108. Le XXième siècle et le texte pathique 138
109. Le *phainomenon* textuel du Pathos 139
110. L'irradiation protophorique chez Kafka 142

III. POUR UNE PATHOLOGIE MIEUX ASSUREE 145

    1) *L'idée d'un édifice complet de la psychiatrie* 145
111. L'assise psychiatrique 146
112. La dynamique psychiatrique 146

    2) *Babel à réconcilier (Kant, Husserl)* 147
113. Kant inacculturable 147
114. Un autre garant: Husserl 150

    3) *Les idées et les hommes* 153
115. Ecriture et gnose 153
116. Gnose et homéopathie 154

    4) *Une protoclinique allopathique* 155
117. La maladie partagée 155

XII

118. Sur le don du corps 156
119. De la protophore à la pro-(thèse) 156

Conclusion 158
Bibliographie 163
Index 165

Introduction

1. Il est particulièrement périlleux de traiter d'un *Principe d'existence*. L'opé-ration suppose l'arraisonnement théorique des religions, des philosophies, et même parmi ces dernières de l'existentialisme, qui refuse par doctrine de déduire l'existence d'un principe. Et l'expression: 'Principe d'existence ' laisse désemparé. Ce n'est pas l'élucidation de 'Principe' qui peut vraiment aider: si en effet l'histoire nous apprend que le principe est fondement, le principe, à l'instar du *Princeps* à Rome, peut alors se lier indissolublement à l'existence. Une sorte de limite à l'analyse se fait valoir impérieusement. L'existence n'admettrait pas d'être questionnée hors de soi.

2. Pourtant, exister n'est-il pas sortir hors de soi? L'existence est altéra-tion. Son principe est l'extradition de soi. Si la vie commune est l'ensemble des traditions proposées pour oublier ce passage à la limite, d'aucuns ressen-tent dramatiquement ce passage, et en perçoivent les étonnantes lois d'accé-lération. De ce point de vue l'état psychopathologique est peut-être existence pure. Apprenons ainsi que la psychiatrie est d'abord la discipline privilégiée qui étudie l'existence comme déplacement. Dès lors, le principe d'existence, dût-il ne point se décalquer sur la théorisation psychiatrique, a du moins un centre de gravité historico-psychiatrique. Et l'on ne peut disserter *a priori* sur le principe d'existence.

3. Qui plus est, certains psychiatres ont tenté l'aventure qui consiste à dépasser philosophiquement la psychiatrie. Minkowski (qui fait office de fondateur), Fischer, Gebsattel, Straus, Kunz, Binswanger encore, portent à bout de bras la première espérance historique du mouvement de psychiatrie existentielle. Ils furent relayés entre les deux guerres et depuis par Kuhn, Blankenburg, Zutt et Kulenkampff, Tellenbach, etc. La grande majorité d'entre eux sont germaniques. En France – Minkowski n'étant pas originai-rement de culture française – Tatossian, et Lantéri-Laura surtout, assurent actuellement l'épistémologie critique, et parfois incisive, de ce qui se nomme le plus souvent 'psychiatrie existentielle'.

1

4. Indéniablement, la considération du principe d'existence s'approfondit par cette interpellation psychiatrique décisive. Il y a toutefois un autre
aspect de la question à ne point négliger. L'existence, faut-il le rappeler, n'est
pas un empire figé. Elle est vie qui se porte toujours ailleurs dans un
continuum de déploiement. Le mot grec *phainomenon*, que nous utiliserons
souvent, rend bien compte du mouvement de manifestation existentielle, qui
est encore la logique incarnée d'un Soi. Le principe d'existence a donc affaire
avec une phénoménologie. Le vocable 'phénoménologie' a une histoire propre, s'écrit chez Lambert, Oetinger, Hegel. Toutefois le mouvement d'esprit
qui correspond, en ce début de vingtième siècle, à la psychiatrie de l'existence, prend indubitablement les traits de la phénoménologie husserlienne.
Pourtant Husserl est toujours demeuré étranger à la psychiatrie, si philosophée fût-elle. En retour la 'psychiatrie comme psychiatrie' dûment et historiquement instituée depuis Pinel déjà, ne fréquente pas officiellement la phénoménologie. Que dire alors de la consistance de la psychiatrie de l'existence,
sinon qu'elle paraît bien compromise? A cela s'ajoutent les signes du temps:
on proclame ardemment que la phénoménologie de Husserl est 'dépassée'.
Quant aux psychiatres en général, l'ignorance française des travaux de
collègues en allemand est de règle. En ce cas le rapprochement de la psychiatrie et de la phénoménologie n'est-il pas un contresens qui a vécu son temps?

5. L'ouvrage que nous proposons ne sera-t-il alors qu'un historique pour
esprits curieux? Disons immédiatement que ce ne sera pas le cas. Nous nous
proposons de démontrer que le rapprochement de la philosophie et de la
psychiatrie – qui repose sur des fondements historiques fort puissants – est
qui plus est actuel. Notre contemporanéité la plus vive s'inscrit au cœur de
cette convergence. Nous ne nous estimerons un tant soit peu satisfaits que
lorsque sera établie la raison pour laquelle l'existence, en qui loge la possibilité essentielle de la pathologie, court plus facilement les vocables qu'elle ne
s'investit en concepts. Toute la question de la psychiatrie de l'existence, on
le voit bien, tient dans cette formulation. La problématique qui n'est ici
qu'approchée abstraitement se déploiera en trois vagues qui formeront trois
chapitres.

6. Le premier chapitre se verra chargé d'affiner l'outillage perceptif qui
rend compte de l'existence psychopathologique. Le malade, même dans
l'extrême, demeure radicalement ouvert à l'existence; il fait acte pour autrui,
c'est-à-dire pour le psychiatre. On se demandera alors préliminairement si
l'existence comme pathologie est déductible des conditions de perception de
'l'existence en tant qu'existence'. La philosophie de Kant, d'ailleurs fort
subtile sur cette question, contiendra de quoi tirer un trait sur les *Schwärmereien* (exaltations de l'esprit). Et on saura enfin de source sûre si la science
de l'existence pathologique – la psychiatrie exposée en corpus – est déductible d'une philosophie de l'existence. Voilà le premier enjeu du débat: la

'psychiatrie en tant que psychiatrie' est-elle, à l'instar de la médicophiloso-phie des Anciens et des Classiques, à fonder métathéoriquement par une organisation discursive supérieure? L'enjeu, c'est à saisir clairement, est d'importance indiscutable. L'interrogation à fondement kantien se déplacera d'ailleurs, en toute cohérence, au fil de ce chapitre. On verra qu'une problé-matique husserlienne guère exploitée jusqu'à présent (Husserl II), est pro-gressivement appelée à gouverner le débat dans le droit fil de l'aporie kan-tienne. La question de la perception pose justement la pierre d'union entre le transcendantalisme kantien et celui de Husserl. Lantéri-Laura nous aidera opportunément à tranformer l'appellation de 'psychiatrie existentielle' en celle de 'psychiatrie phénoménologique'.[1] Ceci suppose évidemment une maturation conceptuelle et une réorganisation du rapport entre philosophie et psychiatrie. Cette mutation épistémologique amène enfin à comprendre le sous-titre de notre travail: *Un devenir psychiatrique de la phénoménologie.* L'expression indique, certes avec empressement, que la psychiatrie phéno-ménologique est un premier espace de rencontre – à confirmer par d'autres – ménagé par Lantéri-Laura. Elle indique en second lieu que l'affinement phénoménologique du *phainomenon* perceptif, celui qui s'offre 'en chair et en os', conduit la phénoménologie à la prestructuration d'une psychiatrie par ailleurs bien maîtrisée par les psychiatres. Il nous semble que le statut culturel de la phénoménologie se joue à présent. La grande époque de la phénoménologie pourrait enfin poindre. Mais pour ce qui concerne la psy-chiatrie, se repose de droit la même interrogation qu'à propos de la légitima-tion kantienne de la psychiatrie existentielle et, au travers elle, de la psychia-trie tout court. C'est désormais la psychiatrie phénoménologique qui fait figure de paravent éventé. L'enjeu redevient celui de la constituabilité de la 'psychiatrie comme psychiatrie'. Le transcendantal phénoménologique est-il habilité ou non à former le premier anneau de la chaîne des raisons de la psychiatrie du XXIème siècle? Si c'était oui, l'expression de 'psychiatrie ouverte' se verrait absolument légitimée. Ce questionnement massif, au-delà de ce point d'impact malgré tout local, remet plus généralement en cause le domaine de définitude des sciences humaines et même de certaines sciences plus exactes. En tout cas la question mérite au moins ici une réponse totalisée eu égard à la psychiatrie.

7. Mais quelle que soit la réponse, le *Principe d'existence* déborde la conceptualité psychiatrique, bien qu'il ait affaire à la pathologie. L'élucida-tion du *phainomenon* d'existence, certes lestée par l'efficacité des concepts psychiatriques, ne peut faire l'économie des discours d'existence, ce qu'exa-minera le second chapitre. De droit, il est requis de revenir ici sur la discursi-ve gigantomachie de Binswanger et d'autres. La 'chose elle-même' du *phaino-menon* se porte à la parole. L'existence se *dit* et c'est son autre manière d'être hors-de-soi. Nous tenterons de reconnaître le soi de discours qui perdure

dans l'hors-de-soi. L'opération consiste par ailleurs à délimiter une classe de discours, avec son être culturel de psychiatrie existentielle, afin d'éviter les débordements en psychiatrie pure et en philosophie. En somme, il est temps de faire le point. En effet la façon dont nous examinerons la psychiatrie existentielle, loin de continuer le panache de son phrasé, ressemblera à une 'analyse de discours'. Longue, patiente mais nécessaire, elle prétend en définitive clarifier, déjouer les hégémonies, mettre à jour l'origine et la portée des concepts. En retour l'analyse prétendra ouvrir une voie, qui est celle de la transfiguration culturelle d'une base psychiatrique et d'un socle philosophique. La psychiatrie existentielle, méthodologiquement baptisée psychiatrie philosophique, formera la pierre de révélation la plus pure, la plus 'psychiatrique' d'une possibilité de déviation culturelle inscrite en la psychiatrie: notons en vrac le moralisme, le marxisme, le scientisme, le cybernétisme, le psychanalysme etc. En somme il y a une rhétorique culturelle, qui est au plus proche de la psychiatrie, et de la philosophie. Connaître son mode de formation, ceci signifie préserver la finesse de la psychiatrie phénoménologique, qui allie en un lieu sémantique subtil psychiatrie et phénoménologie. C'est aussi être initié aux modalités de déformation bien plus grossières et pourtant existantes. Enfin l'investigation proposée connaît une autre finalité: celle d'ouvrir la psychiatrie à l'examen de l'existence discursive, à l'appréciation du hors de soi scriptural. De ce point de vue, la psychiatrie philosophique fait œuvre d'initiatrice, notamment dans sa présentation des monuments biographiques, qui laissent loin derrière eux les simples monographies. L'enjeu de ce chapitre crucial est au moins bivalent: il s'agit de préserver philosophie et psychiatrie d'allégeances anarchiques, et d'ouvrir concurremment un nouvel espace de théorisation/sensibilisation qui implante la psychiatrie dans une véritable con-urbation des valeurs d'existence. En même temps, et même si la psychiatrie philosophique se verra en definitive désarticulée, elle aura rapproché le principe brut d'existence d'un *dire* de soi, ce qui nous importe au premier chef.

8. On voit bien ici que le hors-champ méthodologique de la psychiatrie philosophique, qui est terrain d'épreuves et de contre-épreuves, est loin de se voir borné à une fonction autosacrificielle. Le fait de traquer une rhétorique d'existence – rhétorique apparemment relevante puisqu'elle séduisit nombre de psychiatres – dégage un autre champ, et la détermination d'un principe d'existence en sort renforcée. Dans le chapitre terminal, qui résonnera comme une brève ouverture, il sera justement question d'exhiber la face im-pressive et non plus la direction ex-pressive de l'existence. On s'attachera ensuite à transmuer la psychopathologie clinique vers des conditions de possibilité psycho-*pathiques*. Au-delà de la culture philosophique et de ses syntagmes, nous fréquenterons la culture tout court, avec sa littérature où insiste l'existence, et un nouvel aspect de la clinique du verbe, attachée à la

mission du mot qui transmet la chose-même de l'existence de près. La question portera sur une logique pathique littérale, au ras de la chair dans les mots, sans les filets de capture conceptuels. La psychiatrie clinique n'y perdra rien de son intégrité et de son irréductibilité. Elle y gagnera un affinement de ses comptabilités culturelles fondamentales. N'est-elle point elle-même discours, non formalisée, et donc opacité relative? En somme le fait de développer une compréhension des pathismes ne peut qu'intéresser la psychiatrie, pour ensuite l'ouvrir à une transformation de ses finesses. En retour, le principe d'existence, dont le centre de gravité est psychiatrique, perdra de sa solennelle compacité.

9. L'ordre des questions qui viennent d'être proposées ne conserve sa force que si une première précaution de méthodologie est respectée. Une difficulté gît, réelle. Les écrits des psychiatres existentiels, de même que les passages existentiels de psychiatres non qualifiés d'existentiels, sont à proprement parler innombrables. Une sorte 'd'esprit commun' les réunit, c'est tout ce que nous pouvons dire *stricto sensu*. Le sentiment de l'existence joue certes un rôle, mais le principe d'existence, justement, ne se donne pas dès le départ comme nous l'avons constaté. Prenons à témoin la bibliographie de l'ouvrage de A. Tatossian: *Phénoménologie des psychoses.*[2] Peut-être trop vaste, elle est par contre encore insuffisante si on exige une exhaustivité forcenée. Plus le lecteur s'attache aux ouvrages des psychiatres, plus fortement se forge l'idée que le nombre à retenir est soit démesurément grand, soit ridiculement petit. Tatossian s'est d'ailleurs montré fort instruit de la difficulté indépassable. Le plan de son rapport repose en effet sur la nomenclature des maladies psychiques; et les auteurs sont appelés à figurer, ou non, dans le développement qui suit une nosographie psychiatrique guère discutable. Aussi évite-t-il de se perdre dans les références d'auteurs, ce qui le conduirait dans l'indéfini sans limite. Le point de vue est fort défendable, et nous renvoyons à la lecture de son ouvrage, ainsi qu'à la consultation attentive de la bibliographie terminale. Mais notre approche est différente: il s'agit de tenter d'éclaircir l'existence en la conduisant vers son principe. Et 'tous' les psychiatres en question adoptent préliminairement la thèse de la primauté de l'existence. Il s'agit de leur *a priori* méthodologique. Une sorte de front commun se dessine donc à propos de cette thèse cruciale. Ce front, nous le respecterons et en ferons notre *a priori*. Par ailleurs les psychiatres exhibent sans honte leurs attaches philosophiques, et jusque dans l'histoire de la philosophie. Pourquoi ne pas suivre leurs indications et tenter de retrouver, certes dans un premier temps empiriquement, l'*a priori* philosophique qui donne un contenu à l'*a priori* méthodologique de l'existence chez les psychiatres existentiels? Une unité de thèse correspondant à l'unité de leur front, c'est ce que nous ferons pour entamer le travail, en découvrant la thèse kantienne de l'existence. Les arguments validateurs viendront d'ailleurs

immédiatement après afin de légitimer la thèse. Ainsi est évitée l'évocation infinie des noms, œuvres etc. Cette évocation s'écrira ensuite en s'intégrant à un développement problématisé et architecturé. Et pourtant notre approche n'outrepasse pas – mais aménage au contraire – la problématique d'existence qui est indéfectiblement la leur. Ils se voient simplement pliés préliminairement à la forme d'unité qu'ils réclament.

NOTES DE L'INTRODUCTION

1. Cf. *Psychiatrie phénoménologique*, PUF, 1963.
2. *Phénoménologie des psychoses*, Masson, 1979.

CHAPITRE I

La perception de l'existence pathologique
Philosophie première et psychiatrie

I. *EPILÉGOMÈNES AUX PSYCHIATRIES EXISTENTIELLES*

Les propos les plus passionnés, les doctes ignorances aussi, ont accueilli les travaux des psychiatres existentiels. Avec le temps le mouvement entier, malgré ses décalages internes, accède au statut d'être en culture – dirait Husserl. Le livre de May, Angel, Ellenberger, publié sous le titre: *Existence. A new dimension in Psychiatry and Psychology*, (1958), résume bien une difficulté interne. L'existence est une dimension nouvelle dans l'organisation de la psychiatrie; la psychiatrie, alors conceptualisée, n'est pas seulement fondatrice de la thématique archétypique de l'existence mais encore, les psychiatres existentiels prétendent constituer la psychiatrie. Aussi bien est-ce la volonté la plus intense de Binswanger et de ses collègues. Chaque introduction d'ouvrage est prétexte à la réexposition de cette problématique. Le climat stylisé, expressionniste et souvent théâtral de certaines biographies cache une ambition bien plus vaste que le spectacle littéraire. Enorme question... à renvoyer à plus tard.

1. *La traversée des apparences*: L'ambition de fonder existentiellement la clinique psychiatrique n'est-elle pas toutefois une tâche inassumable malgré les apparences? Puisque *la psychiatrie* est *axiomatiquement insuffisante*, est requise la *présentation de l'existence* par un *support philosophique*. Or ici le néant reparaît: chacun a certes une 'philosophie de l'existence', mais la théorisation ne va guère plus loin. Derrière les apparences faciles se glisse la perspective aiguë d'un abîme. Que dire alors des émois existentialistes? La *Nausée* de Sartre est un brillant exercice d'engloutissement. L'*Etre et le Néant* sanctionne de sa théorisation ces émois en puisant dans l'arsenal conceptuel germanique. D'ailleurs les psychiatres existentiels se passeront – dans leur ensemble – de Sartre, Sartre la figure existentialiste de l'Europe à la mi-siècle.

Nous devrons donc évoquer un principe d'existence sans système ni philosophie de l'existence. La psychiatrie de l'existence ne peut toutefois se passer d'un principe, d'un pilier de soutènement philosophique. Or il est vrai que les textes des psychiatres grouillent de références philosophiques: Heidegger, Husserl, Scheler, Bergson même sont des noms sur lesquels le regard bute souvent, parfois excédé par l'utilisation sans bornes de l'allusion, de l'indication au mieux. L'impression est qu'un gâchis de philosophie ne constitue pas un socle théorique.

Faut-il se résigner à goûter en amateur l'excellence du style des psychiatres existentiels, qui littéralement fait vivre les monographies? Ou n'est-il point préférable de tenter une traversée des apparences (*Schein*) pour rejoindre le *phainomenon* (*Erscheinung*) de l'existence? Ceci voudrait dire que le phénomène d'existence n'est cernable qu'en tant que le principe d'existence ressortit au *phainomenon* grec comme *physis*. Le *phainomenon* est puissance d'expansion dans la retenue de soi. Qui plus est le *phainomenon* n'est pas le phénomène tel qu'il est théorisé dans l'histoire moderne de la philosophie, puisqu'il est synonyme – souvent – de représentation bien fondée. Les références philosophiques que nous venons d'évoquer sont donc proprement dépassées. Or vouloir réactualiser non plus seulement la *physis* mais le détail de la philosophie grecque – qui plus est antésocratique – est une opération trop périlleuse. Les exégèses forcées menées par Heidegger sont tout à fait symptomatiques.

Pourtant il est convenable de reprendre le questionnement de plus près. Le *phainomenon* sera considéré comme une aura directrice, un télos de recherche plus que comme concept. D'autre part puisque les psychiatries existentielles se situent par rapport à une philosophie – invisible – de support – sous peine de ne jamais se rassembler – n'est-il pas opportun de considérer qu'elles procèdent d'*une* philosophie qui se tait en elles? Si c'était le cas, la traversée des apparences parviendrait à bon port.

1. *L'imperium philosophique kantien*

Nous savons qu'une philosophie ne peut se substituer aux psychiatries existentielles car elles seules, justement, passent avec la thématique de l'existence, la barrière de la normalité. L'attrait et la faiblesse de l'existentialisme – par exemple sartrien – est de constamment jouer sur ces limites de la morbidité sans théoriser franchement. Pourtant en ce qui concerne les psychiatries existentielles, seule une racine philosophique aidera à cerner le *faktum* de l'existence derrière le chatoiement des apparences.

Partons de l'idée que le principe d'existence est méthodologiquement un Faktum. Il est fort possible, même réel en l'occurrence, que s'annonce une histoire du Faktum, une généalogie unitaire qui couvre de son imperium notre actualité faible des foisonnements philosophiques. Un auteur peut marquer, constituer les problématiques philosophiques à venir. De toute évidence le philosophe allemand qui assume contre les vents et marées de l'idéalisme la factualité de l'existence est Kant. Tentons d'abord une description empirique du statut du principe d'existence à travers Kant.

2. *La révolution kantienne de l'existence*: contre Leibniz et les cartésiens, Kant assuma la non-déductibilité conceptuelle de l'existence. La thèse prit d'abord la forme d'une opposition à l'argument ontologique – 1763. *De l'unique fondement possible de l'existence de Dieu*. – L'existence *en soi* est faktum qui affecte notre sensibilité; celle-ci organise l'expérience possible dans l'espace et le temps des phénomènes. Ici, le noumène kantien est le strict équivalent de l'élation ontologique de la Physis, laquelle se porte à l'expérience en tant que *phainomenon*.

Et les psychiatres existentiels vont jusqu'à reconnaître explicitement leur dette à cette manière kantienne, la *Critique*, qui marqua toute l'Europe. Par souci de brièveté, suivons Binswanger, à la fois au début et à la fin de sa longue carrière. Cette carrière, il faut le dire, est exactement contemporaine du mouvement des psychiatries existentielles. Dans *Einführung in die Probleme der allgemeinen Psychologie* (1922), Biswanger notifie que sa démarche sera kantienne et critique (p. 5). Tard dans sa vie, Biswanger se resitue à nouveau par rapport à Kant alors qu'il participe à l'établissement d'un recueil commémoratif portant sur Husserl (p. 64).[1] L'insertion kantienne de la thématique de l'existence est indiscutable. Il faudrait qui plus est citer le désaccord des psychiatres avec la psychologie objectiviste, le refus de l'objectivation de l'ego, ainsi que le renvoi à une anthropologie programmatique (pragmatique et donc non terminée chez Kant) pour consolider notre thèse initiale. Il existe un discours premier, premier eu égard à celui des psychiatres, qui approche du principe d'existence, sans certes le circonscrire fermement puisque l'en soi de la chose elle-même de l'existence demeure inapproché: il n'est que *perçu* et non conçu.

Mais comment Kant intervient-il encore plus profondément dans l'élucidation du principe d'existence? Toutes les bases vont se disposer en fonction de la révolution copernicienne. Le problème de Kant est de s'interroger sur la possibilité juridique de la métaphysique, en regard de la perfection de connaissance que livre la physique newtonienne. Or la métaphysique dépend de la physique sensible de la perception, de la doxa issue de cette perception. Il va s'agir de donner un statut transcendantal à la perception empirique de Hume. Elever la connaissance au niveau de la canonique newtonienne, là est le problème. Dans notre registre de recherche, l'équivalent méthodologique de la canonique newtonienne est la canonique de la psychiatrie comme psychiatrie. Et les psychiatres existentiels, kantiens, cherchent une élaboration transcendantale des conditions de possibilité de la psychiatrie instituée. Le transcendantal, à l'instar de Kant, est le critère ultime qui répond d'une canonique constituée déjà, mais empirique. Ainsi la connaissance canonique est qui plus est juridiquement reconnue. L'esprit des *Critiques* de Kant est de conserver le faktum de l'existence réelle. Il n'y a qu'au plan des représentations, de la phénoménalisation du noumène, que le juridisme kantien est adéquat. Conséquemment l'esprit des philosophies existentielles devrait se borner à élaborer une structure d'accueil pour simplement *percevoir*, le plus clairement possible, un principe nouménal d'existence. En sorte que la psychiatrie comme psychiatrie n'est point déductible *a priori*, pas plus que la physique newtonienne.

La question de la déductibilité/non déductibilité de la psychiatrie sera reprise. Pour l'instant il faut déjà remarquer que la philosophie kantienne, sous sa présentation critique, n'offre pas de quoi constituer la racine de l'existence. Le contexte est tel qu'il nous incombera peu à peu de distinguer l'enjeu global des psychiatries existentielles – circonvenir l'existence – d'un enjeu local: englober ou non la psychiatrie instituée dans la circonscription de l'existence. Mais plus immédiatement encore, demandons-nous si c'est, oui ou non, la conceptualisation kantienne qui montre son insuffisance. Si, en d'autres termes nets, la fréquentation du principe d'existence demande de se reposer sur un autre fondement que le discours de Kant. Rappelons que l'approche du principe d'existence par les psychiatres demande l'absoluité d'un discours premier et non point la relativité datée d'une problématique critique qui peut sembler obsolète et sans vigueur.

3. Vers une autre philosophie kantienne: la doctrine kantienne de la perception de l'existence est-elle rigidifiée dans sa vigilance critique? Justement la philosophie kantienne n'est point monogramme. Si dans les écrits publiés de son vivant, Kant n'outrepasse jamais la thèse critique, la pensée kantienne requiert une tout autre dynamique, qui s'accomplira dans l'idéalisme allemand. Il suffit de noter en écho l'esprit de l'ouvrage de Lachièze-Rey: *L'idéalisme kantien* pour voir recensées avec beaucoup d'autorité les questions enfermées dans l'idéalisme problématico-critique de Kant.[2] Mieux, l'*Opus postumum* kantien livre des aperçus fort troublants – eu égard aux certitudes des Critiques – sur les rapports vifs entre la rationalité du principe d'existence et l'irrationalité de l'existence comme principe. Le fond de roulement principiel des psychiatries existentielles serait-il atteint, ainsi que leur forme d'unité dans *une* psychiatrie existentielle? Enfin l'analyse pourrait procéder d'un sol ferme, dans la mesure toutefois où elle veut s'éviter de sombrer dans la multiplicité dialectale, et quasi idiomatique, des psychiatres existentiels. Il faut donc tenir ferme la problématique de l'existence, car tout dépend de ce point.

Il est intéressant de considérer liminairement l'attitude kantienne, son style d'approche des questions métaphysiques, lesquelles sont appuyées à celle de la perception. L'auteur de la *Critique de la raison pure* ne se fait pas d'illusion: la tentation métaphysique est un besoin de la raison. De plus, une forme de mythe personnel poursuit Kant et s'exprime ainsi: la *Critique de la faculté de juger* introduit le concept de finalité subjective. En d'autres termes, l'ordre du réel est disposé 'comme s'il' (*als ob*) était édicté pour satisfaire aux structures de l'esprit humain. La conjonction entre l'intérieur à l'esprit et l'extérieur existentiel est formidable. Dans cette œuvre toutefois, Kant ne déduit pas un principe d'existence. Déjà cependant, l'existence semble obéir à un principe. D'ailleurs Kant finit par céder conceptuellement, dans l'*Übergang*, ou *Opus postumum*, à la logique de son attitude mentale. Et la finalité seulement subjective dans la troisième Critique s'affirme désormais en finalité objective. Ce qui voudrait dire que le principe d'existence est en soi rationalisable, homogène aux exigences conceptuelles.

Revenons à Lachièze-Rey, qui cite Kant: 'Quand il s'agit de la forme de tous les objets des sens, l'esprit de l'homme est le Dieu de Spinoza, et l'idéalisme transcendantal est un réalisme en un sens absolu'[3]. Ou encore: 'le Kosmotheoros crée lui-même a priori les éléments de la connaissance du monde et construit dans l'Idée la vision de cet Univers dont il est aussi l'habitant'.[4] Le 'je' est donc assimilé à l'Idée d'Univers; il est copule du cosmos. Il est important de noter que le phénomène de la représentation s'égale au *phainomenon* d'Univers. Entre les deux il n'y a plus *incommensurabilité ou immensité*. L'existence est in-sistance de l'Idée. Les deux paramètres se réciproquent. Je-suis-monde. Tel est le *phainomenon* d'existence absolu. Kant renverse le renversement copernicien. D'un seul mouvement, Kant assure l'unité rationnelle du principe d'existence et le principe d'existence (d'habitation, dit Kant) de la rationalité. En même temps Kant supporte en dernière instance la terminologie psychiatrique de l'être-au-monde. Il n'y a plus de problème: les psychiatres, dans leurs investigations à propos du para-normal, écrivent des textes qui sont des flexions, des variations d'un Ur-text invariant.

4. Une philosophie nécessairement inédite: Reste à savoir si les problèmes n'ont pas disparu parce que justement ils s'écroulent sous l'abondance des solutions c'est-à-dire sous une philosophie qui est trop absolument première, trop près de l'archétypal *phainomenon*. Si la loi de discursivité kantienne fonctionne seulement d'une manière opératoire et non explicite chez les psychiatres, n'y a-t-il pas avant tout une raison kantienne à cela?

Prenons ici au sérieux le fait que Kant n'ait jamais publié que des textes critiques. Tout au long de sa vie, Kant a accumulé des *Reflexionen* et des *Lose Blätter*. En conséquence, il n'est pas faux d'exprimer que l'*Opus postumum* est le pendant audacieux des Critiques. Il joue le rôle d'aiguillon sans toutefois prendre forme dans un ouvrage. La philosophie première de l'Opus postumum signifie une déformation heuristique des Critiques. Par essence elle est opératoire, signifiante et non signifiée en organisation systématique. La philosophie première, cette perspective fuyante vers l'englobement d'un principe d'existence, ne se thématise donc pas. Le *phainomenon* d'existence ne se phénoménalise que comme représentation.

Le statut des textes existentiels se déduit: ils épousent le hiatus kantien. Certes, le point est acquis, ils sont d'abord menés par l'idéalisme critique. Mais alors le principe d'existence demeure Faktum, tout comme la chose en soi kantienne. La non-déductibilité critique du principe d'existence est l'*eidos* qui structure les textes; c'est leur invariant. Binswanger, avec *Wahn* – d'esprit husserlien et schellingien – et qui est le plus audacieux des métaphysiciens psychiatres, ne songera jamais à déduire la perception d'autrui. De surcroît toutefois il existe un second invariant kantien, celui de l'ex-cès comme philosophie première opératoire, impubliée. On comprendra bien que ce qui s'écrit en cachette chez Kant (le *phainomenon* absolu), est à son tour non-thématisé par les psychiatres existentiels. Cette dimension forme un impensé psychiatrique.

Nous avons atteint le filon le plus profond du principe d'existence convoité par les psychiatres. Cette simple présentation empirique, que nous compléterons théoriquement, est déjà intéressante. La lourde et déroutante redondance des textes – qui défie l'intérêt des commentateurs éventuels – conduit à l'exhibition éidétique d'un 'Maître intérieur', d'une sagesse théorique, centre de toutes les virevoltes des psychiatres existentiels. On comprend déjà pourquoi l'écriture de l'existence est inépuisable: accrochée par un bout aux tenailles des Critiques, elle erre par un autre en tentant de thématiser ce qui n'a pas le droit de se poser, c'est-à-dire une philosophie première du *phainomenon* absolu. C'est une utopie scripturale, qui n'entame pas toutefois l'opacité du principe d'existence, car celui-ci se donne/se retire pour la perception – sur le modèle du noumène kantien – qui est la face inobjectivable du *phainomenon*.

Ainsi le Faktum demeure; l'opacité et les conditions existentielles de toute psychopathologie sont irréductibles. La mise au premier plan de Kant fut toutefois apriorique – on n'a pas examiné ici l'ensemble indénombrable des écrits psychiatriques – et empirique: Kant a surgi à l'évidence. Pour éclairante que soit la démarche, qui survole la question au lieu de s'étouffer sous la pression labyrinthique des écrits, elle constitue simplement une première amorce, une respiration préliminaire. Dorénavant un horizon est ouvert et sa validité sera mesurée à sa puissance heuristique. Deux preuves seront produites, une 'par les effets' et une 'par les causes'. Et nous nous interrogerons ensuite sur le statut de la psychiatrie constituée: la réélaboration des psychiatries existentielles a-t-elle une incidence sur l'*autonomie* de cette dernière? Il sera répondu d'une manière décisive à cette cruciale interrogation.

2. *La portée du transcendantal kantien*

La marque kantienne ne peut-elle s'exprimer indirectement dans les discours de l'existence d'abord par l'unité qu'elle introduit? Kant formerait alors la référence en ultime instance de toutes ls références philosophiques. La vérification ne pouvant être absolue, nous l'opérerons à propos de quelques auteurs philosophiques souvent appelés à la rescousse. Et nous ne vérifierons la force du creuset kantien qu'à propos de quelques psychiatres significatifs – isolés dans la myriade des psychiatres de l'existence. Le but est donc de vérifier comment un impensé premier gouverne les variations terminologiques.

5. *L'invariant premier et les variations terminologiques:* Le texte primordial semble identifié sous ses prête-noms. Mais tentons d'établir en vertu de quelle logique première les faire-valoir – ces terminologies de refuge – prennent place. Les philosophes qui sont le plus souvent appelés, surtout d'ailleurs chez les psychiatres de la seconde génération, sont Heidegger, Husserl, Max Scheler. Quant à Minkowski, il connaît une prédilection pour Bergson.

a. *Les refuges heideggerien et husserlien*: la lame de fond terminologique passe par Husserl et Heidegger. Remarquons que la phraséologie de Husserl consonne avec celle de la philosophie première kantienne. Malgré les différences doctrinales, Husserl est reconnu comme un transcendantaliste, à l'instar de Kant. On comprend alors que Husserl soit choisi par les psychiatres quoiqu'une analyse des fréquences d'emploi donnerait un net avantage à Heidegger. Quand il est élu, Husserl permet d'expliciter dans une radicalité ce qui demeure implicite chez les psychiatres, c'est-à-dire la philosophie première kantienne non thématisée. La parole de Husserl est comprise comme un véritable 'passage à l'acte': c'est-à-dire que le sujet transcendantal est existentialisé, ce à quoi s'oppose Husserl. Le dernier Binswanger – *Melancholie und Manie; Wahn* – ainsi que Blankenburg – *Der Verlust der Selbstverständlichkeit* – forcent la référence à Husserl, lequel est étranger à la problématique de la pathologie. Lorsque Blankenburg, dont l'ouvrage est important, évoque la maladie psychologique dans le sens d'un dysfonctionnement du sujet empirique par rapport au sujet transcendantal, le lecteur demeure rêveur. L'impression de 'placage' d'une doctrine appelée de l'extérieur est flagrante. *Melancholie und Manie* n'échappe pas à la même impression: ici les leçons husserliennes sur la temporalité (1905) sont transposées sans autre forme de procès. A tout le moins, il existe donc une nécessité fondamentale, une 'doctrine première' dirons-nous en pensant à Kant, qui provoque les rapprochements des psychiatres par rapport à la façon dont ils enrôlent Husserl. Husserl, nous le verrons, est absolument partie prenante du débat, mais d'une toute autre façon que nous découvrirons. Pour l'instant rappelons avec force la primauté kantienne par rapport aux emprunts terminologiques: Binswanger par exemple, ainsi que Blankenburg, invoquent sans cesse ni trêve l'avènement du 'jugement dernier' comme Anthropologie. Or Husserl ne quête pas l'homme, mais la nécessité apodictique des 'choses elles-mêmes'. Et il faut savoir *a contrario* que l'*Anthropologie*, en fait, est un ouvrage issu de cours remaniés, et que Kant publia peu avant sa mort. Alors, si Husserl occupe le devant de la scène, Kant domine l'autre scène, où se dessine la véritable action.

Venons-en à Heidegger. Il n'est pas transcendantaliste, n'est aucunement concerné par l'Anthropologie des psychiatres, mais sa terminologie si fréquemment reprise est un outil rhétorique de première valeur. En effet si Husserl est utilisé comme 'passage à l'acte' afin que fût 'réalisée' la philosophie première dans un langage transcendantaliste, Heidegger réalise la philosophie première dans le langage absolu, c'est-à-dire ontologique. Heidegger incarne le principe d'existence comme philosophie, avec un discours qui *est* être. Le renvoi à Heidegger signe l'accomplissement acrobatique du 'grand écart' psychiatrique. L'ontologisme est roi, Heidegger se retrouve sous toutes les plumes. Il importe peu d'ailleurs que ce soit sous de fallacieuses espèces anthropologiques, espèces qui détruisent le projet de Heidegger en s'écartant du minimum de probité intellectuelle. Encore une fois voyons la situation, car les psychiatres ne sont pas aveugles ou naïfs lecteurs: tous, sauf M. Boss qui est ontologiste conséquemment, sont portés par une philosophie première (kantienne) qui ne se dit pas. Elle est inédite. L'ontologisme est donc interdit. On approche alors de Heidegger par le dernier Kant, anthropologue prudent – Cf. l'*Anthropologie d'un point de vue pragmatique* –, car Kant rejette le concept même d'une anthropologie pure. L'être de l'homme ne se dit pas. Alors la terminologie heideggerienne, comme celle de Husserl, est justiciable devant le tribunal de la Raison kantien. Reconnaissons en tout cas la puissance de l'invariant kantien, ce qui était à prouver.

b. *Le refuge schelerien*: examinons le rôle de la philosophie de Max Scheler dans la grande stratégie sous-jacente dont nous montrons qu'elle gouverne la terminologie des psychiatres. Max Scheler se voit assez souvent cité, pour une raison d'ailleurs mieux établie que celle qui justifie les emprunts faussement conceptuels à Dilthey. Mais nous retrouverons Dilthey, de même que Husserl, dans le chapitre II. Si Dilthey sert ici de bouclier contre le scientisme, et sans plus, par contre Max Scheler, élève de Husserl, s'est également attaché à la construction d'une méthode phénoménologique. Ce qui spécifie l'expérience phénoménologique pure, c'est la 'Selbstgegebenheit'[5] (donnée en personne). Le point de vue est husserlien et justifierait à lui seul la référence des psychiatres à Max Scheler.[6] Il y a plus toutefois... ce qui ramène à l'inévitable Kant. La pensée de Scheler, en effet, oscille entre le subjectivisme et l'objectivisme. Dans le premier cas l'auteur s'aligne explicitement sur la finitude humaine selon Kant. Dans le second, il est encore question de Kant, Kant qui se voit rejeté par une attitude schelerienne anticritique. Citons deux textes, à l'appui de chacune des deux perspectives. Positivement, Kant enseigne avec raison: *'tout* être objectal du monde intérieur et extérieur est à rapporter à l'homme. Toutes les formes d'être sont dépendantes de l'être de l'homme'. Mais Scheler exprime fréquemment son hostilité: 'Pas plus qu'il n'y a d'idées innées, il n'existe de formes et de lois fonctionnelles primitives de l'esprit humain, exerçant une activité synthétique (des 'catégories' au sens kantien...).[7] Apparaît ici le célèbre *a priori* matériel de M. Scheler, si discuté.

En somme le propos se résume à cette alternative: pour Kant? Ou contre Kant? Y a-t-il contradiction chez Scheler? Ce serait le cas si la pensée de Kant ne proclamait pas le criticisme en laissant sous-entendre une philosophie première certes inédite, mais incontournable si l'on suit l'ordre des raisons. Max Scheler ne pourrait-il pas représenter l'ambiguïté kantienne en acte? Dans la mesure où son *a priori* est aussi bien matériel que formel,[8] la pensée de Max Scheler franchit le pas kantien entre l'intellect humain et l'intellect archétypal. L'intellection est intuition originaire, faisant surgir le matériau organisé en *a priori* matériel! On peut dire que Scheler est emporté dans le courant même de la philosophie de Kant: il essaie d'exhiber ce qui est chez Kant décidément inhibé: la montée au premier rang d'une philosophie première. Voilà qui explique la difficile position de Scheler, qui se range sous la bannière husserlienne. Mais, nous le verrons, Husserl se donne les moyens conceptuels d'intégrer une perspective kantienne. Ce qui n'est pas le cas de Scheler. Cette analyse rend compte du statut étonnant dont jouit Scheler dans les écrits des psychiatres: d'une part il est assez souvent présent; d'autre part, son nom seul, et non sa doctrine, est appelé. Rares sont les psychiatres qui fouillent le corpus schelerien. 'Scheler' devient à la limite une occurrence terminologique. Il illustre dans un faux plein l'en creux de la philosophie première. Scheler vaut par ce qu'il éveille et non par ce qu'il écrit, tout simplement parce que le contenu de ce qui est ainsi réveillé ne se dit pas par définition. Dans le problème qui nous occupe, Scheler est donc le masque terminologique de Kant, ce qu'il fallait démontrer.

c. *Minkowski et Bergson:* Il reste un auteur philosophique, de faible fréquence d'apparition dans les textes, sauf chez Binswanger et Minkowski (Cf. *Le temps vécu; Vers une cosmologie*). Dans ses écrits, Binswanger est fâcheusement habitué à truffer ses propos de citations fort diverses. Ce n'est pas du tout le fait de Minkowski dont la sobriété – bergsonienne – est reconnue. Que signifie l'appel à Bergson? Nous laisserons de côté le vocable 'élan vital' auquel Minkowski confère un statut trop décidément psychologique qui pervertit l'acception bergsonienne. Examinons *Vers une cosmologie*, texte théorique et philosophique, bien qu'évitant la forme systématique.

L'ouvrage peut se définir comme une panesthétique. Le moi et le cosmos sont en état de 'solidarité structurale' (p. 100); le moi s'entoure de l'ambiance d'univers. Il faudra sonder la relevance de ce principe de solidarité structurale.

Mais voyons d'abord comment Bergson s'insère – apparemment pleinement – dans ce focus problématique. La parenté avec *Matière et Mémoire* est réelle: Minkowski se donne comme continuum d'Univers le registre de la sensibilité, qui met hors jeu le conflit artificiel du réalisme et de l'idéalisme philosophiques. C'est tout juste là le propos de Bergson, qui part de 'l'ensemble des images' (p. 25) ou *continuum sensible* rendant obsolète l'opposition réalisme/idéalisme. Ce continuum vaut, comme chez Minkowski, contre les intellectualismes fossilisateurs. Par ailleurs, la doctrine de la perception les rapproche. Pour Minkowski, nous apparaissons originairement 'placés dans l'Univers' et nous 'prenons conscience de nous-même, de façon *négative*, sous forme de barrière qui vient de nous-même' (p. 197). Le moi s'affirme par l'action et sa négativité, qui déclenche le 'conflit anthropocosmique'. Enfin 'l'homme prend conscience de lui-même par la limitation de son propre moi en regard de l'Univers' (p. 199). Le *décentrement* perceptif est indéniable. Or le décentrement perceptif asymptotique est typiquement bergsonien. Bergson s'exprime ainsi: 'la perception *pure*, une perception qui existe en droit plutôt qu'en fait (...) est capable d'obtenir de la matière une vision à la fois immédiate et instantanée' (p. 31). Autrement dit la perception s'effectue asymptotiquement à partir des choses. Le point de vue du moi est second, tout comme chez Minkowski. En résumé, la terminologie certes artificielle de l'élan vital renvoie à des compatibilités très solides entre Bergson et Minkowski.

Revenons cependant à la proposition-princeps du principe de solidarité structurale du moi et du cosmos. Minkowski affirme (Ch. 8) que 'l'attention apparaît comme une fonction supérieure venant s'ajouter à d'autres, comme la perception, le faktum,'... Kant en somme. Continuons de lire: 'les phénomènes qui se rattachent au moi ne restent pas limités à lui; ils *vont vers* le monde' (p. 98). Qui plus est 'ils nous révèlent la contexture générale du cosmos' (p. 99). Ceci est à rapprocher du chapitre 6, consacré à la métaphore. Minkowski parle de 'métaphores de base' (p. 80, note) qui sont des 'données premières par rapport aux choses' (p. 81). Si bien que le sentiment d'amertume n'est pas 'extrapolé' du goût d'amertume. Minkowski s'oppose au 'sensualisme' (p. 82). 'Certains mots sont métaphoriques par essence (...). Le langage sert à 'désigner des affinités, des identités mêmes entre les phénomènes' (p. 86). Minkowski transporte son analyse sur les sons: 'à côté de cette forme, sonore, extérieure, matérielle, il existe la forme non-sonore ou silencieuse, intérieure, spirituelle, générale' (p. 105). Cette fonction d'Univers de la métaphore n'est en rien bergsonienne. La 'solidarité structurale' avec le cosmos rappelle le *Kosmotheoros* de l'*Opus postumum* qui est aussi, dit Kant, 'l'habitant' de l'Univers, *Kosmotheoros* en qui s'effectue toujours la jonction du réalisme et de l'idéalisme. En somme là où Bergson introduit des concepts, Minkowski – qui de toute évidence connaît bien Bergson – se range sous l'efficace de la métaphore constituante. N'est-ce pas une manière stricte de donner à entendre ce qui ne peut se penser, c'est-à-dire la philosophie première indicible? L'exemple de Minkowski est intéressant car il montre que, l'emprunt terminologique à Bergson fût-il fondé, il n'en relève pas moins d'un inexprimé plus fondamenal que tente d'approcher la métaphore. Kant a barre sur la situation, ce qu'il fallait démontrer. Pour les psychiatres en général – nous avons évoqué ici les plus significatifs de ce point de vue – les faire-valoir terminologiques, Husserl, Heidegger, Max Scheler, Bergson, s'inscrivent dans les essais psychiatriques en tant qu'ils donnent forme à une philosophie première, par principe informelle. L'impensé kantien vaut encore par sa portée heuristique. Telle est la preuve de l'existence de Kant dans les textes, ou preuve 'par les effets'. Le stade de la description empirique de l' eidos kantien surplombant le grouillement des textes existentiels est maintenant dépassé. Mais une preuve plus intrinsèque est requise, assurément.

6. *La preuve du statut de Kant 'par les causes'*: Parlons ici enfin de l'existence et de l'existence folle afin d'établir la place de choix de Kant. Kant fut le dernier philosophe qui posséda une conception strictement philosophique de la folie. *L'essai sur les maladies de l'esprit*, puis l'*Anthropologie* cernent la folie par rapport à la Raison. Afin de situer l'importance de Kant, G. Swain[9] étudie la rupture épistémologique entre les écrits de Kant et ceux de Hegel. Kant donne forme à la conception de la folie. Hegel, par contre, s'informe auprès des psychiatres. Pour Kant, la folie est constitutivement une faille issue d'un excès de la Raison qui oublie ses limites, et croit à ses objets. Par là, la déviation pathologique est en regard d'une déviation métaphysique. Les deux ont même origine: le fonctionnement inadéquat de la Raison. Kant autorise donc une déduction de l'existence: celle, implicite, qui caractériserait le savoir de Raison si elle se posait, se thématisait; celle, explicite, qui aboutit à la compréhension de la folie. En tout cas la pathologie se déduit d'une hybris rationnelle. C'est ce qu'il s'agissait de démontrer.

7. *Une unité des psychiatries exisentielles*: les psychiatries existentielles, afin de progresser historiquement par rapport à la psychiatrie instituée, régressent problématiquement dans le grand'œuvre kantien, qui est *Ur-text*. Elles lui empruntent d'ailleurs une forme d'unité, un eidos (non encore élaboré) qui domine les mouvances textuelles. C'est l'articulation postcritique des textes kantiens, étagés sur deux niveaux, qui confère aux textes des psychia-

tres une unité non explicite, mais du moins ressentie. Notre tâche future sera de discerner de mieux en mieux le contenu de cet eidos.

8. *La psychiatrie existentielle et Pinel:* la philosophie première en l'état post-critique ne se dit pas, par définition. Un relais médical se propose-t-il pour la transvaluation de l'imperium philosophique? L'âge des psychiatries existentielles est kantien. Pinel place dans sa clinique, à cette époque, le sens de l'existence. Il y a notamment un *Faktum* de la morbidité, une immédiateté, un être-là du malade qu'il s'agit de respecter. Cet être là est la 'valeur de l'existence' dont nous reparlerons. Telle est la révolution de l'attitude psychiatrique, qui n'empêche pas d'ailleurs que Pinel soit organiciste. Nos psychiatres empruntent la même direction: le malade est un 'ici-maintenant' dont la richesse factuelle prévaut sur les enchaînements conceptuels. Dans *Daseinsanalyse, Psychiatrie, Schizophrénie* (1958), Binswanger affirme théoriquement que l'Unité de la *Daseinsanalyse* est que la chose dont on doit tirer des contenus n'est pas une chose (*Sache*), ni un vécu (*Erlebnis*) mais un événement (*Geschehen*) dans lequel il s'agit 'essentiellement du Dasein dans son être' (p. 2). La psychiatrie existentielle rencontre donc des exigences pinéliennes indiscutables. L'existence chez Pinel, comme chez nos psychiatres, est inépuisable. Il reste à démontrer si, avec ces comptabilités nouvelles, le principe d'existence est déductible. Puis nous examinerons les conséquences psychiatriques.

9. *Le transcendantal psychiatrique introuvable:* la réponse aux questions posées est fort simple étant donné les outils qui s'offrent pour l'exercice du jugement. Le silence (a-thématisme) dans lequel se tient la philosophie kantienne, joint à la position centrale de Kant, au cœur de la psychiatrie existentielle, font que Kant impose ses limites. Le passage *phänomenal* du noumène au phénomène s'offre dans le faktum de la perception et non pas dans une autoposition du moi dont se déduirait analytiquement la perception. Il y a donc au mieux synthèse apriorique pure, dans l'espace et le temps toutefois. En conséquence, le principe d'existence est indéductible de l'opérationalisme transcendantal. Corrélativement, puisque l'existence pathologique kantienne est le pendant de l'existence saine – dont elle inverse le signe (Cf. l'*irratio*) – l'existence pathologique ne rentre pas dans un cadre de déduction, sous la houlette du système. Enfin que dire de la psychiatrie instituée face à cette guerre philosophique? On entre ici dans un autre domaine: c'est toute la clinique depuis Pinel et Esquirol qui substitue à la problématique philosophique la démarche qu'on connaît. Et cette procédure est irréductible, ou ne se laisse pas englober, parce que la psychiatrie existentielle vit sous la barre kantienne. Les déterminations conceptuelles (sens kantien) cliniques sont en relation avec le *là* perceptif. La détermination (au

sens kantien) de la conceptualité clinique par un agent philosophique est vide
de sens. Nous verrons qu'il n'en va pas de même pour les connotations
culturelles de la clinique. Mais les conclusions précédentes sont irréfraga-
bles: le *phainomenon* d'existence – et d'existence pathologique – ne se donne
à la connaissance que comme phénomène et dans la clinique –. La 'psychiatrie comme psychiatrie', conceptualisée et clinicisée, va droit son chemin:
son empirie est la sienne et non le résidu d'une quelconque opération transcendantale avortant à propos de certains points de résistance empirique.

10. *L'échec conséquent de la tentative de Tellenbach:* il est passionnant que
Tellenbach se soit intéressé à une des plus vieilles maladies du monde,
reprise dans le corpus hippocratique sous la périphrase du *taedium vitae*.
Soyons brefs. Tellenbach, dans *La Mélancolie,* projette le vocabulaire
heideggerien. En Grèce, l'Urphänomen dominait. Depuis les Modernes, se
rangent sous nos yeux les phénomènes. Le problème de Tellenbach est de
restituer sa valence à l'Urphänomenon: l'opération produit l'*endon*, préliminaire à la distinction 'psyché, soma'. Enfin l'auteur réintègre *l'endon* dans le
cosmos. Et ceci produit le vocable 'd'endocosmogénéité', vocable bâtard qui
ne s'élève pas au désigné du *phainomenon* L'échec de Tellenbach consiste
à se redonner un vocabulaire grec, *antépsychologique*, et à le trahir par des
considérations psychoanthropologiques – sur le cas de la mélancolie – qui
signent une dévalorisation, ou la psychologisation d'une existence mélancolique qui a perdu toute élation ontologique. Une chose est importante: le logos
grec sur la trace duquel Heidegger travaille, en appelle à l'excellence (aretè),
l'élévation, l'édification. A notre époque le type humain du grec actualisé
dans le génie, se dévalue dans le type mélancolique. Tellenbach court-circuite
la cosmicité de l'excellence de l'homme et livre le rabougrissement sans
flamme du type anthropologique-mélancolique. En résumé Tellenbach bénéficie de la voie de frayage heideggerienne vers les grecs. Mais il ne tient pas
les promesses d'une confrontation au sommet: le génie 'phänomenal' grec
est unique, le mélancolique est statistique. Notons toutefois que notre travail
gagne une notion importante: l'excellence (aretè) du grec est justement en
rapport avec le *phainomenon*, ce qui autorisera de produire une conceptualisation qui dépasse le couple Tellenbach-Heidegger, au moins dans notre
champ de recherche.

11. *La critique par Lantéri-Laura:* il est temps de conclure, comme Lantéri-
Laura, avec puissance et adéquation. Lantéri-Laura a manifesté pourtant un
réel attachement pour la psychiatrie existentielle (1963). Actuellement, même, il s'oppose beaucoup plus au phénoménologisme impénitent qu'à la
phénoménologie. Prenons un de ses derniers articles sur la question, qui
centre déjà en somme nos propres développements. Dans *Phenomenology*

and a critique of psychiatry (1982) l'auteur adopte une démarche vive: tout d'abord il faut veiller à ne pas confondre séméiologie et psychopathologie (p. 56). Ce sont les psychiatres existentiels qui sont visés. L'autre attaque est plus radicale: l'auteur demande que soit nettement posée 'la préexistence de la psychiatrie' afin d'éviter les saumâtres confusions. Enfin il s'agit de prévoir des récepteurs théoriques[10] afin de préciser les rapports à cette psychiatrie dont la primitivité est historiquement acquise.

12. *Des conclusions s'imposent:* au plan négatif d'abord posons que la psychiatrie comme psychiatrie est irréductible à Kant: elle s'est construite en rupture contre le concept de folie philosophique. Par ailleurs il serait plus vain encore de la déduire de la psychiatrie existentielle puisque cette dernière est un sous-produit de l'espace de jeu kantien entre la dimension des *Critiques* et celle, tue, de l'*Opus postumum*. En ce sens l'empiricité de certaines formulations psychiatriques se théoriseront de l'intérieur de ce même corpus. Toute clarté s'impose donc.

Toutefois alors que nous avions initialement barré la voie d'accès du *phainomenon* en procédant du phénomène, la théorie de Tellenbach – si peu équilibrée par ailleurs – pointe ici vers une direction fertile. Le *phainomenon*, non accessible à la conceptualisation moderne, s'inscrit dans la dynamique d'une excellence, d'une aretè. Ceci nous ramène à la préoccupation d'une phénoménologie philosophique qui, dans certaines conditions, pourrait peut-être recéler une psychiatrie du *phainomenon* d'existence. La psychiatrie n'en serait aucunement lésée et cette 'psychiatrie phénoménologique' pourrait contribuer à donner du poids sémantique à ce principe d'existence qui fuit constamment et qu'il n'est pas de l'intérêt de la psychiatrie comme telle de retenir dans ses filets.

II. PROLÉGOMÈNES À UNE PSYCHIATRIE PHÉNOMÉNOLOGIQUE

13. *Lantéri-Laura fondateur:* après le rapport de Hesnard au congrès de Tours, intéressant mais rapide, Lantéri-Laura fait paraître – seul en France – un livre de *psychiatrie phénoménologique:* l'introduction de l'auteur marque un inévitable embarras. Il clarifie sa position en utilisant ces termes: 'que peuvent signifier ces philosophies qui se disent phénoménologiques et quel sens y a-t-il pour elles à se clarifier ainsi?' (p. 9). De la sorte, Lantéri-Laura renvoie à un 'second travail' (p. 11) l'élaboration des conditions de possibilité d'une collaboration fructueuse entre psychiatrie et phénoménologie. Il nous semble – qu'on nous permette cet excursus – que la suite des articles écrits par l'auteur permettent de commencer de nouer cette deuxième phase de recherche. Nous-même, nous tenterons de nous glisser – à notre place – dans cette perspective si fructueuse.

Désormais alors, une terminologie est fixée et nous semble renvoyer au néant les autres compositions de termes: c'est la psychiatrie phénoménologique qui nous importe.

1. *L'existence comme valeur*

Kant n'a pas livré toutes ses cartes: en effet l'inscription du texte dans une dynamique de l'aretè humaine marque bien le statut adhésif – par rapport à Kant – de nos efforts d'édification autonome. S'il est une valeur que Kant estime fondamentale, c'est bien l'aretè acquise par la vie éthique. Toutefois, avec Kant cette fois, nous n'entrons pas dans le domaine de l'objectivable. La valeur éthique nous extrait de l'ordre phénoménal, mais l'existence nouménale comme valeur est à manifester dans le monde et non à connaître. Nous voilà donc placés ici en surplomb par rapport au rasoir d'Occam kantien. Le chemin est ouvert désormais grâce à Kant, mais par-delà les limites objectives qu'il fonde à la connaissance. En effet il n'y a pas de doctrine de la valeur chez Kant, hormis les valeurs éthiques et esthétiques. Toute la question se pose, évidemment, de la place et de la fonction de la valeur dans le corpus des psychiatres phénoménologues. En tout cas l'essence du *phainomenon* se propose comme valeur.

14. Le rôle de Gebsattel: les conceptions de Gebsattel qui ont trait à l'obsession comme 'dévidement de la temporalité',[11] 'anti-eidos',[12] 'retournement du devenir'[13] sont bien connues. Mais parallèlement à la maladie de l'existence individuelle, il y a encore une maladie de l'existence culturelle (Cf. *Imago Hominis*). On y voit un élément nouveau, qui rejaillit sur l'article: *Die Welt der Zwangskranken*. L'essence de la maladie n'est pas seulement l'absence de manifestation d'un *phainomenon*. Le chercheur est un 'homme de cœur', ce qui implique un engagement axiologique, non dans la maladie, mais dans la *Person* d'autrui malade. Le *mal-être* de l'Europe (*Imago Hominis)*, d'un homme – dans la clinique – est d'ordre de l'existence et englobe le *malaise* collectif ou individuel. De la sorte l'engagement est *moral*, et non psychologique. L'immensité du *phainomenon* comme valeur d'autrui – son *Urintention* (*Imago Hominis*, p. 316) – est tout le contraire d'un manque, d'un dévidement psychopathologique. Avant d'élargir les résultats de Gebsattel, une remarque s'impose: si les psychiatres existentiels glissent rapidement sur la difficulté/nécessité de définir l'essence du morbide, c'est que justement l'existence, au-delà de cet existant malade, refuse sa cristallisation. L'immensité de la valeur d'existence relève du *phainomenon*. Ainsi le contexte ontologique kantien s'est déplacé vers un front de recherche valoriel. Le principe d'existence revient plus que jamais au centre du débat.

15. *La généralisation de l'avancée valorielle*: quelques exemples sgnificatifs constateront la puissance inductive de cette position de la question.

Vers une cosmologie (1936), de Minkowski se déroule comme la geste cosmique d'une expansion de la sensibilité vitale. Citons un article d'appui: *Le prix d'une vie humaine*. La valeur humaine enferme 'une signification cosmique' (p. 251). Et encore: 'les valeurs sont d'une origine surhumaine, sans qu'il soit justifié de séparer cet 'au-dessus' des hommes (p. 252). N'est-il pas question justement ici de la relation intime entre immensité, valeur et *phainomenon*? Comment dire plus nettement que, d'une part l'immensité est constitutive de l'être humain, dont l'essence est d'autre part de l'étendre fantastiquement de l'humain au surhumain, du fini à l'infini? L'existence *est* valeur. Telle est la 'vitalité' (p. 252) humaine. Cette panaxiologie forme le répondant de la panesthétique de *Vers une cosmologie*.

Fort de ceci, interrogeons rapidement E. Straus dans *Geschehnis und Erlebnis* (1930): là déjà il est question de placer les conditions de possibilité du minimum esthésiologique (une sensation) dans un minimum sémantique (une signification). Il y a prélèvement de sens originaire (*Sinnentnahme*) sur le vécu global. Dans le célèbre article de 1930, qui plus est, Straus traite de la danse: il s'occupe de tisser l'espace topologicomatériel articulé par la Rumpfmotorik. De même que dans *Geschehnis und Erlebnis*, la perception d'une sensation est conditionnée par une signification préliminaire – qui distingue le feu voulu par le metteur en scène du feu accidentel qui prend dans le théâtre –, de même ici l'espace de la danse s'enroule autour de la motricité corporelle dont sourdent des valeurs d'espace – une *Rumpf-symbolik* – incommensurables avec l'espace d'objectif. Si bien que la dramatique valorielle du corps produit des symboles. Et dans le symbole ainsi décrit il y a incommensurabilité, immensité d'un *phainomenon* d'existence.[14]

Dans *Psychiatrie der Gegenwart* (1963) M. Natanson a fourni un article très intéressant: *Philosophie und Psychiatrie*. Natanson procède de la *Lebenswelt* à l'instigation de Husserl, et questionne l'*Alltagswelt* (le monde quotidien). Comme pour Husserl encore, la *Normalität* est le fil conducteur de l'existence. La norme, ou *Norm*, qui plus est, est bipartite: son aspect premier est le 'daβ' (p. 912), ou le *fait qu'elle* soit. Le *daβ* de la Norm origine ontologiquement l'existence. C'est le poids de l'Urphänomenon, la présence qui n'est pas concept figé. Par ailleurs la Norm se déploie en 'was' (ce que) qui présuppose le 'daβ' (p. 913). Le 'was' est centre d'essences, nœud éidétique. La Norm, c'est en somme cette physis qui éclôt comme *daβ* et se dispose comme *was*. Un point du texte de Natanson nous semble remarquable: les sciences touchent au *was*, objet de concepts. Or la morbidité initie un autre *daβ*; il 'n'a pas le même style ontologique que le normal' (p. 914). Donc la morbidité est inobjectivable; elle se donne à une 'rhétorique' (p. 919). Cette notation s'avérera fondamentale pour notre second chapitre.

Voilà en tout cas que l'aretè est fondée dans le style du *daβ*. Ce qui est patent chez le malade c'est son *phainomenon*, ou la Norm, ou le *daβ*.

Il est intéressant de questionner alors Boss, dans son *Traité de psychosomatique*. Boss critique les idéologies somatiques, organismiques (Goldstein), et même la conversion somatique d'Alexander et Fénichel. A ce moment précis, Boss se 'réfugie' chez Heidegger, en ces termes: 'l'aspect corporel de l'homme est son mode physique de relations au monde, relations que le Dasein *est*' (p. 61). Et de s'engouffrer dans la différence ontico-ontologique (p. 52)... Mais pourquoi ne pas abandonner l'abîme heideggerien et ne pas dissocier les deux modes ontologiques du 'est' dans l'expression de Boss: le 'Dassein est'? On retrouverait la dualité – *was*, *daβ* – en accord avec le texte de Boss! D'un côté Boss affirme que le corps est le lieu d'inscription des 'lois' (p. 62) en l'homme. De l'autre, l'homme est dit 'libre de lois (...) pour une reponsabilité propre' (Ibid). L'ambiguité se traduit bien normativement. L'Urphänomenon de l'existence humaine s'origine dans un *daβ* humain qui est la liberté, *daβ* qui se déploie en formes – le *was*, ce que, eidos –. On montrerait bien en suivant Boss que le 'ce que' est insuffisant, car il s'attribue éidétiquement l'existence au nom des essences, futures 'lois'. Le texte de Boss est fort en ce qu'il indique bien comment un *daβ*, cette effectivité de la Norm qu'il baptise 'liberté', insiste au nom d'un au-delà des lois. Il s'agit de l'insistance de l'existence au travers des transformations légiférées. Pour plus de clarté, et afin de nous inscrire dans ce qui fait tradition depuis *Wahrheit und Methode* (1960) de Gadamer, la Norm du *daβ* sera nommée *efficience*, la valence qui ne s'efface pas en dépit de sa prise par des lois. Et nous nommerons *efficace* la législation conceptuelle par les *was*. Nous sommes donc parvenus à dégager l'existence comme valeur, c'est-à-dire efficience. Le principe d'existence n'est plus le point aveugle absolu. Inévitablement nous reviendrons sur les rapports entre efficience et efficace conceptuelles d'existence. Il reste toutefois préliminairement à trouver la philosophie d'appui – autre que celle de Kant dont nous avons cerné les exigences – qui lie la problématique de la valeur à celle de l'existence, sans omettre le niveau d'efficace conceptuelle. Car nous achoppons effectivement sur une déshabilitation primordiale des concepts. Or dans *Ideen* I Husserl n'affirme-t-il pas que les thèses axiologiques accompagnent la protothèse intentionnelle? Toutes les impérieuses nécessités pourraient ici se trouver réunies. Mais la re-position de la question de la déductibilité philosophique de la psychiatrie comme psychiatrie serait de nouveau à l'ordre du jour. L'idéalisme husserlien n'est-il pas un domaine de constitution absolu? Toutefois allons pas à pas, prudemment et demandons nous si le corpus husserlien autorise d'abord une perception de l'existence pathologique.

2. *La phénoménologie husserlienne de la perception*

Jusqu'à présent, Husserl fut à juste titre considéré comme le *patronus* auprès duquel – entre autres – les conceptions fuyardes des psychiatres allaient trouver refuge. Tel est le premier niveau de déchiffrement, à bon droit soupçonneux. A des fins de commodité ce Husserl-*patronus* sera nommé: Husserl I.

Il n'est point nouveau d'affirmer que Husserl a bâti ses explorations sur la thématique de la perception. Une dimension de la question échappe pourtant à l'analye classique.

16. *Le compromis perceptif husserlien :* la formule a figure judiciaire. Pourtant elle recouvre une donnée d'importance théorique. La perception qui regroupe aussi bien celle des physicalités que des idéalités, exorcise le principe d'immensité jouant entre phénomènes et *phainomenon*. Ici, un Husserl II se dégage de l'emploi de Husserl I. Le *phainomenon*, dont le 'principe des principes' (*Ideen* I, p. 78) montre qu'il se donne en personne dans son intégralité, en 'chair et en os' comme une *physis*, ce *phainomenon* est congruent avec le phénomène, dont *Les Recherches* logiques ont rendu compte de sa relevance par rapport à 'l'en chair et en os'. Le phénomène est une représentation enrichie, inenfermable dans aucun mentalism et qui se frotte aux 'choses elles-mêmes'. Cette nouvelle situation change de la tradition du problème de la perception. La perception opère maintenant l'irréductible compromission du sensible et de l'idéel. Une conséquence importante se déduit.

17. *Le concept husserlien de rétroréférence :* on trouve une élucidation du concept au § 65 de *Ideen* I et il représente le fil directeur d'une phénoménologie dont l'espoir est de systématiser. Husserl parle ainsi: 'toutes les évidences méthodologiques (…) sont elles mêmes placées (…) sous les règles qu'elles formulent' (p. 214 trad.). En l'occurrence les lois de la perception sensible élaborées *dans* la phénoménologie sont aussi des lois *de* la phénoménologie. La perception sensible '*rétroréfère*' à la perception de la phénoménologie. C'est une loi de relevance qui peut s'inverser: la perception *de* la phénoménologie a la même structure juridique que celle, sensible, *dans* la phénoménologie; L'immensité entre l'idéalité et la peceptibilité sensible est enfin conjurée. Husserl serait le philosophe postmoderne qui tisse silencieusement la trame des discours contemporains, mi-théorisants, mi-esthétisants.

D'ailleurs la frappe husserlienne sur la psychiatrie phénoménologique est évidente. Le titre du premier chapitre de *Geschehnis und Erlebnis* de Straus en porte le sceau: '*Die repräsentative Funktion*', lit-on. La *Recherche logique VI* de Husserl est consacrée à la même élaboration de la représentation. Qui plus est, Straus réélabore la modalité historique (Ch. II), effectue la 'critique des théories génétiques' (Ch. III), absolutise la 'teneur thématique' de la sensation (Ch. IV), distingue le vécu de l'événement objectif (Ch. I). Straus écrit visiblement dans le sillage husserlien.

Vers une cosmologie, de Minkowski est tout aussi parlant. Le pivot de l'ouvrage, consacré à ce principe de 'solidarité structurale' déjà évoqué, est la colonne forte de l'édifice. Minkowski insiste sur l'aller-retour – la rétroréférence dirait Husserl – entre la portée subjectivo-individuelle des phénomènes mentaux et l'alliance structurale avec l'omniesthésie du *phainomenon* cosmique. Et le cosmos est 'idéal, par dessus le moi', c'est un 'phénomène pur' (p. 99) ou un *phainomenon*. Le texte suivant rassemble l'argumentation de Minkowski; il s'agit du *Retenir* sonore: 'à côté de cette forme sonore (...) matérielle, il existe la forme non sonore, spirituelle, générale (...). Toutes deux reposent sur la même structure intime (...)'(p. 109). Comment être plus husserlien au sens où nous l'avons montré! Ces deux exemples suffiront; ils expriment l'eidos de la situation. Binswanger, par exemple, serait plus husserlien encore. Gebsattel, de même, entre dans ce domaine par son Urphänomenon de la valeur 'personale'. En effet la thèse husserlienne, ne l'oublions pas, couvre le terrain axiologique, celui du *daß* de Natanson. Car l'axiologie est substructurée chez Husserl par les acquisitions théoriques.

Il y a plus même. Force est de se demander si, en retour, la rétroréférence et plus généralement l'esprit de la phénoménologie husserlienne n'auraient pas pris corps dans le texte de la psychiatrie phénoménologique. En effet l'oubli philosophique contemporain de la pensée opérante de Husserl pourrait bien être dû à ce que le destin de Husserl est d'avoir été revivifié par la dimension psychiatrique – au sens où nous entendons cette dernière dans ces pages. Il y aurait un devenir psychiatrique existentiel de la phénoménologie. Husserl aurait ici trouvé un 'asile'. Ce qui explique la forte portée de la problématique de Husserl II par rapport aux autres philosophes, pourtant généreusement convoqués par les psychiatres. Bergson et Max Scheler connaissent des microdestinées, sauf pour le premier chez Minkowski. Plus radical serait le jugement à porter sur l'emploi de Heidegger: sauf chez Boss, Heidegger est dénaturé, parasité, anthropologisé. C'est un 'mot de passe', une 'bonne à tout faire'. Binswanger d'ailleurs, a reconnu s'être trompé dans son exercice de dilapidation de la terminologie de Heidegger. De plus, il est revenu à Husserl, vers la fin de la vie. Mais c'est déjà lui qui avait emprunté, dans l'introduction de *Schizophrénie*, le concept husserlien de *Deckung* (recouvrement) et surtout celui de *Folgezusammenhang* (enchaînement de l'expérience). Le lecteur comprendra facilement que nous soyons si attaché à déterminer les véritables pistes. En effet le terrain a besoin d'être déminé. En l'occurrence il faut enfin savoir jusqu'à quel point Husserl est fructueux, ou vénéneux.

18. La destinée du concept de rétroréférence: Aurions-nous mis à jour un contenu épistémologique, un pare-immensité, dont les accompagnements axiologiques consécutifs se chargeraient de donner son poids et sa solidité à la Norm de l'existence, cette valeur focale des psychiatres? Alors le *phainomenon* cesserait de s'ouvrir en abîme perceptif. Ou au contraire, Husserl entraîne-t-il les psychiatres phénoménologues – dépendants de lui – dans son échec, ce qui déconceptualiserait cette psychiatrie?

Revenons à la problématique-mère, avant d'en déduire les conséquences attendues. Afin que la rétroréférence du sensible et du sens culturel soit possible, il faut éviter le processus de régression à l'infini qui reporte la constitution du sensible dans l'intelligible et inversement. Il faut en somme éviter l'analyse interminable. Or *Logique formelle et logique transcendantale* pose avec radicalité que la référence culturelle à des multiplicités, des entités, se fonde dans des individualités perceptives. Il y a *Fundierung*. La difficulté travaille déjà dans *Ideen I*: en effet la dernière partie de l'ouvrage est un long effort théorique essoufflé pour constituer l'objet 'en chair et en os' dans le noème. Toute ontologie formelle est ainsi renvoyée à des matérialités.

Considérons désormais l'autre pôle de la rétroréférence: comment se constituent les individuations sensibles? Ici, la perception sensible – à la différence des philosophies traditionnelles – ne livre qu'une partie de l'objet, c'est-à-dire tout le contraire d'une vraie 'représentation'. L'objet complet est parachevé dans l'intelligible. La *Fundierung* opère en sens inverse de celui noté. C'est l'ontologie matérielle qui renvoie à des idéalités. En somme chaque ontologie est l'image en miroir renversée de l'autre. Chacune des deux tâches enferme un problème qu'elle transforme magiquement en vérité chez l'autre. Et le focus perceptif est bel et bien disloqué, dispersé. La rétroréférence est l'indice d'une tâche dirimante. Tout est à revoir de ce point de vue, car le 'monde' perceptif ne se clôt pas.

Husserl, dès les *Recherches logiques*, part de la perception. Dans ses inédits sur la synthèse passive, il confirme la sinuosité de la problématique. Ceci bien considéré autorise enfin à statuer sur l'ego transcendantal, qui n'est rien moins qu'un rejeton de l'idéalisme finissant. Le moi egologique, disent les *Ideen I*, est un *Zentrum*, un *Polsystem*, une 'transcendance immanente'. La dernière expression est parfaitement caractéristique. En effet l'ego se manifeste après l'épochè phénoménologique, au moment précis où la perception des transcendances est placée hors jeu. L'épochè est en vérité ce pivot méthodologique qui transfère la difficulté contenue dans la rétroréférence egologique. Ce dernier est feu follet, un et multiple dit Husserl, égal à soi dans son *autoréférence*. La disparité du focus perceptif se voit rassemblée et réunifiée. L'ego est ici parfaitement fonctionnel et aucunement surajouté. Cependant sa fonction est un *Deus in machina*. Le problème devient crucial puisque la psychiatrie phénoménologique elle-même est solidaire du concept husserlien de perception. Avant que d'évoquer la Norm de l'existence, l'efficience, il est exigé de se ressourcer au fond de roulement husserlien de la problématique. Les exemples de Binswanger, Tellenbach et Blankenburg aideront à éclaircir cette redoutable difficulté.

19. Binswanger et la fracture (Bruch) de la perception: l'ouvrage *Schizophrenie* (1957) s'annonce comme un essai épistémologique (p. 11). L'introduction présente trois concepts centraux:
  – 'L'enchaînement de l'expérience' (*Folgezusammenhang der Erfahrung*) (p. 21). Le concept figure dans *Ideen I* de Husserl lorsqu'est évoquée la possibilité de la rupture d'unité du monde avant le paragraphe sur la réduction phénoménologique. Le malade fait justement cette expérience: 'sans issue' (p. 14) il est bouleversé par des 'trous qui le remplissent' (p. 14). Binswanger plaque donc sur l'expérience schizophrénique une grille de lecture husserlienne.
  – 'L'alternative' (p. 16). C'est une réaction contre le *'Bruch der Erfahrung'*. La vie est clivée: d'un côté la captation vitale, de l'autre l'issue dans l'idéal présomptueux. On pense ici aux deux ontologies inconjoignables de Husserl.
  – le recouvrement (*Deckung*). Nous retrouvons encore Husserl. Le malade opère un recouvrement délusoire, non apodictique, des données de l'alternative insupportable.
  Ainsi la maladie perceptive, le délire schizophrénique selon Binswanger, est l'expression même de la fracture perceptive husserlienne. Qui plus est, Binswanger transporte l'insuffisance théorique de la perception chez Husserl dans l'impuissance pathologique à assumer la perception. Sa conceptualisation est donc strictement prégouvernée à son insu.

20. Tellenbach dans l'ouverture perceptive: à notre sens la *Mélancolie, Goût et atmosphère*, sont pris dans la même problématique. Tellenbach, à la différence de Binswanger qui la transpose, s'inscrit *dans* la fracture perceptive. L'*endon* est centripète: les relations d'extériorité perceptive sont retournées en rapport d'intériorité. L'espace de dispersion, fracturé, se place dans le 'ainsi de suite' de l'endon, qui perdure. Installé dans la fracture perceptive, l'endon fait forme – *Gestalt* –, répond selon son *typus* à une situation perceptive insupportable. Quant à l'"atmosphère', sa nature est centrifuge: ici la relation d'extériorité dilate l'intériorité psychique. L'atmosphérique, accordé à l'antéprédicatif husserlien, est un 'nimbe', un 'flair', un trajet dans l'espace. Chez Husserl, le carrefour de l'espace et du temps est ouvert, sans autre solution de passage du temps intime à l'espace anonyme que la trouble '*Erledigung*', ou l'inscrutable 'Autoobjektivation'. Tellenbach s'installe dans l'ouverture, y taille deux patrons homologues, l'endon et l'atmosphère. Husserl impose toutefois la largeur de la faille.

21. Blankenburg et l'ouvert perceptif : l'ouvert est le démon de Anne dans *Der Verlust der natürlichen Selbstverständlichkeit.* Anne, l'hébéphrène, souffre comme un 'Etre-Ouvert (*Offensein*) sans protection' (p. 39). Cet ouvert perceptif la projette sans défense dans le 'monde environnant' (p. 39). Anne remarque elle-même que les 'fondements font défaut' (p. 42). Car 'manque le sentiment des choses' (p. 87). C'est que l'ouvert perceptif se loge en elle. Les limites se brouillent: il n'y a plus d'évidence naturelle, de sens commun; rien ne va plus en effet de soi.

Blankenburg traite d'ailleurs de la situation en husserlien strict: Anne ne manquant pas du caractère de la réalité (p. 101, 102), le 'problème originaire concerne le je transcendantal', 'l'ipséité (...) en tant qu'instance fondatrice' (p. 101). L'auteur ne paraît pas remarquer que l'ego transcendantal est lui-même un relais contre l'échec de la rétroréférence. Pourtant il relativise de lui-même la comparaison en ajoutant que Anne est invalide, handicapée par sa position transcendantale incontrôlable (p. 71). En somme il cède mais résiste à la transposition de Husserl en psychopathologie. Telle est sa fertile position, qui certes n'évite pas l'allégeance.

22. Conclusions : 1. un premier point est d'ores et déjà indiscutable. Husserl domine – par son examen du focus perceptif – la question de la psychiatrie phénoménologique. Par là il impose son insuffisance conceptuelle. Dès lors le *phainomenon* axiologique d'immensité, dépendant chez Husserl des considérants conceptuels – il existe d'abord une protodoxa théorique – échappe à l'investigation. Le principe d'existence visé par les psychiatres n'est donc pas atteint, ni l'*efficience* de l'existence appréhendée. L'imperium des concepts husserliens est insuffisant. Kant, sur ce point, a toujours raison.

2. Une seconde conséquence est maintenant plus fermement assurée que jamais. L'échec d'une autoconstitution de la phénoménologie et donc de la phénoménologie psychiatrique est lourde de sens. Cela ne prouve aucunement que la phénoménologie n'ait pas une attirance élective et destinale pour la psychiatrie. Cette caractéristique sera de nouveau abordée, dans un contexte tout différent. Par contre il est décisivement erroné de songer que la psychiatrie comme psychiatrie soit amenée à subir une loi phénoménologique de l'extérieur. La clinique psychiatrique est vraiment indéductible.

3. En fait, la question cruciale du principe d'existence – qui fut à tort celle de la psychiatrie-mise-sous-le-joug-abusif-de-la-philosophie – prend une autre figure. Parce que Husserl, à la suite de Kant, s'avère à la fois nécessaire et insuffisant dans la problématique de la perception, il est opportun d'élargir cette dernière. Notamment la perception 'physique' de l'existence pathologique est à thématiser par la seule psychiatrie, armée de ses concepts et de la séméiologie. De la sorte la phénoménologie et la philosophie en général – nous pensons à celle de Kant – agissent par ailleurs. Elles

comptent effectivement puisqu'une psychiatrie existentielle est unifiée de l'intérieur, bien qu'en silence, par le balancement théorique kantien entre les *Critiques* et la philosophie première inédite; puisque encore une psychiatrie phénoménologique gravite autour de la faille perceptive husserlienne. Cependant leur mode d'intervention est *culturel* et non plus conceptuel, efficient et non efficace. Nous retrouvons sur ce terrain l'efficience de la Norm d'existence. Le principe d'existence vit de ce défilé culturel. La conceptualité psychiatrique baigne dans une culture, et ne lui est point indifférente sur le plan axiologique. Sous l'impulsion de la 'philosophie première' de Kant, et de Husserl qui écrivit également une 'philosophie première', il nous faut risquer l'expression 'psychiatrie première' afin de rendre compte du brassage culturel dans lequel est prise – sans y perdre son autonomie – la psychiatrie. Et deux tâches se proposent à nous: d'abord entrer dans les enjeux culturels péripsychiatriques du XXIème siècle. Ensuite il s'agira de bien préciser le statut de la psychiatrie phénoménologique, elle qui n'est ni combat d'efficiences, ni à proprement parler efficace conceptuelle. Nous reviendrons alors à Lantéri-Laura.

III. LES NOUVELLES 'CHOSES ELLES-MÊMES' CULTURELLES

L'immensité est fonctrice dans la constellation culturelle et le principe d'existence prend ses racines dans cete dernière. Or l'on peut avancer sans exagérer que la psychiatrie existentielle la plus immédiate est issue culturellement et non intimement – car elle plonge chez Kant – d'un grand effroi: celui engendré par le déploiement autant culturel que conceptuel de la psychanalyse freudienne. Avec cette opération, c'est l'immensité du *phainomenon* d'existence qui sembla essuyer une tempête cruciale. De cet état de choses, il faut dire quelques mots.

1. *L'impact de Freud*

La psychanalyse fait figure d'allergène. Cela se constate à l'évidence – et sans plus insister pour Minkowski, Gebsattel et Straus. Mais Binswanger même qui, se fondant dans une attitude moins fruste, consacre nombre de pages dont *Apprendre par expérience, comprendre, interpréter et psychanalyse*,[15] est net. La *Person* n'est point l'*homo natura*. Dans *Sinn und Gehalt der sexuellen Perversionen*, Boss termine sur une critique de Freud qui 'a transposé sur le plan physique les méthodes des sciences naturelles' et l'opération – on songe ici à Politzer – expose au danger de 'réification des concepts'. A vrai dire tous ces textes s'alimentent à la même idée métaphysique qui, selon Heidegger, dichotomise nihilistement le champ du réel.

23. Le traité de Jaspers et les textes contemporains: une 'grande première': La place de Jaspers est difficilement localisable: il est non husserlien mais diltheyen; son attitude face à la psychanalyse, qui plus est, est fortement nuancée. Par tous ces points, Jaspers psychopathologue est fondateur. Prenons un article de 1913: *Kausale und 'verständliche' Zusammenhänge zwischen Schicksal und Psychose bei der Dementia praecox.* A la page 334 du recueil, Jaspers reconnaît l'existence d'un inconscient qui est 'incernable' ou 'hors la conscience'. Nous voilà très éloignés du chosisme de la théorie existentielle de la 'déformation' psychique, que Boss reproche légitimement à Straus et Gebsattel. Des critiques touchent Freud: la réduction qu'il opère de la conscience, par exemple. Elles importent, évidemment. A notre avis cependant il est plus remarquable qu'un sillon se trace, qui quitte l'épouvante allergique envers Freud pour enfin le prendre au sérieux – à l'instar d'ailleurs des psychiatres comme psychiatres. A titre de note disons qu'il n'est pas jusqu'au *processus* de Jaspers qui n'entre en 'entente cordiale' avec le célèbre processus primaire de Freud formulé dès 1895. Peut-être est-ce cette jonction, certes toute relative, et à situer exactement, qui exerce une fascination 'rentrée' à l'égard du *Traité* de Jaspers qui, tout de même, amorce les considérations phénoménologiques en psychiatrie psychopathologique. Mais cette attirance tendancielle pour Freud réclame désormais une explication qui dépasse les simples alliances locales, ou les allergies globales au contraire.

2. *Le bouleversement de l'immensité culturelle*

Nous avions abouti à la notion d'une immensité désormais culturelle et non plus perceptive et séméiologique. L'ordre des efficiences se substitue à celui des efficacités conceptuelles. S'opère donc une dialectique des immensités qui institue les nouvelles choses elles-mêmes culturelles.

24. L'abandon de la sphère des fixes de la Raison: Schorske évoque actuellement *Vienne fin de siècle:* l'impact de Nietzsche et de son concept de raison – instinct, Wittgenstein, Karl Kraus, l'un influencé étonnamment par Spengler, l'autre vitupérant la psychologisation en clamant qu''une des maladies les plus répandues est aujourd'hui le diagnostic', sont entre bien d'autres de véritables nonces antiapostoliques. Freud demeure tout de même la figure de proue la plus avancée qui, remarquons-le, s'est peu à peu imposée à la 'psychiatrie comme psychiatrie' via C.G. Jung. Or tous ces auteurs exposent la métamorphose, la destruction (Luckacs) de la Raison. De sorte que l'*irratio* cesse d'être corsetée et prend la clef des champs. On n'insistera jamais suffisamment cependant – malgré la surenchère des commentaires – que, à cause de Freud, l'organicisme psychiatrique de notre époque n'a plus, comme au XIXième siècle, sa philosophie matérialiste. Freud, dont les études en Faculté l'ont introduit à ce physicalisme, a produit le concept *sui generis* d'appareil psychique. Ceci apparut dès les *Etudes sur l'aphasie* où l'aphasie s'avère être 'la lésion d'une idée' tandis que le langage est irréductible au dysfonctionnement d'un centre. Une immensité nouvelle s'introduit, indubitablement.

Précisons quelque peu la portée culturelle de ces indications locales. Désormais l'organisation est psychique et non seulement mentale. Pour paraphraser Claude Bernard, il existe un 'milieu intérieur' psychologique. Ce dernier sera justiciable d'une *rationalité* d'approche méthodologique et n'imposera pas le gouvernement par la faculté de Raison. 'Les maladies de l'esprit', contre Griesinger, ne relèvent plus automatiquement et grossièrement des 'maladies du cerveau', (*Pathologie und Therapie der psychischen Krankheiten*, 1861). Chez les classiques la folie était contiguë à la passion. La dimension morale émergeait donc inéluctablement et plaçait dans une empyrée la Norme/Raison. Actuellement le paradigme a inéluctablement migré vers le psychologique. Est-ce un nihilisme culturel, peu nous importe ici particulièrement. La 'Norme/Raison' est devenue 'déviance/pathos'. La rationalisation — qui s'extrait du territoire de relevance de la Raison architectonique — s'attache à conceptualiser l'erratisme déviant du pathos. Telle est la nouvelle sphère des fixes en laquelle se loge la psychopathologie contemporaine. Une clinique forte s'impose qui bloque les déportations culturelles des paradigmes classiques. Non point pour retourner à la défunte Raison — qui paradoxalement tend à devenir la folle du logis — mais pour assumer la rationalité contre l'innombrable légion des 'border' inscrutables au juste. Il suffit d'élargir un instant le champ des préoccupations pour remarquer aussitôt que la transposition paradigmatique ci-dessus nommée, torpille — au sens du *Ménon* — la philosophie, cette reine de la Raison déchue qui trouve l'occasion de se clochardiser en vivant des incidentes d'un nouveau paradigme culturel, alors qu'elle n'en prend aucunement la pertinente mesure. Voyons toutefois le destin de la clinique dans ce difficile passage, ainsi que la signification exacte d'une psychiatrie phénoménologique qui ne se confond aucunement avec ce que nous avons commencé de nommer 'psychiatrie première' dans le mouvement des philosophies premières de Husserl et de Kant, psychiatrie première qui est en fait *philosophique*.

3. *Lantéri-Laura et la psychiatrie*

La personnalité de Lantéri-Laura est d'autant plus intéressante que, participant au premier chef de la construction des nouvelles nécessités de la psychiatrie, il écrivit naguère, rappelons-le, une *Psychiatrie phénoménologique* (1963), avant certes de prendre un ton fort critique contre l'utilisation abusive du phénoménologisme en psychiatrie. L'idée directrice de notre approche résonne ainsi: après l'acte fondateur de 1963, Lantéri-Laura est de plus l'instigateur d'une sémantique développant une adéquate psychiatrie phénoménologique. L'opération ne se fait pas du tout au détriment de la psychiatrie comme psychiatrie, mais induit une relation tout à fait contemporaine, paradigmatique, entre fonction conceptuelle (efficace) et fonction culturelle (efficience) dans la psychiatrie clinique.

25. Le nouvel esprit clinique: un article majeur: *Introduction critique à une théorie des pratiques en psychiatrie* (*Actualités psychiatriques*, n° 8, déc. 1980) indique fermement que le 'savoir faire' des cliniciens praticiens s'écrit avec 'un statut épistémologique propre' (p. 24). Il existe un savoir séméiologique autonome. Une 'théorie de la pratique', selon l'expression de Bourdieu, codifie le travail psychiatrique. Avant que de parvenir à ce terme d'analyse, Lantéri-Laura procède initialement à une évaluation des 'savoir, savoir faire, faire et faire savoir' (p. 16). L'auteur est donc attentif aux connotations culturelles de la psychiatrie, qui doublent les dénotations sémantiques. Immanquablement en effet, la psychiatrie est par une face ordonnée à la *morbiditas* et développe une clinique conduisant l'opportunité du faire et des savoir faire. Par une autre face, la clinique s'appuie sur des théories, mais aussi des effets culturels – pédagogiques – (faire savoir). Ces derniers vivent également un destin dans la vie des discours avec des enchaînements culturels. En la clinique se croisent donc un axe culturel et une direction conceptuelle. Il est évident que, dans la mesure où nous suivons la piste de la culturalité de la psychiatrie phénoménologique – dont nous verrons qu'elle se distingue de la valorisation tous azimuts de la psychiatrie philosophique (Chapitre 2) – le chemin ouvert par Lantéri – Laura est, pour nous également, d'une importance indiscutable. Nous l'allons voir mieux encore.

26. L'essence de la clinique: c'est dans le foyer de la clinique selon Lantéri-Laura que le débat sur l'essence conceptuelle/culturelle de la psychiatrie va s'engager. Considérons la clinique d'abord dans sa simplicité de savoir. Celle-ci bien conduite est *relativement* (seulement) écartée du 'savoir' abstrait et du 'faire brut' – quoique ce dernier ait une indiscutable effectivité 'terminale' (p. 16). En somme la clinique s'organise en reliant un 'savoir faire' sémiologique et un 'faire savoir' qui est une application du savoir général – psychopathologique notamment. Apprendre à 'faire' en extrayant du savoir général de 'quoi faire', c'est le 'savoir' propre à la clinique.

Avec cette idée d'une médiation clinique entre 'faire savoir' appuyé au savoir général et 'savoir faire' brut (qui occasionne le risque thérapeutique), on touche au noyau essentiel, à l'*eidos* de la psychiatrie qui s'institue dans les lignes de Lantéri-Laura. Une 'théorie des pratiques' trouve donc le point essentiel qui lie le quadriparti: savoir, savoir faire, faire et faire savoir. On voit que le travail variatif sur 'savoir' et 'faire' engendre une cellule fonctionnelle, qui est l'*eidos* de l'*eidos* clinique. Voilà le continuum psychiatrique institué. C'est pourquoi d'ailleurs le discontinuum fait scandale dans cet esprit de progressivité. Nous nommons là le concept de processus, auquel il s'impose de revenir.

27. *La pierre de touche du processus:* Jaspers est l'introducteur du *processus* en psychopathologie. Le processus est la cristallisation conceptuelle d'une immensité perceptive intersubjective. Il y a raptus de l'intelligence d'une situation clinique: les lois de la perception des objets par le malade ne rétroréfèrent plus, soudain, à la personnalité même du malade, qui échappe à toute loi. C'est ce que le clinicien remarque. Dans *Evolution psychiatrique* (1962, n° 4), Lantéri-Laura constate le caractère non heuristique du concept pour la clinique. Pourtant, l'auteur affirme richement que, du processus, on ne peut ni l'adopter, ni s'en passer (P. 491). Il remarque complétairement que le processus psychopathologique renvoie à 'l'échec' de la compréhension banale (P. 493). Et la fréquentation clinique s'impose.

Cependant le nouvel esprit clinique forgé par Lantéri-Laura ne permet-il pas d'avancer plus vers l'avant, c'est-à-dire vers la réduction, l'intelligibilisation du processus? Le quadriparti clinique est ici éclairant. Notons tout de même que le processus va y perdre son 'unité'. Bien entendu, il faut exclure du processus l'idée de compréhension jaspersienne et traduire l'ensemble dans les catégories de la nouvelle clinique. Alors l'incommunicabilité intersubjective entre le médecin et le malade recouvre d'autres facteurs qu'il s'agit d'exhiber. Par exemple, une première occurrence de processus s'inscrit dans la démarche d'acquisition du savoir faire clinique. Il y a 'processus' entre l'antésavoir doxique et le savoir clinique. Et il y a faux diagnostic de processus psychotique quand l'antésavoir se projette incidemment sur le savoir. Sur ce point les psychiatres existentiels sont forts: une antéprédication fondamentale peut brouiller le *statu quo* clinique. Mais, second exemple, le processus peut être pointé dans la région opposée du spectre clinique. Une autre occurrence processuelle s'inscrit dans la différence entre le savoir clinique – qui s'ajuste sémiologiquement et tendanciellement à chaque cas – et le savoir comme savoir déposé dans les hauts lieux culturels. A nouveau les psychiatres existentiels sont forts qui réclament un droit de regard anthropologique sur la psychiatrie. En tout cas le processus, ici, est rattachable à l'excès comme au défaut de savoir.

Une remarque s'impose. Cette décomposition duelle du processus suit un tracé husserlien bien connu de nous: il y a homologie entre la première situation de processus et l'ontologie matérielle, où le savoir concret relève de l'antéprédicatif. Il y a également homologie de la seconde situation de processus avec l'ontologie formelle, où le savoir formel, autonomisé par l'opération de 'formalisation,', a peu à voir avec les individualités concrètes bien qu'il soit fondé en elles. Enfin, tout comme les deux ontologies husserliennes ne se complètent pas – telle est la faille perceptive – il en va de même pour les deux devenirs processuels. L'inintelligibilité du processus proviendrait du fait qu'il change de place, se dissocie en deux inadéquations qui ne se recouvrent pas.

Mais la relevance husserlienne du processus ne touche-t-elle pas Jaspers – ce qui est un fait – uniquement? En effet la décomposition du processus, c'est-à-dire finalement son inscription dans une polyvalence, pulvérise la massive intersubjectivité inaboutie de Jaspers. Par contre nous avons reconnu des efficiences culturelles dans le quadriparti éidétique de la clinique selon Lantéri-Laura. Cette dernière complexité est donc à reconnaître préliminairement.

28. L'idée d'une dualité de la clinique et le processus: 'faire' et 'savoir' forment la cellule sémantique de la clinique psychiatrique conceptualisée. Quant au processus son concept commence de se métamorphoser: il se dualise, se laisse gagner par un embryon de logique. Le processus devient ce double hiatus, dénié cependant par la liaison du 'savoir' et du 'faire' dans le savoir faire d'une part, et par celle du 'faire' et du 'savoir' dans le faire savoir d'autre part. Suivons toutefois Lantéri-Laura. Dans l'article portant sur la théorie des pratiques, l'auteur remarque pertinemment que 'la théorie de la pratique (notre savoir faire) manque de légitimité épistémologique, bien qu'elle demeure décisive' (p. 23). Dans le même paragraphe, Lantéri-Laura fait allusion au comportement clinique d'un de ses maîtres bien connu qui, développant par ailleurs une psychopathologie 'prestigieuse', ne manquait pas – sans écrire 'cette théorie de sa pratique' (p. 23) – d'élaborer en creux une théorie de sa pratique en marge de la théorie générale. Le maître dont Lantéri-Laura tait le nom, loin de se borner à un savoir faire doxique, formait ainsi un savoir *du* faire. Une médiation s'écrit entre savoir et faire, et exorcise l'immédiation catastrophique du processus.

Elaborant une clinique, Lantéri-Laura n'effectue pas le même travail pour le couple 'faire savoir', qui signerait une pratique intrinsèque à la théorie psychopathologique. Mais le *temps vécu* de Minkowski, son *Traité de psychopathologie* se diffusent, livrent un faire *du* savoir. La seconde occurrence du processus est également médiatisable.

Il est intéressant dorénavant de se pencher sur la fonction du 'faire' qui se manifeste et dans le savoir du faire et dans le faire du savoir. L'élucidation du processus s'ensuivra. Le savoir du faire, dit Lantéri-Laura est enseigné 'oralement'. En d'autres termes il est chargé d'*efficace*, car encore faut-il enseigner quelque chose. Mais il est également doté d'*efficience*, car encore est-il opportun de former culturellement des médecins et non pas de simples techniciens du savoir. De même le *Traité de psychopathologie* actualise un faire du savoir, où se transmettent des efficaces conceptuelles mais – et c'est vrai oh combien! – une efficience culturelle.

Les distinctions de Lantéri-Laura nous semblent donc constituer le point de départ d'une clinique duelle – à dénotation conceptuelle et à connotation culturelle. La clinique est indubitablement une efficace conceptuelle, doublée cependant d'une efficience valorielle qui situe irréfragablement la clinique dans un monde, avec les hommes, leurs valeurs… et l'incertitude riche du diagnostic lui-même, qui est une décision appuyée pourtant à un vrai savoir.

Ces développements sur ce qu'il est bon d'appeler une polyclinique, et qui ne retirent rien à son aspect autonome et unitaire surtout, retentissent sur le concept analyseur de processus. Dans la polyclinique, le processus s'efface peu à peu au profit d'un rendu diacritique de la rétroréférence effective entre efficace des savoirs et efficience des savoir du faire et faire du savoir. Il serait certes faux de prétendre à une élucidation du processus qui fût exhaustive. Nous proposons plutôt une substitution fonctionnelle. Alors les facteurs d'inintelligibilité s'intègrent à une heuristique, tandis qu'ils s'extraient de la catastrophe husserlienne-jaspersienne. Tout simplement le devenir du problème métamorphose l'intelligence de ce dernier. Le *phainomenon* d'existence dialectise les données phénoménologiques initialement frustes.

N'est-il pas temps alors de revenir sur des 'phénomènes bien fondés' comme disait Leibniz? Dans l'article incisif de 1982 contre le phénoménologisme, Lantéri-Laura déclarait en conclusion que le rôle de la méthode phénoménologique est de circonscrire 'l'essence de la psychiatrie'. N'y aurait-il pas en ce cas complémentarité entre la phénoménologie éidétique de la psychiatrie et la psychiatrie phénoménologique?

4. *Lantéri-Laura: phénoménologie de la psychiatrie et psychiatrie phénoménologique*

Le chapitre suivant traitera de l'inéluctable psychiatrie philosophico-première dont l'étonnante et riche obsession consiste à lutter avec/contre les discours philosophiques pour cerner en leur cœur le principe d'existence. Ici toutefois, il convient de se demander comment la prégnance culturelle de la question cohabite avec la psychiatrie dans la psychiatrie phénoménologique. A vrai dire, comment est-ce possible sans dénaturer l'esprit psychiatrique? En d'autres termes, par quel biais Lantéri-Laura introduit-il le procès de la valorisation dans celui de la psychiatrie?

29. *Une phénoménologie de la psychiatrie:* Lantéri-Laura effectue bien une

phénoménologie de la psychiatrie d'abord. Son propos, par exemple, ne consiste pas à prendre position sur la métamorphose paradigmatique de la Norme/Raison en déviance/pathos. Il est toujours question du foyer séméio-logico-clinique. Cette approche, précise-t-il, procède par 'réductions' successives de l'inopératoire, du subsidiaire eu égard à la pertinence de l'approche médicale. Certaines thèses corporelles naturelles (Husserl), ou propositions de langage sont mises entre parenthèses. Plus profondément il apparaît que Lantéri-Laura s'efforce de réussir une 'réduction préliminaire' qui précède les autres réductions cliniques. Ici se rencontre le point focal du projet, son *eidos*: former l'épistémologie de la psychiatrie. L'auteur est phénoménologue au sens de Husserl: élaborer une ontologie régionale, voilà la difficile perspective. La psychiatrie, comme l'idée de la philosophie chez le dernier Husserl (*Krisis*), est autoconstitution éidétique. Le lecteur s'explique facilement les fréquents appels à l'histoire du corpus psychiatrique: ils participent de l'autoélaboration du télos psychiatrique. L'histoire fait partie du 'présent vivant' éidétique.

30. *Une psychiatrie phénoménologique:* on le voit Lantéri-Laura cherche à ouvrir pertinemment le 'formant' de la psychiatrie. Ce n'est point que les efficiences soient toutes balayées au profit des efficaces. Le *phainomenon* n'est pas absent. Il apparaît justement dans l'éradication méthodologique des thèmes axiologiques. Le *phainomenon* est purifié en épistémologie, laquelle livre le principe d'existence pathologique minimal mais pur. La démarche est digne de la *Formation de l'esprit scientifique*, de Bachelard: éliminer les obstacles épistémologiques afin de statuer sur l'originaire. C'est le sens de la mise au premier plan obligée de la clinique et de la séméiologie. Il faut quitter la psychiatrie morale à l'instar du physicien qui doit se dégager des moralisations alchimiques. Lantéri-Laura élabore donc l'efficience culturelle de la rationalité psychiatrique, l'alphabet rationnel du principe d'existence.

Dans ces conditions, une phénoménologie de la psychiatrie suppose la mise sur pied d'une psychiatrie phénoménologique. L'efficience d'abord retenue – afin que soient exorcisés les mythes distillés par les psychiatries existentielles – est méthodologiquement ajustée à l'efficace *rationnelle*. L'argument vaut d'ailleurs autant contre la psychanalyse et les psychiatries behavioristes. Ce qui montre le danger d'une psychiatrie trop 'ouverte'. La canalisation du foisonnant principe d'existence dans un *eidos de rationalité* est une condition préliminaire. Lantéri-Laura accomplit donc cette autonomie de la psychiatrie dont nous avons travaillé à maintenir l'irréductibilité et la non-déductibilité philosophique. Les efficiences culturelles de la psychiatrie, indubitables, ne peuvent toutefois que respecter d'abord ce creuset primordial, cette première efficience comme efficace rationnelle.

5. *Conclusions*

1. Le travail s'est attaché jusqu'à présent à éclaircir le problème de l'existence pathologique du principe d'existence. Il fallut d'abord apprendre à parler unitairement des psychiatries existentielles. Ce qui justifie le sous-titre: Philosophie première et psychiatrie. L'*Ur*-text unificateur est kantien, puis manifeste son instablité – Cf. la philosophie première – dans un texte de relais, celui de Husserl. La phénoménologie husserlienne est comme infectée de l'intérieur par la blessure ouverte de la différence perceptive. L'absence de *rétroréférence* de la phénoménologie est radicale. Restent, pour évoquer la pathologie de l'existence, la psychiatrie, indéductible de la philosophie – puisque cette dernière se spécifie en doctrines définitivement insatisfaisantes pour ce but – et la psychiatrie phénoménologique dont Lantéri-Laura montre avec pertinence qu'elle constitue l'aurore rationnelle de la psychiatrie. Nous sommes ici placés devant la seule porte possible. Autant de ne pas se perdre en dénégations illusoires ou intellectuellement malhonnêtes. Kant avait raison, dès l'*Unique fondement possible d'une preuve de l'existence de Dieu*, d'insister sur le caractère non analytique de l'idée d'existence en général. Il faut dire avec la même force que la perception de l'existence pathologique est appuyée à la psychiatrie. En conséquence, les psychiatres existentiels ont mal analysé le principe d'existence. Si le principe d'existence en général reste à formuler, le principe d'existence pathologique *est* formulé. A confondre les deux dimensions de la problématique et à vouloir déduire l'existence pathologique de l'existence en général, ils ont esquissé une fausse doctrine, une discipline irrémédiablement métissée, et sans avenir théorique.

2. Ceci dit, la psychiatrie elle-même exige que soient ouverts des chemins. La psychiatrie est prise dans un bain d'efficiences culturelles quand bien même la vérité des efficaces conceptuelles et scientifiques lui revient. Lantéri-Laura nous fait observer que la *réduction* épistémologique des efficiences psychiatriques *aux concepts stricts* est une démarche, non une borne qui ferme le territoire de la psychiatrie. La psychiatrie détient, ne l'oublions pas, l'alphabet du principe d'existence pathologique. Il serait invraisemblable que cette clef ne serve pas, pour partie au moins, à ouvrir la porte qui donne sur le territoire de l'existence en général. La validité préliminaire d'une psychiatrie phénoménologique va dans ce sens. C'est pourquoi nous verrons comment la psychiatrie peut se raffiner, se culturaliser pour accéder au pathos de l'existence pure. Ce sera l'objet du dernier chapitre, qui traitera de la maladie culturelle, et même scripturale.

3. Mais une longue et difficile tâche préparatoire s'impose. Si le principe d'existence pathologique est placé, si la philosophie postkantienne se voit interdire la déduction du principe d'existence en général, sommes-nous condamnés à délaisser ce dernier? Certes, les concepts sont d'ordre psychia-

trique. La psychiatrie détient l'efficace de l'existence. Toutefois les routes infinies des efficiences n'ont pas été encore parcourues. Or c'est justement le rôle des langages que d'exprimer les efficiences! Certes, existe le langage littéraire dont nous rendons compte dans le troisième chapitre; certes encore le langage philosophique pur est éliminé. Ne peut-on dire alors que la fonction effective – justifiée – des psychiatries existentielles est de *parler* la Norm, le *daß*, l'efficience? Il s'agirait de reprendre le débat à un niveau différent. Les psychiatres existentiels brouillent les efficaces, les concepts. Leur projet est à abandonner de ce point de vue. Par contre il est intéressant de reconnaître la logique des efficiences linguistiques qui sous-tend le brouillé des efficaces conceptuelles. Ce n'est qu'ainsi qu'on pourra progresser: suivre une bonne fois, et longuement, l'ordre de discours des psychiatres philoso- phes afin de faire ressortir les conséquences, les impasses mais aussi les enseignements, à tirer de ce corpus à la dérive. Ce travail, à vrai dire, sert d'épreuve pour réguler le monde des efficiences dans lequel baigne la psy- chiatrie.

Cette opération, nécessairement patiente, nous ramène de droit au princi- pe d'existence en général. L'analyse de langage est le présupposé qui éclaircit le *phainomenon* d'existence et son immensité. Or la forme la plus prégnante d'immensité – c'est-à-dire d'incommensurabilité – est apparue à propos de la fracture perceptive husserlienne (Husserl II). Là se brise la perception du *phainomenon* d'existence; c'est que l'existence ne se clôt pas dans une aperception. Aussi suivrons-nous les dérives d'écriture de la psychiatrie philosophique, cette psychiatrie hybride, d'un bord à l'autre du focus éclaté de la perception. Il faut suivre la dis-location du principe d'existence et tenter d'en formuler la loi interne. L'essence psychiatrique de l'existence cède la place à une existence sans essence.

NOTES DU CHAPITRE *I*

1. Edmund Husserl 1859-1959. Recueil commémoratif.
2. Lachièze-Rey: l'*Idéalisme kantien*. Vrin. Nous renvoyons d'ailleurs à cet ouvrage excellent où se trouve un résumé de la situation.
3. Ibid. p. 465.
4. Ibid.
5. Max Scheler: *Zur Ethik und Erkenntnislehre*, p. 273.
6. Ibid.: *Philosophische Weltanschauung*, p. 11.
7. Ibid.: *Vom Ewigen im Menschen*, p. 441, 442, 443.
8. Ibid.: *Formalismus in der Ethik*, p. 61, 64.
9. Ibid.: G. Swain: *Deux époques de la folie*, Libre I, 1977.
10. Lantéri-Laura: Article in *Phenomenomogy and Psychiatry* (1982).

11. Prolegomena einer medizinischen Anthropologie p.108.
12. Ibid.: p. 128.
13. Ibid.: p. 108.
14. Il faudrait analyser dans ce sens les textes de Storch, et de Binswanger sur le *mitsein* comme Amour.
15. L'article figure dans *Discours, parcours et Freud* (Gallimard, Tel).

CHAPITRE II

L'existence sans essence
Heuristique d'une psychopathologie philosophique

La continuation du travail exige le passage par une porte étroite. Se libérer des essences et concepts pour établir les figures et stratégies de discours, ce sera notre propos volontairement réductif. Toutefois cette nécessité s'impose: puisque la rétroréférence perceptive issue des enchaînements husserliens est inconceptualisable, il faut bien tenter de déterminer dans les couches de discours – celles des psychiatres existentiels – ce qui oblitère, ou peut-être libèrera, une réflexion sur les 'choses elles-mêmes' s'annonçant dans la perception.

De cette manière l'idée d'un discours 'premier' renvoie aux 'premières' figures de discours et non aux éléments conceptuels originaires logés dans le discours. Ces figures discursives sont utilisées par les psychiatres comme des acquis, nous le verrons. Non point approfondies pour elles-mêmes conceptuellement, elles s'insèrent dans un langage *culturel de synthèse* – de couverture – qui donne seulement à 'sentir' ce que sont les choses elles-mêmes. Les mathématiciens disent, en la circonstance, que la présentation est 'intuitive' et non 'exacte ou formalisée'. Ce faisant la recherche s'attache à assainir le terrain vague et astructuré qui fait le champ des psychiatries existentielles. Nous éclairerons le statut discursif et culturel de l'*immensité*, la face noire qui double les acquis conceptuels pourtant indubitables; cela implique de dessiner les faces et visages des formes discursives. Il y va de la constitution d'un langage et d'une forme culturelle commune, ou du moins de ses lois essentielles. Et l'opération est préliminaire pour aller ensuite à l'idée de psychiatrie, en qui s'installe un nouveau principe culturel d'existence, depuis justement la tranformation du paradigme RAISON dans le paradigme FOLIE-PATHOS.

Dans l'entreprise qui se propose, les textes de la psychiatrie existentielle seront des 'matériaux'. En effet il est bien établi maintenant que la 'forme' du discours d'existence est d'un niveau supérieur à la psychiatrie existentielle. Aussi les textes ne serviront pas tant de référents immuables que d'indicateurs. En regard à eux nous disposons donc de 'l'axiome de choix' qui laisse le droit d'écarter ce qui est impropre à exprimer l'*existence sans essence*. Ce chapitre III pourra alors être plus rapide que les deux parties précédentes.

I. LE SECRET DU CORPS EXISTANT: UN ABÎME DISCURSIF

31. L'immensité à nouveau: La perception du *phainomenon* d'existence a découvert la question de l'immensité qui déséquilibre la possibilité perceptive: l'œuvre de Husserl est ce texte-princeps en qui se disputent à parts égales la nécessité et l'impossibilité de la rétroréférence des deux instances perceptives – sensible et intelligible. Là est la source de l'immensité, cette immensité qui habite notre recherche depuis son départ. Dans un second moment a été opéré un élargissement culturel de l'immensité. Le concept de processus, en psychiatrie, est sans doute le lieu privilégié où se décide le dépassement d'une immensité dans une autre. Certes l'aberration engendrée par la position même d'un processus ressortit à l'ordre conceptuel: il s'agit de l'incommensurabilité de ce que l'on perçoit – ce hiatus processuel – et de ce que l'on conçoit – le sens de la vie, ou la lésion endogène qui rétroagissent sur la perception –. L'efficacité propre au concept met en question la cohérence sémantique du processus. Nous suivons ici Lantéri-Laura. Mais le processus ressortit à d'autres dimensions, et relève alors d'une *efficience* culturelle. Le processus s'intègre dans une manière culturelle d'interroger l'existence humaine. Il renvoie à un ordre valoriel; par exemple le contexte perceptif du processus est un élément parmi d'autres; citons notamment le rapport endogénéité-exogénéité, celui de l'âme et du corps, celui de la psychopathologie et de la stricte clinique; plus largement le processus dépend d'une conception de la temporalité humaine se développant dans le continu, et encore d'une vision de l'être humain comme unité. Nous n'allons pas plus loin. Ces propos suffisent pour établir que le processus est habité par un contexte culturel. Chez Husserl, le discours perceptif est la voie royale; dans notre relativisation culturelle le processus perceptif engendre un discours parmi d'autres. Ce discours ne dispose plus des autres. Il est au contraire en concurrence avec eux. L'efficace discursive est en rapport avec une efficience culturelle.

1. *La fracture perceptive et l'abîme linguistique*

Il est important de dégager le régime linguistique de la fracture perceptive reconnue dans le corpus husserlien. En effet, avec Husserl la théorisation se tait après avoir dénié son manque fondamental grâce à l'apposition occlusive du sujet transcendantal. Rappelons ce qu'implique la fracture perceptive chez Husserl. C'est une ouverture infinie dans la mesure où la cassure court partout dans le corpus. Husserl, indéniablement, ne se paie pas de mots: aucun 'vêtement d'idées', aucun langage solidificateur ne pourront ressouder cette immensité ouverte par la défaillance de la rétroréférence perceptive. Mais l'écriture de l'existence est chargée de dépasser culturellement cette immensité husserlienne articulée par une défaillance perceptive. Les psychiatres, dont une dimension de leur discours est phénoménologique, auront pour rôle de faire ressortir – serait-ce en creux – le *phainomenon* perceptif. Le langage a pour fonction de distancier et de situer la fracture qui, perceptivement, court partout. La fracture instituée devient un abîme pris dans un lieu de mots, un abîme autour duquel justement tout se précipite et s'ordonne. En d'autres termes, et alors que le texte husserlien est porteur d'une absence de rétroréférence perceptive, le discours de l'existence peut au moins référer, de l'extérieur, à l'abîme perceptif. L'immensité, sans disparaître, se referme en un 'dit' et devient *abordable par la parole*. Chez Husserl les mots collent à l'expérience et, au mieux, la traduisent. C'est la fonction de la 'couche expressive' définie dans *Ideen I* (§ 124). Les mots n'ajoutent pas de signification. La fracture demeure fracture. Le langage est soumis à une logique conceptuelle. Ici, par contre, nous voulons envisager le contexte culturel, où la fracture se dit dans un abîme de discours. Il s'agira de voir si à l'efficace conceptuelle qui brise la perception répond plus positivement une efficience culturelle en laquelle se restitue l'échec de la perception de l'existence. Et en ce sens le problème conceptuel, local, se verrait dépassé et rédéployé, comme nous disons, dans une autre immensité, celle des langages.

32. *L'émergence du corps:* Tout ceci est beau; mais nos propositions demeurent bien générales. Aussi une indication méthodologique devra-t-elle se disposer et énoncer plus clairement ce qui est objet, *référence*, dans ce processus discursif qui prétend substituer un abîme de discours à l'aspect inénarrable de la fracture perceptive husserlienne. En bref, qu'est-ce qui articule ce discours? Au nom de quoi peut-on encore parler lorsque Husserl semble nous condamner à nous taire? Comment se déploie enfin un discours dont la fonction serait de s'engouffrer dans l'abîme sans pour autant se dévaluer? Ainsi la vraie question se repose: la fracture perceptive est-elle *dicible*?

Afin de progresser rappelons avec force que l'abîme de mots serait l'épicentre de la fracture perceptive. La seule procédure est donc de cheminer autour du centre, le texte de Husserl. Dans ce cheminement on essaiera progressivement de montrer comment un langage peut se déconceptualiser, se culturaliser; comment une faillite conceptuelle est réutilisable par un ordre de discours culturel qui est habité par des enjeux plus vastes. Peut-être d'ailleurs, après être passés par Binswanger et Straus, retrouverons-nous

Husserl au bout du chemin. Ce dernier Husserl serait nécessairement transfi-
guré et, de même que notre Husserl de la fracture perceptive a été nommé
Husserl II, de même ici devons-nous nous apprêter éventuellement à affronter une troisième personnalité du texte husserlien (Husserl III). Ce préliminaire était nécessaire. Mais allons à l'essentiel: qu'est-ce qui sert de répondant à l'abîme discursif ce qui en justifie l'existence au-delà de la muette
fracture perceptive?

S'il est difficile de théoriser, il est plus simple de désigner. Dans Husserl,
le premier ouvrage noté comme fondamental, c'est-à-dire *Ideen I*, est aussi
bien un livre de transition. En effet dans l'examen des structures noético-
noématiques, là où se déploie la 'conscience-de-quelque chose' – avec une
face-sujet (noèse) et une face-objet (noème) –, c'est le noème ainsi que ses
relevances objectives qui sont thématisés. Dans l'activité noétique, Husserl
examine la structure de conscience mais non point encore le 'contenu matériel' de la conscience; il en repousse l'analyse pour plus tard. Et ce sont les
synthèses hylétiques passives, qui élaboreront ce thème majeur. Or la *hylé*
est l'expression (*l'analogon*) dans la conscience de la charge corporelle de
l'existence. Dans *Ideen I* le noyau hylétique échappe à l'intentionalité. Le
corps   est
parlé, mais placé hors-jeu. C'est que justement le langage hylétique contient
la forme 'abîme' qui correspond à la fracture perceptive – ici rupture d'intentionalité. Plus tard certes, la *hylé* sera intentionnelle et donc conceptualisée
cette fois. Toutefois l'intentionalité elle-même sera réinscrite dans la
synthèse passive de l'association originaire (*Urassoziation*). Ainsi l'*Urassoziation* est l'étirement temporel qui relie une perception à une autre dans la
sphère de la réceptivité sensible. La répétition de l'opération crée seulement
ensuite un *habitus* intentionnel. Dans *Ideen I*, la difficulté est d'ajuster la *hylé*
(corps) à la conscience. Dans les œuvres manuscrites ultérieures, c'est le
rattachement de la conscience constitutive à l'Urconstitution associative par
le corps qui fait le problème. On s'aperçoit alors que le déplacement
(*omission/réintroduction*) du paramètre corporel conditionne la fonction de
perception. La conscience, elle, demeure un paramètre constant. Que dire
alors sinon que le discours husserlien est conceptuellement aiguillé – mais
aussi aiguillonné – par le corps? Et le paramètre corporel se refuse au
concept. Nous rejoignons ici les acquis élaborés à propos de la médecine
psychosomatique: il a été vu à propos de Boss que l'erreur d'une pensée
psychosomatique est d'ignorer que le corps est le cœur de l'existence – la rose
dans la Croix dirait Hegel – et non une découpe d'espace. Le corps est *Norm*,
disions-nous, efficience encore. C'est un abîme pour le concept. Le retour
méthodologique à Husserl nous autorise à confirmer ce point de vue. Le
langage roule sur l'abîme du corps, en qui se focalise la fracture perceptive.
Pour autant nous ne parvenons pas à une solution rapide…: la problémati-

de montrer comment le corps, anti-concept, peut prendre une individualité culturelle. Ce sera l'objet du chapitre II; le chapitre III, quant à lui, renversera le débat, parce que le propos commandera de retrouver le concept et l'essence de l'existence.

33. Les modèles du corps et le module existentiel du corps: Le corps est le titre d'une difficulté... mais avançons quelque peu en elle. L'opposition fondamentale concerne le bord culturel (efficience) et le bord conceptuel (efficace). D'un côté une valorisation par rapport à d'autres jeux de valeurs, avec pour valeur archontique la *Norm* de l'existence. De l'autre des organisations conceptuelles refermées chargées de livrer la vérité du corps existant. L'efficace conceptuelle *remplace* un corps d'existence qu'elle purifie. L'efficience valorielle *prend place* par rapport au corps. Ici les discours s'ouvrent les uns dans les autres au lieu de se refermer les uns contre les autres: ils sont chargés de dire l'immensité culturelle du corps et non plus d'oblitérer conceptuellement l'immensité perceptive. Comment mieux résumer la difficulté sinon en écrivant que des *régimes* de discours se nouent à l'infini en culture – pour dire l'abîme du corps – et que d'autre part des *modèles* conceptuels doivent composer pour oblitérer la fracture perceptive? Car telle est bien l'opposition.

Cette opposition est d'ailleurs limite. Son but est d'exhiber peu à peu la force pertinente du régime de discours de l'existence qui mérite de se poser, en regard de la puissance explicatrice des modèles médicaux en psychiatrie. En cela, nous rejoignons l'exposition de A. Knensée, consacré au *mythe des modèles médicaux en psychiatrie.*[1] Knensée souligne le danger présenté par la projection dans le futur d'un modèle insuffisant actuellement, mais qui deviendrait parfait 'par le jeu du progrès et de la science' (p. 473). Dans notre langage un modèle psychiatrique aurait visiblement pour destin de *remplacer* le corps d'existence. Ce serait sa vraie *efficace*. Knensée montre pertinemment que le corps modélisé ressortit à un savoir idéal, se refuse à la perception clinique (p. 475); c'est une désincarnation, une anti-mémoire (p. 476). Ce 'corps idéal' est métamorphosé en 'idée platonicienne', véritable 'abstraction'. Qui plus est il œuvre tel un pseudo-mythe fondateur en qui circulent – comme dans le mythe – les extrêmes de l'existence, c'est-à-dire la vie et la mort (p. 476). Soustrait à la mémoire comme activatrice de l'existence, le fait psychiatrique est, selon Knensée, soit laïcisé- psychosomatisé-, soit sacralisé- mais en ce cas, la folie sort du champ médical pour se propager dans le social (p. 477). Notre recherche a, en évoquant Boss, insisté sur la 'désexistentialisation' du travail de la psychosomatique, qui manque l'existence comme *Norm* irrécusable. En second lieu, nos investigations s'attachent également à faire ressortir en pleine force l'alignement culturel de la problématique de la folie. La 'Folie' (le 'Pathos') est paradigme par qui s'agencent dorénavant les raisons des disciplines des sciences humaines. La percée de la psychanalyse est un symptôme de ces discours qui se chevillent ailleurs que sur la vénérée Raison. Dans ces deux dimensions, nous tombons en accord avec Knensée. Et nous ajoutons ici, appuyés sur l'analyse de la psychiatrie phénoménologique: les modèles médicaux ont une pertinence irréfragable. Mais ils ne sont pas les seuls acteurs sur la scène de l'existence. Notamment les efficaces conceptuelles sont relayées par des efficiences valorielles. Car le 'pathos' est affaire de culture en général, et non de territoire conceptuel délimité. C'est ici qu'une psychiatrie fondamentale trouvera sa vocation. En tout cas les discours de l'existence ont un rôle indéniable: celui de dire, dans leur 'mise en abîme', l'immensité culturelle qui se dégage de l'immensité perceptive muette, et la domine.

34. *Le corps et la dialectique discursive:* Dans cette mesure le corps d'existence peut être un peu mieux approché: il va s'agir de réussir la mise en abîme des discours, de parler-tout-en-rendant-la-parole-de-droit-impossible. Les discours, ainsi, s'engouffrent, se précipitent et se brisent. Mais de quels discours allons-nous procéder? La précision s'impose en effet. De ce point de vue, il ne sera pas question de travailler sur les discours-modèles. Ne fût-ce que pour les critiquer dans le détail. D'une part la tâche en revient aux psychiatres habitués à discriminer par le critère de la séméiologie et de la clinique. De plus, on ne juge pas de modèles dans l'abstrait, sinon de leur cohérence, ce qui est déjà fait. En somme la problématique des modèles est prise dans un destin psychiatrique que nous avons pour l'instant à respecter parce que, préliminairement, ces différents modèles n'ont pas 'encore' cristallisé dans une forme unitaire. Lantéri-Laura, notamment, tente d'élaborer les conditions qui président à une composition théorique satisfaisante des modèles. Les discours d'efficace pure seront donc laissés de côté. Cela ouvre la vraie dimension de l'investigation: puisque l'objet de la recherche est de se centrer sur le corps en tant que ce dernier focalise l'efficience de l'existence, et de mettre à jour l'abîme des discours le concernant, il faut aller aux écritures des psychiatres de l'existence. En effet, notre travail a bien montré comment leur volonté d'efficace (conceptuelle) n'exclut pas la réalité de l'efficience (culturelle) de ces derniers. Ces discours en effet sont autant des investigations conceptuelles que des symptômes du balancement d'une culture partagée entre l'univers paradigmatique de la Raison et celui de la Folie-Pathos. Pour autant notre propos ne nous condamne pas à retourner à l'étiage, à la nette insuffisance théorique des textes des psychiatres existentiels. Sera simplement étudiée la composition de leurs discours à partir des points de vue de l'efficace et de l'efficience. L'idée directrice sera d'établir comment le *corps* d'existence dirige de l'intérieur ces discours. ce qui veut dire encore que le corps, comme instance, devrait procéder *à la mise en abîme*

des efficaces discursives, à la brisure des raisons conceptuelles discursives, pour ouvrir à l'efficience, à l'existence, à l'immensité culturelle. Il devrait y avoir reprise en main culturelle d'un échec (abîme) nécessaire des efficaces discursives. Le corps d'existence devrait ainsi constituer le terrain où se propose la dialectisation d'un fonds conceptuel dans un fondement culturel. Nous assisterions peu à peu à une évacuation du ressort conceptuel – qui gît dans tout discours – au profit d'une dynamique valorielle et existentielle. Ce serait bien un logos dont l'existence élimine les essences. Aussi suivrons-nous les états de cette dialectisation, en allant du moins pertinent vers le mieux réussi.

2. *Binswanger ou l'esprit de système de sa critique*

Il est difficile et certes outrecuidant d'affronter, qui plus est si rapidement, les textes de Binswanger. Cela n'est possible raisonnablement que parce que nous disposons maintenant d'un véritable 'point d'Archimède', comme dit E. Straus. Nous nous bornerons d'ailleurs à ne soulever que la difficulté directement articulée par le levier élaboré par nous-même.

35. Binswanger théoricien: Plutôt que de répéter banalement que Binswanger fut avant tout un écrivain, disposant qui plus est d'une gigantesque culture, redonnons lui au contraire sa véritable dimension: celle du théoricien. Plus clairement, analysons de quelle manière s'opère chez Binswanger le passage du conceptuel au culturel, en laissant porter l'attention sur le type de culturel auquel Binswanger aboutit. Il ne sera donc question dans ces lignes ni d'exposer la doctrine de Binswanger, ni de la faire exploser par des critiques. Ce serait à notre sens trop facile, malgré l'indéniable talent de Binswanger. Le point de vue est différent. Opérons une coupe méthodologique qui distingue un discours pertinent et persuasif d'un discours excessif. Malgré l'évolution de Binswanger, dont nous allons reparler, Binswanger ne reniera jamais les acquis de la *Daseinsanalyse*, qui marquent notamment l'époque où a été écrit *Schizophrenie* (1957). Le cas Suzan Urban en fait, permet de localiser le moment où se place, dit Tatossian (que nous suivrons): 'la bascule délirante de l'expérience naturelle'.[2] Ce processus de dégradation, justement, devrait pouvoir illustrer sans peine la position de notre problème. En effet il s'agit du passage de l'expérience naturelle à l'expérience délirante. Il est inutile de répéter l'excellente présentation qui se trouve chez A. Tatossian (cf. *Phénoménologie des psychoses*). Tentons de mordre dans le vif, en supposant effectuée la lecture de Binswanger. Comme idée générale des considérations qui suivent, notons que *Schizophrenie* est le dernier ouvrage avant le 'retour à Husserl'. La *Daseinsanalyse* – Analyse de la Présence – va se revêtir ensuite d'une terminologie husserlienne (cf. *Melancholie und Manie, Wahn,* enfin.). Nous allons examiner pourquoi ce revirement a eu lieu, sans oublier la fonction tenue par Binswanger dans l'état de notre problématique.

36. *Binswanger et la pratique éidétique :* Voyons Suzan Urban, en proie à la panique suscitée, assez superficiellement seulement, par l'existence d'un cancer de l'urètre chez son mari. On peut dire que Binswanger se livre dans son propos sur Suzan Urban à une fort réussie 'analyse éidétique'. La variation psychoexistentielle s'effectue sur la situation de famille de Suzanne, famille à laquelle Suzanne est annexée par un 'culte idôlatre'. Les relations affectives – nous ne donnerons pas le détail des nombreux soucis hypochondriaques de Suzan pour les uns et les autres – forment une indéniable quantité de variations phénoménologiques. De même que le phénoménologue reçoit l'*essence* de situation ou d'objet au terme de la variation, ici Suzanne essentialise sa situation. 'Le Soi de Suzan est donc un Soi de fille, de sœur, d'épouse', dit Tatossian à juste titre (p. 291). L'essence phénoménologique est homomorphe du *Thème* qui va manipuler Suzan. Ainsi la conceptualisation husserlienne accompagne l'articulation générale du dégagement du thème selon Binswanger.

Mais l'eidos est en étroite relation avec les données concrètes, les exemplifications à élucider. Dans le cas contraire, l'eidos est autonomisé, devient un objet d'investigations théoriques. Il est, dit-on à juste titre, *idéalisé*. Chez Suzan, la souveraineté du Thème, de même, engendre 'l'idéal présomptueux' – idée autonome, autarcique et conquérante surtout –. Suzan tente d'imposer le Thème aux autres; son monoidéisme pauvre prétend révéler la vérité du monde de l'expérience. Il en va de même selon Husserl quand, certes sur un plan strictement théorique, l'idéalisation forcenée de la physique depuis Galilée s'enferme dans une conception du monde pauvre, au détriment de la richesse de l'expérience qui s'ouvre dans la *Lebenswelt*. En résumé Suzan est dans le Thème et quiconque existe hors du thème est donc réellement contre elle, Suzan, ou la persécute.

Examinons cependant la structure de l'opération avant tout: avec la persécution apparaît le détachement délirant du Thème d'avec un contexte réel. Il y a délire. Mais revenons à la sous-structure épistémologique de cette dramatique: tout simplement, l'essence-eidos est prise dans un autre jeu épistémologique que celui dont elle provient. Il n'est plus question de renvoyer aux multiplicités concrètes dont elle procède, sur lesquelles elle est fondée (*Fundierung*), mais d'entrer dans un devenir formel (rendu chez Suzan par des 'abstractions atmosphériques') où effectivement, les multiplicités idéalisées élaborées sont sans rapport direct au sujet transcendantal. Nous terminerons ici cette doublure épistémologique et husserlienne de l'original binswangerien. Le but était de montrer que l'ordre conceptuel sous-jacent à l'élaboration, puis à l'errance persécutoire du thème, ressortissent à une conceptualisation husserlienne. Ce terrain montre que le recours à Heidegger, si fréquent et séducteur, rejoint surtout un occasionnalisme malebranchien sur fond d'une plus insigne nécessité. Ce passage résonne bien semble-t-il avec la phrase de Merleau-Ponty: 'tout Heidegger est sorti d'une indication de Husserl, la Lebenswelt' (*Phénoménologie de la Perception*).

En conclusion il est utile de relever que le moment de la *Daseinsanalyse*, articulé par la fonction du concept de thème, est en définitive sous-structuré par une *conceptualité* husserlienne. Binswanger, nous l'avons souvent constaté, effectue la *mimesis* psychiatrique d'un logos husserlien. Une remarque méthodologique se propose de plus avec force: l'analyse ne roule pas ici, au moment crucial du passage vers le délire, sur 'l'inconséquence de l'expérience' pourtant mise à jour par le même Binswanger. Le corps, l'allusion au corps font ici défaut. Le texte de Binswanger est une *psychologie* qui est sous-tendue par une conceptualisation husserlienne. Binswanger cherche une efficace. Il est loin de s'aventurer dans l'immensité d'une efficience corporelle. Sa conception de l'existence est encore psychologique, psychiste; et l'auteur a besoin d'un appui conceptuel. Il semble tout simplement que le corps binswangerien renvoie à l'ensemble des acquis de la médicalité psychiatrique, à l'instar du diagnostic, de la nosographie, de la thérapeutique. En somme aucun abîme de discours ne vient parler dans l'expérience pourtant cruciale de l'accès au délire. Binswanger invente seulement le scénario discursif du délire – hors l'efficience corporelle –, scénario posé sur la préarticulation husserlienne du passage de l'eidos à l'idéalisation. Mais rien ne correspond discursivement à la faramineuse fracture perceptive, ce *Bruch* dont Binswanger a pourtant tant parlé. Ainsi Binswanger disparaît du problème, utilise Husserl comme convoyeur afin de le mener hors de la zone des abîmes.

37. *Le passage au 'dernier Binswanger':* Soyons juste avec Binswanger. Certes dit encore Tatossian, 'la notion d'Analyse du cours' de la Présence' (*Daseinsnalyse*), si elle remédie au statisme du projet-du-monde, n'est cependant pas pleinement satisfaisante' (288). Nous n'adopterons pas, en général, un ton aussi conciliateur que Tatossian, mais en l'occurrence deux points seront corrigeables et l'ont été par Binswanger en personne. En effet 'l'inconséquence de l'expérience' est une grille conceptuelle trop large, et semble valoir par exemple pour toute psychose. Enfin la dramatique de la thématisation persécutrice a une dynamique uniquement psychologique. Or les exigences de Binswanger sont tout de même nettement plus fortes. Après *Schizophrenie* et avant ses deux derniers ouvrages *Melancholie und Manie* et *Wahn*, Binswanger se donne le moyen de hausser le débat. Il effectue notamment une re-connaissance en terrain husserlien avec l'aide du philosophe et ami

Szilasi alors que, auparavant, Binswanger appréciait surtout Husserl par le biais de Scheler. Hausser le débat, cela va vouloir dire faire jouer aux textes ultérieurs la partition transcendantaliste. Notamment Szilasi est un vulgarisateur de Husserl. Il a écrit *Einführung in die Phänomenologie Edmund Husserls* (1959)[3]. Mais il est également commentateur de Binswanger: *Philosophie und Naturwissenschaft* (1961)[4] contient un article sur la *Daseinsanalyse* de Binswanger. Szilasi est un nostalgique de l'unité de la philosophie qu'il pressent au travers d'Aristote et de Schelling. Les dernières années de Binswanger seront ses plus 'philosophiques'.

Nous aimerions, sur un exemple, montrer comment Binswanger, d'abord appuyé sur l'efficace husserlienne des concepts dans le cas Suzan Urban, tente de s'élever à une efficience culturelle des idées. Il accomplirait ainsi la prescription dévolue à l'écriture de l'existence: dialectiser un fonds conceptuel dans un fondement culturel. Le corps d'existence va-t-il enfin intervenir, briser l'efficace des concepts, les mettre en abîme et ouvrir à l'existence, à l'immensité culturelle? Telle serait la bienheureuse fonction dialectique du corps d'existence inconceptualisable, du corps-valeur.

Dans *Wahn*, Binswanger réévoque entre autres Suzan Urban. En rappelant le problème, il écrit nettement que ce dernier gît dans une 'défaillance de la perception de chose' (p. 107). Ceci éclaire en retour la position ferme, dans *Wahn*, de Binswanger par rapport à Husserl et Heidegger – Heidegger qui récuse une problématique du corps –: 'j'estime de plus en plus l'ontologie de Heidegger (comme philosophie) mais je la distingue de plus en plus de la psychiatrie. Au lieu de cela, et *dans cette perspective* (psychiatrique), la doctrine husserlienne de la conscience transcendantale se plaça de plus en plus sur le devant de la scène' (p. 11). N'est-il pas conséquent alors que *Wahn* commence son analyse par la perception justement, terrain husserlien s'il en est? Il y a donc un chemin parcouru entre *Schizophrenie* et *Wahn*, c'est indubitable: le concept de perception remplace celui de 'cohésion de l'enchaînement de l'expérience'. Ce qui était présupposé (le corps percevant) devient centre de thématisation. Ceci étant acquis, Binswanger nous fait-il accéder à une dialectisation du corps-conceptuel en corps culturel (corps existant, corps efficient, corps-valeur)?

38. Binswanger et la nostalgie du système: Enfin la situation se radicalise, c'est-à-dire cesse de glisser de livre en livre en s'annonçant toujours différente. Quelques notations suffiront car leur aspect incisif ressort du texte même de Binswanger. Elles illustrent l'idée suffisante que nous énonçons: l'auteur systématise l'histoire du problème de la perception, et son débat ne roule point sur la fracture de la perception (le *Bruch* qu'il évoque par ailleurs) et l'abîme discursif qui s'installe autour. Binswanger se replace simplement dans la continuité 'Aristote, Kant, Husserl', continuité qui fascine son maître à penser en philosophie, c'est-à-dire Szilasi. Brièvement, écrivons que le *Wahn* correspond à une perturbation du complexe 'Aisthesis, Mneme, Phantasie' (p. 93). Ce complexe est le fruit d'une compilation historique, d'une addition d'instances que l'auteur s'attache laborieusement à faire tenir ensemble. Alors l'élucidation de la pathologie de S. Urban se *déduit* de la manière suivante. Chez S. Urban sont ébranlées l'imagination et la mémoire: 'la présentation (de l'avenir) est solidement remplacée par les moments mnémoniques et imaginatifs' (p. 127). Il n'est pas faux de conclure que Binswanger abandonne la problématique du *corps* percevant pour repenser la thématique structuralisée des instances – *facultés* de perception. Voilà une des portes d'entrée (perceptive) du complexe systématique binswangerien. Ici l'auteur se montre dans sa faiblesse, comme dernier rejeton d'une lignée philosophique.

Une autre porte d'entrée de ce système construit contre l'abîme discursif, abîme qui a rapport au chaos de la fracture perceptive, ouvre pour son compte sur la considération du sujet de la perception. Cette fois, c'est Husserl qui est tout simplement transplanté *via* Szilasi. Renvoyons à ce propos au texte de Szilasi qui introduit à la phénoménologie de Husserl (p. 92, 93) où l'auteur constitue *quasi* de toute pièce la relation triadique entre ego transcendantal, ego empirique et ego pur. L'ego pur est chargé de médiatiser les rapports entre les deux autres fonctions 'ego'. Nous sommes loin de Husserl; pourtant Binswanger avalise la belle fable logique de Szilasi. Sur ce dernier point Tatossian (cf. 2) nous semble beaucoup trop conciliant (p. 136). Binswanger donne dans le roman; il faut le dire. En somme Binswanger quitte le risque de psychologisation de l'analyse, dans *Schizophrenie*, pour retomber plus bas, dans une systématisation transcendantaliste qui flotte au-dessus du problème de fond, celui de l'existence et du corps d'existence. On abandonne un type d'efficace de concepts pour un autre. L'immensité conceptuelle de la perception fracturée étant omise, *a fortiori* l'immensité culturelle des discours fondés sur la première immensité est tout à fait abandonnée. Binswanger illustre la position basse de la question qui s'impose depuis le début du chapitre. Alors qu'il a toujours fermement voulu 'soustraire les hommes aux systèmes conceptuels'[5], théories et habitudes de pensée de la psychopathologie et de la psychiatrie clinique, Ludwig Binswanger manque l'exposition discursive du *phainomenon* d'existence.

39. Binswanger ou l'échec des idées préconçues: Quelques mots sont tout de même requis pour orchestrer cette condamnation par l'existence d'un psychiatre de l'existence. Deux points seront à peine touchés. D'abord Binswanger, appuyé à la dogmatique de Szilasi, suppose Husserl achevé et enfermé dans le musée des idées: or de ce côté, rien n'est plus faux; nous prendrons notre temps, dans le prochain chapitre, pour démontrer que l'absence de systématique discursive, dans le continuum effilé du corpus husserlien, ne vaut pas comme manque. Déjà, il y a à l'œuvre une indéniable et puissante autocritique dans les textes eux-mêmes; de sorte que les notions apparemment staturales: le sujet transcendantal, la réduction phénoménologique, la temporalité noétique, l'intentionalité, vacillent en fait parce qu'elles sont intérieurement érodées par une radicale dimension opératoire – que Husserl rend par l'expression: *'fungierende Intentionalität'* (intentionalité opérante). Loin de nous les tâches archéologiques et l'exhibition des fossiles sémantiques! Qu'on survole Husserl pour n'y voir que son idéalisme transcendantal – queue de comète de l'Esprit allemand –, et voilà la face offerte, immédiate, celle qu'on prétend dépasser il est vrai à bon compte. Mais la lecture simple et continue de Husserl peut livrer des surprises colossales. Si bien que l'absence d'une systématique de l'existence cache en fait un fabuleux continent: notre époque, en chair et en os, avec son mode de concrétisation, sa brutalité adiscursive. Mais cette perte des repères fondamentaux est déjà anticipée dans ce que Husserl nous livre à propos de la fracture perceptive et de l'abîme discursif conséquent.

Binswanger, et ce sera le second point du commentaire, est capté par un régime médical de falsification du corps, malgré les aperçus vifs et annonciateurs de Goldstein, sensibles dans son texte. Le 'corps' de Binswanger est de *facto* soustrait au logos de l'existence: il obéit au modèle de l'équilibre, de l'homéostase diront d'abord les américains. Ce modèle médical alourdit les disponibilités discursives de Binswanger. Certes il y a *Bruch*, fracture perceptive. Toutefois l'efficace d'un modèle biologique du corps, fût-il implicite et comme entrelacé avec l'imaginaire, impose les mots qui refusent la mise en abîme des discours. Le modèle biologique est stable. Lui correspondra, en vis-à-vis, la stabilité du système de concepts emprunté à Szilasi. Le système est un refus des conséquences discursives à tirer de la fracture perceptive. Il signe la dénégation d'un *phainomenon* discursif du gouffre perceptif. Nous concevons désormais comment une proclamée écriture de l'existence – si belle par ailleurs et pleine d'emprise – est une écriture sans l'existence, qui draîne alors des territoires conceptuels. L'existence s'efface au profit de l'essence. Binswanger n'est pas pour autant remisé, son discours est animé d'autres puissances (cf. notre chapitre II) fort éloquentes. Qui plus est, il se verra réévalué quand, justement, sera examinée la dimension *constitutive* de l'éloquence. Il appartient en effet au discours existentiel de s'articuler culturellement en *apparences*, en leurres de connaissances. C'est d'ailleurs le juste prix à accorder à un discours d'existence qui se passe des essences et concepts. Ce qui est dit de Binswanger est donc à proprement parler prémonitoire.

3. *Straus, le corps vif et la danse*

La place de Straus dans cette problématique du passage de la fracture perceptive (inconceptualisable) au gouffre discursif (événement culturel) est justifiée au moins par un point. Dans *Geschehnis und Erlebnis* on remarque, à propos d'une critique par Straus de Schilder, que la perception est justement l'exercice de rétroréférence non explicitée entre un aspect *sensible* de l'événement d'expérience et une dimension formelle (la *Spezies*) qui s'articule au vécu. C'est le point de départ de notre intérêt actuel: il y a une première incommensurabilité, ou immensité. Reste à apprendre si et comment s'effectue le passage à l'immensité dans l'ordre culturel-discursif. L'article datant de 1930: *Die Formen des Räumlichen. Ihre Bedeutung für die Motorik und die Wahrnehmung*[6] formule, à propos de la danse, des distinctions de grande portée.

40. Le corps, enfin: Nous choisissons Straus après Binswanger pour accuser une différence *quasi* sensationnelle: Straus n'emploie pas de discours-refuge systématisé, malgré certains éléments – déjà relevés – de terminologie-refuge. En ce sens, Straus ne sera pas affecté par une ligne historicophilosophique qui, évoquant le corps, glisse de sa considération vers celle du 'corps en état de perception'. Straus affronte donc la problématique, parle discursivement l'imparlable conceptuel. Nous aimerions ainsi faire ressortir l'originalité de Straus, qui loin de la pompe philosophique de Binswanger, sera toutefois plus incisif.

Soit la danse, la danse effective, celle qui n'est pas seulement un *Geschehnis* (*événement*, spectacle), mais surtout un *Erlebnis* (vivre). Dans *Vom Sinn der Sinne*, Straus dit sans équivoque que la 'physique et la physiologie ne peuvent pas nous enseigner le contenu réel du vivre' (p. 209). Physique et physiologie analysent conceptuellement les *Geschehnisse*, non les *Erlebnisse*. Ou encore: les faits traduits dans une culture scientifique avec ses enjeux discursifs et non le sentir inhérent au vivre. Par contre, la *Psychologie du mouvement* (§3. *Zur Psychologie der Bewegung*) n'est pas faite. On ne peut qu'y contribuer, et pour une raison bien simple: cette psycho-logie accomplie supposerait que se déployât un logos qui correspondît au vivre gestuel perçu. En d'autres termes, elle impliquerait une rétroréférence du sensible et du formel. On a vu comment la problématique bute sur la question de la rétroréférence. Aussi Straus va-t-il aligner des notations discursives qui vont s'engouffrer dans l'obscurité fondamentale qui caractérise la liaison perceptive. Straus tente de dire ce qui engendre l'abîme des discours. Ces remarques préliminaires aident à rassembler un certain nombre d'oppositions bien connues chez Straus, et qui trouveront désormais leur principe de disposition. L'opposition centrale est d'ailleurs livrée par le couple bien connu; '*Geschehnis – Erlebnis*'.

41. La danse (exemple): La danse, pour Straus, est 'détachement par rapport à la direction et à la distance' (p. 165, article cité) et aménagement de 'qualités d'espace symboliques' (*symbolische Raumqualitäten*). Le domaine du symbolique articule justement le 'vivre-sentir' et le 'donné discontinu des moments et fragments d'espace'. De sorte que le corps dansant est vécu comme 'centré unitairement' (p. 167), avec une 'relative proximité par rapport au moi des parties isolées de l'organisme' (p. 167). Mais le *phainomenon* dépasse le danseur, engendre un cosmos, appelle les spectateurs. Tel est ce domaine de jonction, de faîte, où le vivre intime du danseur irrigue le spectacle, qui constitue en retour autrui dans cet espace symbolique de danse. Le perceptuel originel dans le dansant passe dans le culturel du spectateur-regardant, qui récursivement, réalimente le perceptuel. Et l'*Erlebnis* égale le *Geschehnis*. Le mot de passe se dit entre l'infraconceptuali-sation – celle du perceptuel – et la supraconceptualisation, celle du culturel. La danse effectue la symbolisation entre une perception qui n'est pas réassu-mée dans un concept et un spectacle culturel qui n'est pas ramenable à un concept. La danse est la communion des humains primordiaux. C'est la psyché radieuse de leur mouvement. Les *symbolische Raumqualitäten* insti-tuent le Moment suprême où le *Mouvement*, ce dont part E. Straus dans son article, est aussi bien mode d'expression de notre corps que d'une culture. Les *Symbolische Raumqualitäten* élancent la *Psychologie der Bewegung* (dont il s'agit problématiquement au départ) vers un *Spieldrama der Kultur von der Tanz umgefaßt* (Drame joué de la culture, environné par la danse).

Cette place de la danse est exemplaire, et fuse bien sûr dans la pratique des 'axiomes de la vie quotidienne'. L'ouverture à une symbolique articulée au corps, et érigée en *symbole* des dépassemments de l'ordre du *Geschehnis* et de l'*Erlebnis*, bien qu'exceptionnelle dans la fête de la danse, produit tout de même des tracés fondamentaux qui vont aiguiller des distinctions radica-les de la vie quotidienne. Nous en suivrons quelques-uns. Reprenons d'abord, à l'ombre de ce qui vient d'être distingué, une mise en place intéressante de *Vom Sinn der Sinne*: Straus oppose sentir (*Empfinden*) à percevoir (*Wahrnehmen*). L'activité perceptive conduit à l'espace de la *Geo-graphie* (p. 335), 'homogène et physicalisée'. L'activité du sentir s'ouvre à la perception de la *Landschaft* (Paysage) qui se continue dans l'aura d'un *Horizont*. L'incommensurabilité des deux instances retentit fort dans cette note de Straus à la page 336 du même ouvrage: 'Pour le paysan de la vallée, le méridien zéro ne passe pas pour lui au-dessus de l'observatoire de Green-wich, mais au contraire au-dessus du clocher de son village'. Si l'espace de la géographie est encore nommé 'sans destin' (Id. p. 412), l'espace 'präsent-lich' (actuel; en acte) est dans son corps, fuse en lui, désintègre cosmique-ment ses limites objectivantes et s'épanouit en paysage. De la géographie culturelle énoncée, à ce déploiement de l'intime perceptif, il y a abîme de mots. Les explications s'enfouissent dans le gouffre des incommensurables, générateur d'immensité. Qui plus est, l'abîme est ici celui du discours. Voilà ce qui se passe, en somme, quand la théorisation de Straus – forte et courageuse – refuse les replâtrages conceptuels. La mise en culture du problème conceptuel – perceptif engendre une culture discursive de l'abîme. Et il n'y a là aucun maniérisme. Rien que les faits, dont certains se réclament quasi d'une paroisse et les autres d'un espace-temps galiléen.

42. *Phénoménologie du corps:* Caractérisons en deux mots cette microcosmologie dont la pertinence insigne est qu'elle encadre notre vie quotidienne. La symbolique corporelle est 'syn-thétique'. Nous voulons dire par là que le *präsentlich* ou actuel est inanalysable: dans son matriciel, cet *heimisch*, se disposent le proche, le lointain, l'étendue, qui sont noyaux, termes premiers de mensurations corporelles qualitatives; à ces termes qualitatifs viennent faire pièce les paramètres homogènes et analysables: la distance, la direction et la grandeur. Devant le mathématico-conceptuel ne comparaît pas judiciairement le perceptuel pur; ce dernier sauvegarde en toute autonomie un monde d'individus liés autour des axiomes de la quotidienneté. Les axiomes si particuliers sont justement 'syn-thétiques'; ils ne produisent pas des règles et théorèmes à interpréter sémantiquement. 'Syn-thétiques', ils sont de plain-pied avec une donne sémantique et rejoignent l'archisens de ce que Husserl appelle par ailleurs, en élargissant simplement le concept: l'ouverture de *la Terre*.

Mais dans un langage qui refuse les patronages, E. Straus rencontre l'inouï, ce que cherche justement notre époque encombrée. Une autre opposition entre culturel et perceptuel va diriger le débat. Sur ce point un article est justement célèbre, dans *Regard, Parole, Espace* (L'âge d'homme 1973) de Henri Maldiney. Ce dernier insiste sur une dimension éblouissante de l'exploration de Straus. Loin d'une esthétique sous le joug des catégories philosophiques – Kant, Schopenhauer et Hegel surtout –, Straus 'commencerait de créer là où finirait Husserl, c'est-à-dire dans l'hylétique' qui ressortit à une phénoménologie de l'*aisthesis.*[7] Rappelons que l'hylétique est un décalque du physicomatériel dans la *Représentation*; Husserl va d'ailleurs se charger d'en supprimer l'inertie en l'incluant terminalement dans l'intentionalité fondamentale de la perception. L'hylétique devient, laborieusement d'ailleurs, fonction intentionnelle. Avec Straus la combustion lente des idées s'accélère: à cet état ultime husserlien qui distingue le sentir des choses d'un antéprédicatif – le ressentir –, Straus va faire correspondre, en explorateur, la scénographie mirifique du 'pathique' et du 'gnosique'. Alors que ce dernier vise les choses mêmes, certes dans une préintentionalité, le pathique opère un recul plus fort encore: dans le pâtir on 'est avec le monde plutôt qu'on est dans le monde' (p. 136). Une sorte de préhumanisation caractérise la

tension de l'existence préliminaire *avec* le monde. Le sentir-pâtir, dit encore
Maldiney, forme 'le vivre d'un être – qui se déploie en direction du sujet et
de l'objet, qui ne deviendront tels qu'après-coup' (p. 136). Dans le pathique,
on ne communique qu'avec les données hylétiques, avant toute référence et
en dehors de toute référence à un objet perçu' (136). Si bien que sentir, c'est
se mouvoir dans l'*aisthesis*. Par opposition au gnosique, qui est le sens d'une
œuvre, le pathique est le style, l'approche figurée matérielle. Ces points
d'analyse précis démontrent que Straus utilise ici Husserl non pour se
protéger derrière sa notoriété, mais au contraire pour rendre fermes les
positions vacillantes auxquelles était parvenu Husserl vers la fin de sa vie.
Toutefois réexaminons le recherche, fût-elle à bon droit fondamentale. Il est
un point terminal qui flèche le parcours de Straus: c'est la ligne de faîte de
la danse en qui s'accomplit l'émouvante égalité du *Geschehnis* et de l'*Erlebnis*,
c'est-à-dire de l'événement spectaculaire, culturel *et* de celui de la recherche
intrinsèque qui se subtilise dans la mise à jour des couches cachées de la
physis. D'un côté le spectacle culturel, la fête dansée en équilibre sur la ligne
de faîte, mais de l'autre les conditions de la représentation géographique et
de spectacularisation gnosique du monde. La première manifestation constitue un socius, non un pôle de recherches sémantiques. C'est un aspect
magique de la vie quotidienne tout simplement. Rappelons l'opposition:
d'une part la surface qualitative, la danse comme fête de soi et architectura-
tion de l'espace symbolique, l'ouverture corporelle au pays, qui est mien,
nôtre; d'autre part la rencontre de fond avec les données hylétiques – le
passage, le pathique (…) – dans un antéprédicatif indiscutable… Tout cela
est fort; disons mieux: inaliénable. Ces deux aspects participent des axiomes
de la vie quotidienne.

43. *Au-delà de la danse:* Or ces deux ordres, avouons-le, n'ont point même
profondeur. Erwin Straus lance des pseudopodes fulgurants vers un espace
protoconstituant et qui soutient la dimension et les manifestations culturelles
de la vie fêtée où jouent les axiomes quotidiens. Soyons donc nets sans
aucunement trancher dans le ressort vital de ces recherches admirables de
Straus qui, souvent, dépassent en pertinence Merleau-Ponty, dans la mesure
où elles vont nues, sans l'appareillage de guerre du dernier Husserl. Parlons
de protoconstitution perceptuelle, sans quoi d'ailleurs la danse, cette réussite
finale, n'existerait pas. Un premier point s'acquiert positivement pour
Straus: c'est du corps qu'il s'agit, ce corps qui est un lieu – enfin – de signifiés
et non de signifiants de perception (cf. Binswanger – il faut signaler à ce
niveau que Binswanger est hardiment critique à l'égard de Straus [8] et lui
reproche justement de ne pas remplacer le *Raum-Erleben* (le vivre de
l'espace) et l'*erlebter Raum* (espace vécu) par une unité noético-noématique;
ceci montre l'éloignement de Binswanger par rapport au corps –). Le corps

selon Straus laisse filtrer de la différence sémantique. C'est un lieu de signifiés de sens et non de signifiants d'un message de sens comme le dit la psychosomatique. L'enjeu est décisif puisque du sens (signifié-comparé) passe et échappe à son articulation structurale par des comparants-signifiants. Le sens-corps est bien 'échappée à soi' (Merleau-Ponty). Le statut d'une psychiatrie phénoménologique consiste sans doute à entrer, dans l'abîme du sens qui est 'échappement à soi' du sens. En tout cas, le corps n'est pas la case vide du système telle qu'elle ressort de l'édifice boîteux d'un Binswanger touchant pourtant au grandiose. Le corps est l'Urintentionalité. Comment mieux apprécier l'aspect topique des écrits de Straus! Straus restitue en somme pleinement au corps sa dimension d'*efficience*, en qui s'abîment les discours, car il vaut au-delà d'eux en tant qu'existence au-delà de l'essence. En ce sens le corps protoconstituant se culturalise immédiatement, sans concept, en danse. Et cette immédiateté va faire difficulté.

44. L'échec de Straus: Il est un second point avec lequel le texte de Straus doit lutter en effet. Du perceptuel au culturel, du corps inondé de soi dans la danse au spectateur entré extérieurement dans la scène du spectacle; mais aussi du phatique au gnosique, de la *Landschaft* à la géographie enfin, il y a une large césure,... et un oublié: l'ordre de la rétroréférence perceptive redevable à une adéquate conceptualisation. Binswanger, avec son esprit de système, effaçait l'immensité conceptuelle. Il en allait de même *a posteriori* pour l'immensité culturelle. Binswanger appliquait la grille du système de concepts sur l'immensité culturelle. Straus ne méprise pas la difficulté perceptive: il requiert son antéprédicatif perceptuel. Mais en faisant le saut à l'immensité culturelle: celle des discours alourdis par l'abîme entre *Geschehnis* et *Erlebnis*, géographie et paysage, gnosique et pathique... Straus aboutit à l'impossibilité pour la problématique de la rétroréférence perceptive de se comprendre conceptuellement. L'immensité culturelle ne relaie pas, malheureusement, l'immensité perceptive-conceptuelle. Il y a hiatus. Or la seconde immensité, tout notre premier chapitre le montre, est articulée sur la première. Straus rate l'intégralité du *phainomenon* d'existence, lequel se translate du concept au langage-en-culture. En termes simples: le danseur est spectacle culturel mais cela présuppose l'autoperception du danseur, une rétroréférence intime dont la relevance husserlienne du discours de Straus montre que, pourtant, cette rétroréférence n'est pas abordée dans son texte magistral.

Straus, cependant, a tenté de montrer la capacité d'une immensité à se déporter, fût-ce en omettant ses conditions de départ. Binswanger était trop timide et 'philosophe', Straus trop pris par la force d'emportement et de dialectisation d'une immensité dans l'autre. Qui donc va articuler 'fracture perceptive', 'échec de la parole', et 'abîme des discours' dans une philosophie continuée, c'est-à-dire dans une forme discursive qui échappe au court-circuit conceptuel en préservant l'efficience du corps? L'ensemble produirait le *phainomenon* culturel recherché, cette seconde immensité qui parle dans l'abyssal discursif. Plus extensivement, notre époque se verrait conséquemment concernée.

45. *Présentation de la question dans Ideen II:* Les analyses précédentes y conduisent: une voie royale, un dessin exécuté par une main d'abord invisible, débouchent sur la problématique husserlienne de la fracture. Binswanger déconceptualise le *Bruch* perceptif. Straus en fait, ici du moins, l'économie. Va s'activer alors le cœur battant de la question. Non pas que nous désirerions faire dire à Husserl ce qui est maintenu caché dans les replis de sa robe refermée. Il s'agit seulement d'exhiber la scène primordiale du refus de clarté conceptuelle, autour de laquelle se noue l'habit de mystère. Rappelons trop brièvement qu'ici se manifeste en cette *Ur-Perzeption* du corps comme premier objet/sujet, la remise en état du rapport millénaire entre âme et corps considéré par Cicéron et Chrysippe. Médecins et philosophes continuent, dirait Platon, d'emprunter le 'plus long chemin', celui dialectique d'une articulation fondamentale en laquelle se dépose l'existence de l'homme.

Afin de ne pas isoler une glose husserlienne de son contexte existentiel et philosophico-médical, l'équilibre des masses commandera d'être schématique. Nous dirons en exergue que le texte de Husserl – *Ideen II* – propose une inévitable falsification sémantique, celle qui indique justement l'abîme correspondant à la fracture perceptive, et en qui s'engouffrent deux portées de discours. Voilà une approche programmatique du relais des deux immensités. La portée de l'événement culturel s'avère vaste: en Husserl se dit le non-dicible; avec Husserl s'exprime dans le vain l'imbrication discursive des éléments (âme, corps) qui se perçoivent dans le faux. Et conséquemment l'attention est recentrée, enfin, sur une corporéité complexe qui, en se donnant/refusant, livre peut-être la vérité d'un monde culturel. Tout cela reste à vérifier.

Il faut aller maintenant au centre des difficultés d'ailleurs irrésolues par Husserl, sans quoi la fracture perceptive – antirétroréférentielle – n'existerait pas et *Ideen II* aurait trouvé les grâces de la publication. Il nous semble que se dégage du texte, outre un flottement consubstantiel, par lequel la *constitution de la Nature matérielle'* est une phénoménologie sans ego – ce qui contraint ensuite à restituer sa place au *Monde de l'Esprit*, puis enfin à l'ego transcendantal –, il se dégage donc par delà cette avancée à reculons, une ambiguïté qui affecte la notion de corps. Malgré la brièveté voulue de notre analyse, signalons tout de même que nous ne pouvons échapper à cette focalisation thématique sur le corps. C'est l'aiguillon de cette seconde partie qui est en question.

46. *Deux acceptions du corps dans Ideen II :* L'ambiguïté est d'autant plus captivante qu'elle ne rend plus compte des rivages désastreux de la fracture perceptive mais nous engage dans un discours fortement rhétorisé. Dans *Analyses dans Ideen II* (in *Phénoménologie et existence* A. Colin 1953), Ricœur fournit l'essence de ce clivage. Ricœur remarque préliminairement – nous sommes à l'époque qui a suivi l'incubation existentialiste – que 'l'opposition de l'existence et de l' objectivité est étrangère à Husserl' (P. 52); cette notation vise le subjectivisme aberrant de certains, dont Sartre. Ricœur veut dire dans ces termes que science et existence ne s'opposent pas, et c'est tout. Ricœur donne d'abord de quoi ouvrir un champ d'objectivité; dans notre langage: un univers d'efficace. Reprenant Hussserl, il démontre à vrai dire sans peine que 'le sens du corps, révélé par la localisation primaire des sensations tactiles, c'est d'être une chose sentante qui 'a' des sensations; bref, le psychisme se montre étalé dans la spatialité vécue du corps et réciproquement le corps est vécu comme champ de localisation du psychi- que' (p. 53). Qui plus est 'tous les autres aspects qui opposent le corps et la chose matérielle supposent cette localisation primaire du psychique' (Ibid.).

Descartes est proche: dans la substance étendue l'émergence du psy- chique est localisée. La différence avec Descartes repose dans cet étalement du psychique dans la spatialité. Le corps-animé est donc une 'quasi-réalité' (P. 56) annonce à nouveau Ricœur. Qui plus est la 'hylé' dont nous avons parlé, est 'la face localisable de la conscience' (p. 54). 'Husserl, dit Ricœur, ne voit donc pas d'opposition entre le corps comme chose et comme vécu' (p. 55). Le corps est constitué, au sens banal de structuré, par la signification idéelle de champs sensoriels. En bref le *corps-signification* est le géométral des efficaces des champs. C'est pourquoi, aux yeux d'autrui, je suis un *objet-hom- me*. Le corps est le lieu d'efficace des idées. Une psychosomatique d'origine cartésienne, d'ailleurs d'esprit totalement actuel, semble emporter l'agrément du texte de Husserl.

Cependant c'est faire peu cas de l'équation husserlienne entre corps- *signification* et corps-d'*existence*. Ricœur revient à la charge dans un esprit tout différent: parlant du corps il tranche en affirmant que 'les traits qui annulent presque son statut de réalité intramondaine sont invisibles' (p. 56). Notons quelques éléments: le corps est centre d'orientation, point zéro par lequel se repèrent les autres objets, enfin mon corps est inconstituable, au sens de instructurable parfaitement: l'organe de perception est inachevé, c'est 'une chose constituée de manière étonnamment incomplète', dit Hus- serl (éd. allemande, p. 203). Cette remarque formera le point de départ de célèbres gloses de Sartre et d'intuitions majeures de Merleau-Ponty dans ses notes du *Visible et de l'Invisible*. Ce dernier en conclura au chiasme du visible et de l'invisible. Ricœur annonce déjà ce type de problématique à propos de Husserl. Nous citons *in extenso* ce passage crucial, où le corps d'*efficace* et le corps d'*efficience* composent: 'Nous sommes ainsi ramenés à l'ambiguïté du psychique: il participe du subjectif, puisque c'est l'âme qui a son corps, et de l'objectif, puisque c'est la chose-corps qui a des sensations. Ce corps est une partie des choses et pourtant le psychique qui l'habite est le centre autour duquel le reste du monde se regroupe; le psychique se prête aux relations causales et pourtant il est le point où la causalité rebrousse de l'ordre physico-psychique à l'ordre idéo-psychique' (p. 56). L'efficace, c'est la causalité rationnelle, l'ordre physico-psychique. L'efficience c'est l'ordre institué par l'existence d'une motivation finalisée. Le corps est à l'inter-section. Intersection du moi-corps et du moi-Person, dira encore Husserl. Le geste causé physiquement concourt avec la geste motivée spirituellement. Corps naturalisable, corps culturisable, telle est la question fichée dans ce corps d'existence ambigue. Dans un autre langage, plus flamboyant mais redoublant celui de Ricœur, la présentatrice de la traduction française de *Ideen II*, E. Escoubas, montre que le centre de *Ideen* II est harcelé par l'opposition d'un corps d'existence pure, corps de chair, sauvage, et d'un corps domestiqué, corps ontologisé en figures. L'efficace répond toujours à l'efficience. Corps de démonstrations quantitatives infinies, corps de monstration qualitative indéfinie, tel est le nœud. L'ego sera d'ailleurs chargé de défaire artificiellement cette mêlée.

47. *Le double discours du corps:* Il est important que la fracture perceptive ait été reportée dans son foyer initial. Rien ne se résout, on le voit bien. Mais tout se prépare pour une transposition discursive. Car enfin, il faut bien rendre compte du sens discursif de cet égarement de ces deux dimensions du corps, errance par lequel l'idéalisme allemand termine la tradition médi-co-philosophique. Désormais l'être humain est intotalisable, aucun facteur 'holon' regroupant les fonctions 'meros' n'est de *droit* – c'est-à-dire concep-tuellement – habilité à opérer la récollection de l'homme. Avec Husserl, nous avons trouvé un premier correspondant discursif de la fracture perceptive. Mais il faut aller plus loin, croiser les deux vecteurs (efficace-efficience) dans un abîme discursif qui réponde à la fracture. Ce qui signifie que deux discours, d'efficace, d'efficience, doivent nécessairement se croiser sans pour autant avoir le droit de s'hybrider positivement. Là est l'abîme. Et de l'abîme discursif, culturel, nous irons aux lois fallacieuses du discours de l'existence en général – fondé en Husserl – afin d'assainir le terrain et de préparer des lieux nouveaux de la rencontre entre philosophie et psychiatrie. L'idée de psychiatrie fondamentale fait son chemin, pour l'instant au travers des ronces culturelles, accordons-le.

Le propos est de détecter chez Husserl la dialectisation de l'immensité sensible (conceptualisée) dans une immensité culturelle, d'une autre nature. Pour cela, revenons aux deux versions du corps qui viennent d'être exprimées et transformons – les – pour chacune – dans un jeu de discours. Husserl facilite la tâche pour qualifier discursivement l'aspect dirimant du corps-sphinx. Nous avions vu que le corps d'efficace était le terrain d'enjeu des significations. Une proposition des *Recherches logiques* II (p. 59-60) accomplit le passage vers une dualité discursive. Citons-la *in extenso*: '(…) *signification* est pour nous *synonyme de sens*. D'une part, il est très agréable, en ce qui concerne ce concept de pouvoir disposer de termes parallèles qui soient interchangeables (…). Mais il est une autre chose dont on doit bien plutôt tenir compte, c'est l'habitude solidement enracinée d'employer les deux mots comme synonymes'. Ceci est important à plusieurs égards. D'abord comme nous le disons dans *Les fondements de la phénoménologie husserlienne (p. 123)*, la signification est unitaire, idéale et se loge dans un 'espace idéal' (Husserl) clos. C'est le centre d'efficace d'où émane l'acte d'une idée-force. Husserl n'est point frégeen. Il ne détache pas épistémologiquement le *Sinn* (sens) de la *Bedeutung*-référence (signification). Les deux instances s'orchestrent de plain-pied. Ce qui vaut pour la 'signification' corporelle vaut donc pour le 'sens corporel'. Signalons complémentairement que sens et signification se meuvent chez Husserl à un haut niveau de généralité (*mathesis universalis*) De la sorte ce qui s'adapte à la structure de la proposition judicative s'adapte à l'ontologie matérielle, dont font partie les *animalia* (corps animés). Cette égalité du sens et de la signification est universelle chez Husserl; elle vaut encore pour *Ideen I* (p. 420) où le 'médium intentionnel' de significations dans le langage ne fait que refléter les effectuations de sens. Mais qui plus est Husserl donne de nombreuses 'significations' à 'sens': sens d'objet, sens objectif, sens intentionnel, sens noématique, sens noétique, sens dans la *Lebenswelt*, sens associatif, sens comme télos de la philosophie européenne etc. Autant de 'significations' à 'sens'. Nous n'ajoutons pas les exemples à plaisir. Plus fondamentalement notre volonté est de montrer comment l'ambiguïté corporelle d'un discours de sens et d'un discours de significations est solidement implantée dans le corpus, corpus qui par ailleurs doit rendre compte absolument de l'incorporation perceptive.

Cela n'est pas sans conséquence, et justifie l'excursus qui précède. Le sens husserlien, coacteur de la signification, renvoie en outre à 'l'horizon'. Or 'l'horizon' a pour caractéristique de ne point s'expliciter d'un coup, à l'opposé de la clôture significative. L'horizon de sens est à réaliser, virtuel. Enfin l'horizon est bien *télos*, principe directeur. L'horizon comme sens, c'est donc le virtuel qui dirige l'actuel en réclamant son accomplissement. L'horizon est *Norm*, 'efficience-motivante' et non 'efficace-motrice'. Alors que la signification propulse, l'horizon aspire. L'une est bien efficace, et l'autre efficience. Le tout rejaillit sur la notion du corps, réellement soustraite au registre univoque des essences. Deux discours se recoupent à propos du corps, sans hégémonie fondamentale de l'un d'eux. Le point d'intersection est abîme; chaque langage s'engouffre dans la critique de son opposé, aussitôt critiquée. Tel est l'événement culturel en qui retentit, enfin parlé, le mutisme perceptif. Une immensité culturelle se déploie en effet, matrice de situations humaines tout à fait efficientes, c'est-à-dire insubordonnables à l'efficace de raisons. Par exemple, la version 'chose' du discours corporel ouvre la voie à un homme-objet terrain des sciences, des efficaces. Mais la version 'valeur' du discours corporel écarte les déterminations et prouve un corps-acte, qui individualise un homme de décision, d'efficience. Entre les deux versions s'inscrit l'immensité culturelle: signification et sens s'emballent l'un dans l'autre. C'est donc en relayant l'immensité perceptive que Husserl déploie l'immensité (l'incommensurabilité) culturelle de l'être humain. La fracture est prémisse d'un abîme. La perception écartelée, bifide, aboutit à l'événement culturel d'un double discours.

Voilà la raison pour laquelle la corporéité husserlienne est inénarrable. La juste place de cette inénarrabilité est enfin fixée: Binswanger bloquait conceptuellement et systématiquement cet abîme des mots. Straus court-circuitait la généalogie conceptuelle de l'abîme. Husserl restitue la phraséologie complète qui appuie l'abîme discursif sur la fracture perceptive.

48. Comment parler le corps? Propositions: A nouveau nous remarquons le centre de gravité husserlien de l'*existence sans essence*, qui prolonge celui du *principe perceptif de l'existence.* Le corps, enfin dûment thématisé, ne relève pas d'un discours adéquat, mais d'un ensevelissement discursif qui brise les fixités conceptuelles. Ceci est entendu. Mais rien ne nous indique le destin psychiatrique de la collision discursive! Il est net d'un côté que, si Husserl ne publie pas *Ideen* II qui tente de dégager le monde de l'Esprit de la démarche naturelle entrée dans la sensibilité corporelle, ce propos inédit de Husserl est le centre – disions-nous – des discours psychiatriques sur l'existence. C'est de droit la parousie de leur diaspora. Or de fait ces discours pullulent, brisent les chaînes imposées par le mutisme de la conceptualité discursive. Que se passe-t-il alors? Quelle stratégie verbale l'emporte-t-elle? La solution est simple, et nous aurons tout loisir de la développer dans la seconde partie. Elle se dit ainsi: la narration psychiatrique, culminant dans une psychopathologie éminemment non scientifique, suivra un procédé, à vrai dire le seul qui soit à sa disposition; il s'agira d'exorciser au maximum l'impasse husserlienne, l'inénarrable corporel, puisqu'aussi bien ce dernier forme le noyau irréfragable de la discursivité psychiatrique. La psychiatrie non scientifique va ainsi *articuler les significations en sens*, afin de recomposer le *totum* corporel qui la leste. Tel sera le programme directeur dans les écrits de l'existence. L'ordre des mots, étrangement, sera chargé de réassumer sur son plan la défaite perceptive. Cela consistera à bâtir la rétroréférence parlée du sens et des significations, ou encore l'idéal injonctif qui palliera, dans le leurre verbal bien entendu, l'échec rétroréférentiel perceptif du sens intelligible et des significations sensitives. C'est vouloir aller plus loin que Husserl, dire l'indicible, en somme, *éviter l'abîme inévitable.*

Ces considérations relativisent également, dans une culture discursive (qui ne relève en aucun cas d'une analyse conceptuelle) l'opposition bien connue en *Médecine ancienne* et qui s'est poursuivie jusqu'à l'époque de Kant-Pinel, entre *holon* et *meros*. Il faudra d'ailleurs voir de quelle manière cette formalisation culturelle des recherches conceptuelles va se mener. Nous serons d'ailleurs conduits à examiner la dialectique, célèbre depuis la médecine romantique, des touts et des parties. Mais là aussi il faudra examiner comment intervient la falsification culturelle d'un modèle conceptuel qui est censé éviter l'abîme.

Enfin une dernière remarque psychiatrique s'articule à la composition du sens en significations. Le puits linguistique husserlien exorcise les références discursives stables; elles se noient dans les remous noirs de la profondeur des eaux. Comment alors élever la pyramide du savoir chez les psychiatres? On retrouve la célèbre opposition/complémentarité de la fonction d'explication et de la fonction de compréhension. Dilthey est passé par là, après Schleiermacher, avant Husserl et nos psychiatres. La distinction de l'expliquer et du comprendre s'accommode bien d'ailleurs de celle entre 'rendre efficace' et 'rendre efficient'. Rendre efficace, c'est expliquer comment une idée agit *a tergo*. Susciter l'efficience c'est au contraire comprendre de quelle manière une idée est intégrée *in toto*. Or expliquer et comprendre se rendent chez Husserl par 'causalité' et 'motivation'. La causalité est nivelante, alors que la motivation est individualisante, on le sait. A la limite, le principe de causalité s'accomplit dans les idéalisations mathématico-physiques qui postulent un espace homogène et quantifiable sans individus autonomes. Il trouve un correspondant dans l'exploitation du principe d'inertie galiléen.

49. *Apories:* Le problème chez Husserl consiste à savoir justement si la fonction linguistique est idéalisée, 'causalisante', si elle n'exprime que des formulations homogènes aux effectuations de sens. En ce cas comment comprendre les individualités hétérogènes? On retrouve la brillante exposition critique de Gadamer dans *Wahrheit und Methode*. On n'insistera pas ici sur ce point. Cependant il nous intéresse que cette difficulté rejaillisse sur les contextes discursifs d'une psychiatrie scientifque. Dans une terminologie husserlienne, le langage est-il destiné à conserver sa vocation de vêtement d'idées – ce qui est le cas dans ce chapitre II –? Alors il formerait au mieux une rhétorique relevante, comme nous allons le voir dans l'examen du ressort aristotélicien de l'argumentation psychiatrico-husserlienne. Dans la situation contraire le statut du langage inclinerait-il vers des considérations plus *sémantiques*, tributaires justement du 'trafic' encombrant la circulation paradigmatique de notre époque, laquelle subit encore la mise en croix de

l'instance 'Raison' et de l'instance 'Folie-Pathos'? Inutile, visiblement, d'alourdir ici le côté préoccupant de toutes ces questions. En tout cas, personne n'est légitimé à en faire l'économie. Ainsi la corporéité husserlienne engage de fait une ouverture discursive; et le paradoxe est qu'elle n'apparaît pas au premier plan, immédiatement.

50. Husserl et la métamorphose des paradigmes: Mais allons plus loin. Pourquoi l'ouverture discursive mise à jour et si importante, n'apparaît-elle pas immédiatement? Les psychiatres sont rationnellement questionnés à partir de la problématique husserlienne telle qu'elle s'est cultivée. Or Husserl a vécu la transformation culturelle des paradigmes. C'est l'incidence la plus immédiate qu'il ressent. Or encore, Husserl est un acteur de la rationalité... tout en restant le chef d'orchestre de la Ratio d'existence. Dans ce contexte, il faut saisir l'échec de la *rationalité* perceptive husserlienne, (qui reste subordonnée à la Raison) et interroger l'auteur sur son *droit culturel* à parler. Tel est l'enjeu immédiat des questions précédentes. En deux mots, quelle situation husserlienne les psychiatres exploitent-ils? Soyons nets. Tout le destin culturel et actuel – contemporain – de l'husserlianisme et de l'antihusserlianisme trépidant (cf. Foucault, Derrida) se joue dans cette discussion.

Il est vrai que la *rationalisation* opposée à la statique de la *Raison* a provoqué un bouleversement paradigmatique du sens de l'existence, sensible à l'articulation du 19ième et du 20ième siècle. Si bien que sur le terrain épistémologique, la rationalité de la Folie-Pathos remplace les irraisons de la Raison – ce qui se mettait d'ailleurs en place, dans la psychiatrie, depuis Pinel. Mais l'instauration des sciences psychologiques (Freud) et sociales (Durkheim et l'anomie) respire le début du siècle. Et la psychiatrie existentielle, de ce point de vue, est une réaction épistémologique contre le grand tournant.

Toutefois il existe un autre point de vue, aussi important. Nous avons dit que le paradigme culturel basculait, de même que le paradigme conceptuel. La culture n'est plus assise sur la stabilité de la *Ratio* existante qui gouverne la culture de ses valeurs. Ici encore, une 'anomie', mais culturelle, désaxe les certitudes existentielles. Cependant, nous n'avons pas parlé des rythmes respectifs du *renversement conceptuel et du renversement culturel*. Le premier, après le travail en profondeur des rationalisations depuis et avant *Les Lumières*, fut quasi instantané et indiscutable. Sur cette ligne, les sciences exactes et les technologies sont vraiment préfiguratrices. Le second, par contre, est toujours pris dans le basculement, à l'évidence. L'idée d'une continuité culturelle se discute – moins d'ailleurs à l'époque de Husserl. De toute façon notre massif d'existence contemporain participe d'une Raison encore; nos 'rationalités' sont obscures, ou quasi indéfinies. Et certes les rationalisations peuvent fort bien phagocyter les structures culturelles de la Raison, l'existante culturelle. La parole est au futur.

Ces explications nous amènent cependant à justifier dès à présent un discours correct. Plus une époque s'éloigne des concepts constitutifs, ceux qui comptent, et plus ces derniers se retrouvent culturalisés. Ils sont soit oubliés, soit discutés de plus loin afin de se voir intégrés ou non au patrimoine du moment. L'anti-husserlianisme quasi universel de notre époque est d'abord signe de non-oubli. Mais qui plus est le débat est encore plus flamboyant: Foucault et toute une école structuraliste traquent encore les *concepts* husserliens et ne discutent pas leur être de culture. Les critiques du 'sujet transcendantal' semblent démontrer que c'est notre pensée contemporaine qui est décalée, anachronique. En effet bien avant la fin de sa vie Husserl se remettait en marche vers la réduction, vers un sujet problématique... ne sentait-il pas se volatiliser la Raison même – enclavée dans une Europe en crise? Comme dirait B. Croce il y a donc quelque chose de mort et quelque chose de vivant dans les concepts husserliens, et nos philosophes ont peur de la revenue spectrale de ce qui est mort, inactivé (le sujet de 1913) alors que bien d'autres concepts se préparent dans les années 30. Pourtant il y a quelque chose qui ne vibre plus chez Husserl, et se préserve dans le 'soma' culturel comme un 'germen': il s'agit de l'échec de la conceptualisation de la perception, qui passe dans le culturel. On l'a bien vu: dans *l'impensé* les psychiatres existentiels reproduisent *culturellement* – sans la conceptualiser – cette crise de la perception. Nous nous bornerons d'ailleurs à cet exemple.

En effet ce dernier est amplement suffisant. Il montre que, au travers du bouleversement épistémologique se maintient la valeur culturelle de cette problématique husserlienne. Du coup *l'échec conceptuel* se transforme en *assomption culturelle*. En retour le *secret* que maintient Husserl sur le corps (l'abîme), balayé par l'ordre des efficaces et celui des efficiences, signifie *au contraire* que la question du corps est assumable dans une *conceptualité à venir*. Husserl maintient ici un jeu dans les discours, un infini. Il engage par là les psychiatres de l'existence à aller plus loin, à se tromper et à tromper sans le vouloir. Il leur faut de toute façon dépasser le concept car justement, Husserl refuse de conceptualiser ce qui est trop neuf pour son entendement. N'oublions pas que Husserl cherchait seulement à 'commencer'!

En tout cas, l'existence corporelle en proie aux discours déborde les ordres conceptuels et essentiels. Nous venons globalement, avec Binswanger, Straus, dépassés par Husserl, de ressaisir l'abîme discursif de l'existence sans essence. Comme annoncé, il convient d'examiner en quelle manière des discours culturels, appuyés à une certaine positivité, falsifient l'existence. Comment en somme, la psychiatrie philosophique donne le change culturel pour tenter de dialectiser encore l'abîme discursif du sens-signification. Ce seront autant de jeux de surface, nécessairement à éradiquer, sur le corps qui reste muet.

II. LA FALSIFICATION DE L'EXISTENCE: UNE ÉNIGME DISCURSIVE

L'intervention théorique du texte de Husserl a indiqué que, en regard de la question ouverte du corps, les psychopathologues sont amenés à articuler en sens d'efficience les significations comme efficaces. Ce jeu abyssal indique au lecteur qu'il n'y a pas de signifié premier assignable. L'existence et son noyau corporel obéissent à une 'mise en énigme' où règne le sphinx impassible du signifié secret. Loin d'être fixée, l'existence est floue, déliée, délirante. Les conditions sont donc réunies pour sa falsification. Suivons la mise en énigme, après la mise en abîme.

51. La mise en énigme: Secondement, parce qu'il n'y a pas de signifié exhibable, la notion d'un savoir référentiel, d'un *savoir de* est illusoire. Le savoir est *savoir dans*, c'est-à-dire pratique discursive incluse en l'abîme. L'immensité connote désormais la stratégie, la combinatoire infinie des discours. Le savoir est *dans* l'immensité. Une mise en scène culturelle, avec ses rebondissements, ses points d'illumination mais ausi son énigme fondamentale – qui renvoie au corps indéchiffré et abyssal – formera l'argument des paragraphes qui vont s'écrire.

Il faut le dire: une mise en scène qui dramatise l'abîme discursif est enfermée dans une caractéristique irrémédiable: une scénographie des effets de discours n'est pas un discours. Elle ressortit aux bribes de verbe, aux images, à une plastique. Autrement dit la 'scénomagie' existentielle n'est pas mue par des relations prédicatives de forme conceptuelle. Le savoir, répétons-le, ne se dit pas *de* l'existence, mais *dans* l'existence. Du savoir à l'existence il y a relation d'inclusion ou, à la limite, d'identité. Binswanger, Dilthey, Heidegger serviront à préciser ces rapports d'enfermement topologique. Le fondement en coulisses de cette scénographie demeure invariable: c'est la corporéité. Dans le paragraphe précédent,où se montrait la composition abyssale du corps-sens et du corps-signification, l'équilibre catastrophique était maintenu entre respectivement corps-efficience et corps-efficace. Désormais le contexte est plus clair: l'abîme des discours – et on l'a vu, Husserl s'autodépasse théoriquement – se dialectise en une surface culturelle positive. L'abîme s'appuie sur une Raison culturelle d'existence, sur une base. Alors la valorisation culturelle domine: le corps-efficience s'impose contre le corps-efficace. L'ordre du concept et de son efficace est franchement subordonné.

Dans ce cadre réflexif, c'est d'ailleurs toute la philosophie de Merleau-Ponty qui, au nom du sens contre les rigidités conceptuelles, s'entoure d'un indéniable éclat, malgré ses limites. En effet Merleau-Ponty reste pris dans la culturalité husserlienne et articule brillamment ses moments. Toutefois sa conceptualisation, osons le dire simplement, reste pauvre.[9] A tout cela s'oppose la psychopathologie à destination scientifique (c'est-à-dire à visée clinique). Cette dernière tend, certes culturellement à son tour, vers une immensité réalisée, à tendance efficace, statique, puits de formulations pour la psychiatrie scientifique. Par contre, les discours de l'existence se portent vers une dynamique valorielle pure, où l'immensité est à réaliser afin de combler l'incommensurabilité perceptive. C'est pourquoi le verbe des psychopathologues de l'exaltation vécue est habité par un ressort fantastique qui surprend les habitudes de l'efficace conceptuelle.

1. *L'existence fantastique (le cas Schelling)*

L'existence fantastique est *appuyée*, disons-nous, à une réévaluation culturelle qui lisse et égalise l'abîme discursif. En ce sens, comme les deux autres régimes de falsification discursives de l'existence – qui seront exposés –, il est attendu que cette fantastique verbale se nourrira d'une *préarticulation* dont elle vit comme d'un emprunt. Sur notre cas particulier nous montrerons comment la psychopathologie de Binswanger se cheville à une philosophie. Nous choisissons Binswanger parce qu'il est tout simplement univoque, sans concession. Bien entendu la philosophie en question perd alors son efficacité conceptuelle et devient un outil culturel. Nous trouverons en somme une logique du *détournement* de la philosophie, en l'occurrence celle de Schelling. Telle est la mise en scène à laquelle nous assisterons rapidement.

Pourquoi d'abord l'existence, au sens de Binswanger, mérite-t-elle l'appellation de fantastique? Revenons à l'analyse directrice du rapport d'inclusion ou à la limite, d'*identité*, entre savoir et existence corporelle. L'abîme des mots enfouis est dépassé parce que justement la vérité conceptuelle est intérieurement refusée. Le *savoir* cryptique d'une existence corporelle infiniment ouverte se dénature. Il devient *savoir*, apparemment clair, *comme* existence qui s'affirme plus vraie que le réel. Il y a *identité* du moins. Voilà l'essence du fantastique lequel *est* plus pertinent que le réel quotidien, ce qu'affirment de pleine voix les romantiques allemands auxquels Binswanger est largement affilié.

52. Binswanger philosophe: Le but est maintenant de faire ressortir comment Binswanger se livre à une falsification de la philosophie première qui s'expose dans l'œuvre de Schelling. Sur un point pourtant, la lancée de Binswanger semble fort constructrice. En effet, dans ses dernières œuvres surtout – et certes sous l'influence de Szilasi dont nous reparlerons – la pensée de Binswanger prend soudain corps vers un dépassement de la philosophie kantienne. Disons rapidement que le retour binswangerien au *bios*, déjà préfiguré dans le concept de *Lebensverlauf* (cours de la vie), universalise un point de vue panvitaliste dont nous avons constaté que le Kant des Critiques s'y refusait. Il est vrai cependant qu'une paracritique, ou postcritique, se développe en filigrane et débouche sur un autodépassement du 'tribunal de la Raison'. Ainsi la Raison a tendance à violenter le tribunal de l'appareil transcendantal. Les remarques prouveraient en tout cas que Binswanger serait porté par cette dynamisation interne kantienne qui engendre la fructueuse injustice de la Raison humaine.

53. Propos de méthode: Mais tout n'est pas dit. Binswanger en effet, c'est maintenant acquis à satiété, est tributaire de la fracture antirétroréférentielle qui fait vaciller la théorie husserlienne de la perception. Au-delà de Kant, Binswanger rencontre donc la borne husserlienne. Et le destin d'une philosophie première se jouera là, dans le dévoiement verbal des propositions husserliennes. Si bien que Kant demeure en filigrane et que son texte touchera – ce sera clair plus tard –, une autre dimension de l'existence, plus radicale (cf. chap. III). La méthode que nous suivrons est simple. Il va s'agir d'indiquer les moyens – vains certes – utilisés par Husserl pour dialectiser la fracture perceptive, et de montrer comment Binswanger va fantastiquement les détourner à l'aide d'une philosophie de Schelling qui se verra proprement manipulée. Le dévoiement est double.

54. Stratégie 1: Binswanger et Husserl: La première station sera husserlienne. N'oublions pas toutefois que Husserl réussit la conversion d'un échec en une positivité culturelle. Husserl représente donc la *condition de possibilité* affirmativement structurante de sa malversation par Binswanger. Aussi existe-t-il un plain-pied et non point une séquestration, une 'rafle' de certains concepts husserliens par Binswanger. Certes il s'agit pourtant de concepts, mais de concepts justement névralgiques, c'est-à-dire portés à faire entrer l'husserlianisme dans la donne culturelle. Nommons d'abord l'imagination et caractérisons-en la fonction très brièvement, car une étude exhaustive réclamerait un ouvrage (cf. Saraïva: *l'imagination selon Husserl* (Nijhoff)). On connaît bien la fonction de l'imagination dans la variation éidétique qui, exercée par exemple sur des couleurs différentes, livre l'eidos de la couleur – qui est l'étendue spatiale –. Mais Saraïva montre qui plus est que l'imagination, aboutissant à une 'neutralisation' de l'objet, position d'irréalité que Sartre va largement exploiter dans *l'Imaginaire*, est fortement apparentée à la célèbre réduction phénoménologique. Saraïva, à qui nous nous devons de rendre cette justice, conclut après un examen serré des textes husserliens 'qu'il n'est pas exclu que Husserl ait renoncé à tracer des frontières entre ces deux formes de conscience (conscience réductrice, conscience imageante). Il écrit à la p. 183 de *Formale und Tranzendentale Logik* que l'expérience neutralisée, l'expérience du 'comme si' peut être également désignée par expérience dans l'imagination'(p. 242-243). Voilà que la *Phantasie* (imagination) se voit reconnaître une dimension constituante, au sens de la *Sinnge-*

bung (donation de sens) husserlienne. Nous reviendrons rapidement sur la *Phantasie* chez Binswanger, et notamment dans *Wahn*.

Le second concept husserlien névralgique – qui souligne la tension perceptive – est celui d'*Anschauung* (intuition). Ici encore un ouvrage serait nécessaire pour rendre justice à la difficulté. Tentons au moins d'être honnête. L'intuition, dans les *Recherches*, est justement la soudure en acte du sujet et de la 'teneur objective' (*Gehalt*) dans l'opération par laquelle l'intention de signification se remplit dans l'intention de remplissement.La portée de l'opération est *épistémologique*. Plus tard elle deviendra ontologique: l'intuition se déguisera en *Uraffektion* où le sujet est récepteur des affections sensibles. Il s'agira alors de la constitution passive du sujet par association de perceptions originaires faisant temporalité. Pour Binswanger l'intuition aura une tout autre portée, à vrai dire cosmique. L'on sentira ici comment Binswanger glisse d'une intuition perceptive à l'instar de Husserl, vers une intuition qui scelle une harmonie des 'puissances' cosmiques, comme chez Schelling.

Enfin le dernier concept husserlien joncteur est celui de vécu, *Erlebnis*, relayé par le *Leben* (vie). Hegel jeune, on s'en souvient, donnait à l'amour (*Liebe)* la capacité de relier l'être et le savoir. L'amour préfigurait la tourmente à la fois calme et bachique du concept (*Begriff*). Husserl confie à l'*Erleben* (*Erlebnis*, et *Leben*) la tâche de concilier les incommensurables conceptuels issus de la perception. Le *Leben* est la terre (*Erde*) des fraternisations, hors les géométrisations dans le fond illicites – celle notamment qui conduit au clivage du sensible et de l'intelligible par exemple –. L'*Erleben* est l'intermédiaire, le milieu humain d'habitation, le Templum où la vie sacrée est l'antéprédicatif des configurations mathématiques profanes et prédicatives. A nouveau le ressort de cette opération est épistémologique (cf. le titre husserlien: *LA CRISE DES SCIENCES EUROPÉENNES)*. Chez Binswanger la portée du *Leben* sera tout autre.

55. Stratégie 2 : Binswanger et Schelling: Il est important de préstructurer par Husserl – ce qui est d'ailleurs justice la plus pure – les 'raids' conceptuels de Binswanger dans la culture philosophique. Ici c'est Schelling qui sera mis à contribution. Notre mauvaise conscience théorique, indubitable, a accompagné la nécessité d'écourter Husserl. Dans le cas qui s'offre, ce sera plus simple. Aux expéditions colonisatrices de Binswanger nous opposerons adéquatement un ton expéditif. Si bien qu'un sort sera fait à une véritable invasion culturelle, où Husserl est mis à mal alors que Schelling connaîtra une mise en croix.

56. La structure d'accueil schellingienne des stratégies: Quelques mots sont nécessaires à propos de Schelling, sans prétention aucune à l'exhaustivité. On se servira ici d'un texte de jeunesse, aussi allusif et programmatique qu'éblouissant. Au début de l'année 1796 selon Rosenzweig (*Das älteste System-programm des deutschen Idealismus 1917*), Schelling a produit un fragment alors qu'il avait vingt ans. Nous y trouverons l'ébauche et la liaison de ses principaux thèmes futurs. Tout d'abord, et voilà qui montre la continuité d'une tentative de philosophie première kantienne, qui plus est branchée sur la morale, Schelling se livre à un propos dont nous connaissons maintenant bien la portée au cœur de la problématique existentielle. Utilisons la traduction dans J. Schlanger, écrivant *Schelling et la réalité finie* (PUF): 'Etant donné que désormais la métaphysique tout entière tombe dans la morale – Kant avec ses deux postulats pratiques n'en a donné qu'un exemple, mais n'en a rien fait –, cette éthique ne sera rien d'autre qu'un système complet de toutes les idées' (p. 2). Le contexte théorique kantien, c'est-à-dire pour nous péripinélien, se voit affirmé avec conviction. Il y a une philosophie première, idéologème constitutif, dont se défera progressivement la psychiatrie instituée au XIXième siècle. En utilisant Schelling, Binswanger le métaphysicien ne rompt certes pas une unité problématique. C'est ce qu'il nous importait de démontrer préliminairement. La philosophie doit être totale pour Schelling, de même que la psychopathologie s'efforce vers la systématicité avec Binswanger.

Par ailleurs, on trouve avec Schelling l'accent sur les concepts pointés chez Husserl: l'imagination, l'intuition, la vie. Certes la parenté est factice, anachronique, mais Binswanger la solidifiera. Se préfigure d'abord le concept d'imagination tel qu'il s'esquisse dans le *Systemprogramm* de 1776 tandis qu'il sera voué par la suite à un destin schellingien considérable: 'le monothéisme de la raison et du cœur, le polythéisme de l'*imagination* et de l'art, voilà ce dont nous avons besoin. Je parlerai ici en premier lieu d'une idée qui, pour autant que je sache, n'est encore venue à l'esprit d'aucun homme: nous devons avoir une nouvelle mythologie, mais cette mythologie doit être au service des idées, elle doit devenir *mythologie de la raison*' (p. 4). L'imagination est d'abord citée nommément; puis elle est travaillée transcendantalement eu égard à la Raison: en clair la mythologie (le logos d'un *mythos*) rend la Raison sensible, vive, c'est-à-dire l'anime par l'imagination. Sur cette lancée on comprendra sans plus discuter que le concept de *vie*, repéré chez Husserl, est déterminant ici également quoiqu'en un autre sens. Parlons de la vie organique et, tout simplement citons encore: '(…) je redescendrai dans le domaine de la physique; la question se pose ainsi: comment faut-il que le monde soit construit pour un être moral? J'aimerais, notre physique dont les expériences avancent à pas lents et laborieux, lui redonner des ailes. De la sorte, la philosophie fournissant les idées et l'expérience les faits, nous pourrons enfin avoir cette physique supérieure que j'attends d'une époque plus lointaine' (p. 2). La 'physique supérieure', ce sera bien sûr la *Philosophie de la Nature* tout entière parcourue par la vie, vie agencée par les 'polarités' annonciatrices de magnétisme, et de l'électricité notamment. Enfin venons-en à l'intuition, principe cardinal, qui certes – à l'instar de la Phantasie et du Leben husserlien – est pour Schelling préfigurée tout autrement. Mais c'est Binswanger, l'apprenti sorcier, qui provoquera les accouplements monstrueux de concepts pris dans des systématiques différentes. Recourons une dernière fois au *Systemprogramm*: (... la philosophie doit devenir mytho-logique pour rendre les philosophes sensibles. Alors régnera sur nous une éternelle union' (p. 4). Sensible et intelligible entrent dans l'union. Il n'y a rien à ajouter qui satisferait mieux Binswanger et son accentuation d'une problématique unitaire de la perception (cf. *Wahn*).

Tous ces éléments, subordonnés rappelons-le à un stricte préparation du texte de Binswanger et non à une filiation fantaisiste de Schelling envers Husserl, trouvent une sorte de couronnement, esquissé à propos de l'union dans l'intuition, qui est la basse continue de toute la philosophie de Schelling. Et une fois encore résonne une homologie, cette fois radicalement légitime car elle caractérise l'idéalisme allemand par-delà Husserl. Nous n'avons pas la possibilité de démontrer ici en effet que Schelling actualise implicitement un schéma rétroréférentiel. Le recours à J. Schlanger ne constitue pas une valeur probatoire pour notre propos. Ce sera seulement une indication. Schlanger réévoque le Systemprogramm: 'Il y aura toujours chez Schelling un rapport difficile entre ces deux façons d'entendre une philosophie totale: l'embrassement des *déterminations*, le totalitarisme du savoir, et le dévelop-pement *plénier*, la perfection harmonique d'une exigence *intuitive*' (p. 4) (Nous soulignons). Que recouvrent les expériences soulignées sinon la rétro-référence des 'déterminations' de connaissance particulières, sensibles (puisqu'il y a selon Schelling un privilège sacré du concret) et l'intuition d'un 'plenum' intué qui s'annonce en elles? Toutefois J. Schlanger nous prévient: 'Les déterminations que met en œuvre ce système sont réversibles au point que Schelling se contredit parfois lui-même sur bien des points' (p. 4). En somme Husserl échoue à partir de propositions clairement conceptuelles. Schelling reste dans la confusion. Les deux pensées, branchées sur le phylum de l'idéalisme allemand, sont donc irréductibles l'une à l'autre. Et il faut surtout raisonnablement proclamer l'originalité de Husserl.

57. Le triangle Binswanger-Schelling-Husserl: On voudra bien nous excuser de la relative longueur du développement articulé à Schelling. Il nous semble inévitable: pour éviter la légèreté d'analyse d'abord, pour mettre en évidence la structure d'accueil rétroréférentielle qui, vaille que vaille, permettra à Binswanger de s'installer chez Schelling en profitant de phylum allemand qui conduit à Husserl et, pour enfin montrer comment une stratégie, enfermée dans un impensé discursif, permet à Binswanger d'abuser des concepts husserliens grâce à une nette manipulation de Schelling. Ce dernier point va désormais nous occuper: un discours de simulation efface *dans le leurre* l'abîme inexpugnable du phrasé de la psychopathologie philosophique, représentée ici par Binswanger qui bâtit avec puissance le domaine fantastique du savoir identifié à l'existence.

C'est d'ailleurs justement l'articulation des vocables 'significatifs' qui, comme nous le disions au début de cette analyse, va composer le 'sens' et engendrer le subterfuge d'une énigme discursive totalement déniée. Ces vocables, on le sait, sont au nombre de trois: l'imagination, l'intuition, la vie. Telle est la collusion finale, entretenue par Binswanger qui fait voisiner Schelling et Husserl. L'analyse a maintenant le droit d'être plus expéditive, puisqu'il s'agit de trancher une fois le terrain préparé.

58. Le schéma stratégique de Binswanger: La méthode s'impose facilement: examinons de quelle manière Binswanger malmène Huserl, dénie d'abord sa source problématique (la rétroréférence perceptive) pour franchement utiliser Schelling à des fins de psychopathologie philosophique. La première opération, on le comprendra facilement, est la condition de possibilité de l'autre.

59. Gauchir Husserl: Une 'confidence' publique de Binswanger est révélatrice. Dans *Daseinsanalyse, Psychiatrie, Schizophrenie*[5], l'auteur écrit – d'ailleurs modestement – qu'il doit 'à Szilasi l'interprétation de sa propre méthode'. Ceci suppose bien entendu une rétroaction de la pensée de Szilasi sur Binswanger. L'ambiance est donc donnée. Que fait Binswanger, maintenant, du concept husserlien d'Imagination (*Phantasie*)? *Wahn* est parlant: à la p. 57, Binswanger adhère à Szilasi selon qui la *Phantasie* est la faculté – puisée chez Aristote – du *Noùs* passif ou réceptif. Il ne s'agit pas d'une 'Imagination arbitraire' mais de la 'capacité de produire des formes' (*Einbildungsvermögen*). Et Binswanger d'accommoder cette théorie à sa propre conception de la perception...: la *Phantasie* devient l'unité de *Mneme* (mémoire) et d'*Aisthesis* (sensation); c'est plus précisément 'l'arrière-plan pour la description de l'intuition sensible, de la perception et de l'expérience' (P. 38). Telles sont les nécessités, ressortissant à la philosophie, pour comprendre – ensuite seulement – la conscience délirante (*Wahnbewußtsein*). Binswanger convoque donc explicitement Aristote (mais aussi Kant par la bande), Husserl et Szilasi. Sa construction se termine par l'invention d'un néologisme en qui tout se rassemble: les 'trois moments primaires' (Aisthesis, Mneme, Phantasie) composent le *Phantasma* (p. 65). Husserl est donc pour le moins relativisé et sa théorie de la perception – pourtant fondatrice au cœur du *Bruch* perceptif de Binswanger – proprement bafouée. Dans le sillage de la conception binswangerienne de la *Phantasie* se désorganisent les fonctions husserliennes de l'intuition et de la vie. Dans la mesure où chez

Schelling l'imagination s'impose contre le concept qui tue l'expérience, c'est l'imagination qui est à la fois intuition et vie. Or Husserl, malgré l'importance qu'il accorde à l'imagination ('la fiction est l'élément vital de la phénoménologie, *Ideen I* §70) ne s'en réfère pas moins continuellement à la phénoménalisation des 'choses elles-mêmes', qui coupe court à la *Bildbildung* (formation d'images).

60. Déformer Schelling: La référence à Schelling authentifie-t-elle quelque peu le discours binswangerien? Malheureusement la même eau court et dissout les apparentes constructions. En effet Schelling élabore une *effective* philosophie première articulée à la pratique de la liberté (cf. *Vom Ich als Prinzip der Philosophie. 1795*). Or écoutons Szilasi, juge confirmé de Binswanger: 'Le chemin de l'expérience vers le haut et vers le bas oscille entre une expérience naturelle et une expérience naturelle ontologique' (*Philosophie und Naturwissenschaft 1961*. Francke p. 102). Dès lors l'*a priori* de Binswanger est '*steigend und sinkend*' (ascendant et déclinant). Le discours premier, requisit de l'existence, entre donc en *malfaçon* malgré sa présence indubitable repérée par nous-même. On se doute conséquemment que les trois vocables articulateurs des 'significations' dans le 'sens', condition de l'élaboration d'un discours paraabyssal, travaillent en fraude. Par exemple le *Leben* de Binswanger procède de Goethe et de la phusis dont l'Urphainomenon est conçu comme différence magnétique; par exemple encore, l'intuition et l'imagination – on vient de les examiner dans *Wahn* – n'ont *a fortiori* rien de commun avec Schelling. Les *Weltanschauungen* son inconciliables, un point c'est tout.

Mais quel est le rôle justement de cette fausse articulation des significations efficaces en sens-efficience? La réponse est en fait préparée par la question: il s'agit de refouler par cette articulation l'absence d'articulation du sens et de la signification chez Husserl, Husserl en qui est répudiée la fantasmagorie discursive dans la mesure où son propos n'échappe pas à une implantation dans le corps. Husserl *n'articule* pas des efficiences et des efficaces. Binswanger bloque le jeu issu de l'absence de rétroréférence perceptive. Il immobilise la dialectisation du sens et de la signification. En somme Binswanger détruit les bases husserliennes perceptives en contrecarrant les trois concepts husserliens par trois concepts schellingiens, le tout étant retiré des contextes philosophiques et jouissant – chez Binswanger apprenti sorcier – du statut péjoratif de vocable. Telle est la falsification de l'existence issue du noyau corporel husserlien ignoré. La psychopathologie philosophique est délirante, ce qui va être confirmé dans la conclusion qui suit.

61. Conclure sur l'existence fantastique : 1. Reprenons car c'est fondamental: la psychopathologie philosophique s'enferre dans la mise à disposition culturelle des concepts névralgiques husserliens, c'est-à-dire ceux qui échouent à équilibrer la question sémantique de la perception ; elle la propulse alors dans une discursivité culturelle folle. Nous le remarquions, l'échec perceptif vital conceptuel se métamorphose chez Husserl dans une *vraie* compréhension de la vie en culture (*Lebenswelt*). Par contre cette psychopathologie philosophique (c'est Binswanger qui a servi de cible tellement son cas est patent) incorpore *culturellement à faux* (pour 'faire doctrine') des *concepts* philosophiques – ceux de Schelling ici notés –. Voilà la récupération culturelle, qui engendre la collusion extérieure de deux sources et provoque une 'mise en énigme'. Alors l'efficience qui la caractérise, ou l'articulation des significations-princeps en sens, est fausse. Elle est dénégation fallacieuse de l'originalité de chacun des deux ordres discursifs. Le savoir *comme* existence est un trompe-l'oeil qui ne fait oublier ni l'abîme discursif, ni le forçage des concepts. Tel est le premier résultat: la fantastique est fantoche. Il est d'ailleurs tout à fait possible, bien que les opérations mériteraient plus de nuances, d'élargir la situation binswangerienne aux autres pathologies philosophiques. Nous ne le ferons pas car nous nous sommes réservé, après justification, le droit de n'utiliser les textes de psychiatrie existentielle que pour élaborer peu à peu les conditions discursives – et non scientifiques (voir à ce sujet Lantéri-Laura) – d'une psychiatrie phénoménologique continuée en psychiatrie fondamentale. Mais qu'une indication suffise: 'l'expressionnisme psychiatrique', noté en début de recherche, relève de cette approche raisonnée qui concerne peu ou prou tous les psychiatres concernés. Une autre dimension fantastique s'annonce alors avec également une position des distorsions du langage *comme* existence. Il y a 'passage à l'acte' para-conceptuel de concepts dévoyés de leur contexte. L'existence est fantastiquement faussée.

2. L'expressionnisme est donc falsificateur. La formule demande quelque peu d'extension. Au plus juste, il est vrai que la composition discursive, avec ses consonances aberrantes, sécrète une énigme discursive, un rébus culturel, un puzzle textuel qui se rassemble par parties, allusions et non par concepts. Il n'est pas faux en ce cas de stigmatiser la situation: il y a un baroque discursif. Mais nous sommes requis d'aller plus au large, sans craindre à notre tour la falsification verbale. Au tout premier abord, et fort souvent, les psychiatres existentiels furent considérés en tant que cliniciens du verbe, des mots à résonance vibrante, vivante et pour ainsi dire physique. C'est là déjà une clinique méta-physique élaborant la physique humaine des vocables, leur ton, leur sens, leur parure anthropologique en somme. A l'issue de notre parcours, ces indications préliminaires méritent réévaluation. La clinique existentielle n'est pas que métaphysique. Sa fantastique indique

sa destination surréaliste. Surréaliste signifie 'irréel', énigmatique, à mesure que la clinique se voit poussée loin au-delà du réel de la clinique instituée, psychiatrique. Quel discours la clinique surréaliste enferme-t-elle alors? Non plus une métaphysique. Cet état est dépassé. Nous dirons: une 'épimétaphysique' ou selon l'usage sérieux derrière son dérisoire, et désormais consacré depuis Jarry, écrivons: une 'pataphysique'. La pataphysique, abus discursif, est le complexe énigmatique visant à rationaliser des solutions imaginaires. Qu'on se rappelle l'usage dirimant que fait Binswanger des arguments de Husserl et de Schelling, résolus tous en pure fantaisie. Dans *Candide*, Pangloss est la péjoration faite homme, le pataphysicien stigmatisé par Voltaire. A l'âge classique il est vrai, la Raison, la pensée sont la structure profonde qui double le discours. Souvenons-nous à cet égard de ce que dit M. Foucault de la Logique d'Arnauld et de Nicole dans *Les mots et les choses*. Chomsky refera d'ailleurs le travail. Au début du XXième siècle s'installe par contre un pathos, pour ne pas dire une folie, des mots. Et les psychiatres existentiels sont manifestement emportés par ce basculement paradigmatique. L'écriture domine la pensée; c'est la 'panglossie' d'ailleurs bien partagée par nombre d'écrivants, selon le mot de Barthes. L'immensité de l'abîme culturel ouvert par la fracture perceptuelle husserlienne se nie par le biais d'une magie verbaliste. Tout est lisse de vocables en réseaux denses, sans gouffre. Il nous semble que notre actualité vit encore de cet abus culturel. En tout cas il n'est pas étonnant qu'une pratique séméiologique, institutionnelle et construite comme la psychiatrie réelle, dont la fonction est d'abord d'examiner – sans le dénier – les torsions et cassures psychiques, se soit vue littéralement empalée par les 'rhétoriqueurs' de tout poil. L'argument, bien entendu, ne touche les psychiatres existentiels qu'à un degré infiniment moindre. N'oublions pas qu'ils sont d'abord psychiatres.

3. Une courte remarque encore conclusive s'impose, ouverte d'ailleurs sur la suite de notre exposition: les psychiatres existentiels, maîtres ès faux discours, se sont occupés, captés par leurs tâches destinales, à tracer culturellement une ligne conceptuelle de falsification – articulée par 'l'imagination', 'l'intuition' et la 'vie' –. Il s'agit là d'un discours abusif. Mais il faut simplement remarquer que notre chapitre est consacré à l'efficience, à l'aura culturelle des régimes philosophiques efficaces ou conceptuels. Les conclusions ne valent donc que pour le chapitre. En aucun cas n'est concerné le formidable exercice post- ou para-Critique qui émerge brutalement dans la *Pax romana*, laquelle légifère dans la maison kantienne. La paix du foyer (cf. la *Critique*) s'embrase et propage l'incendie dans l'*Opus postumum*. Le sérieux de cette situation *conceptuelle* n'est donc en rien affecté par la panglossie culturelle des psychiatres. Laissons soupçonner toutefois qu'une alliance finale n'est peut-être pas un vœu pieux. Le verbe de l'existence jouera certainement son rôle. Nous verrons lequel en temps opportun.

4. Ces considérations négatives assignent enfin à l'*Existence sans Essence* de se reformuler si possible. Une psychopathologie philosophique y gagnerait plus de consistance. Deux canaux fraient tout de même une voie dans le pêle-mêle de la riche fantaisie. Tout en masquant l'abîme discursif de l'existence, ils semblent déblayer un peu le fatras. Expliquons-nous car rien ne va de soi dans ce terrain vague, fût-il enrichi d'espèces de musée mal vieillies. Binswanger servira à nouveau de territoire archéologique. Dans *Philosophie und Naturwissenschaft*, Szilasi risque une remarque importante: Binswanger n'est pas indifférent à une dimension herméneutique de la quête. Certes, tout se discute encore, et au sein de l'idée-cadre de falsification; Binswanger évoque effectivement '*die hermeneutische Kommunikation*', ce que Szilasi commente ainsi: '(chez Binswanger), l'herméneutique concerne la production de la possibilité de communication avec le malade' (p. 113). Mais 'découvrir la constitution de l'expérience de chaque malade', voilà qui ne ressortit aucunement au propos de l'esprit authentiquement herméneutique, très loin d'être préoccupé par le problème de la pathologie intersubjective (cf. la situation de l'herméneutique depuis Aristote). Cependant une largeur d'esprit s'impose: une problématique de la '*lisibilité*' d'autrui apparaît soudain moins fantastique et énigmatique que celle que nous avons développée. Il existerait un ressort, pour tout dire une profondeur déblayée, qui entraîne le discours vers le creux d'autrui au lieu de se laisser se reproduire interminablement dans la fantastique de l'existence.

Enfin la seconde voie concerne tous les psychiatres à un niveau égal; elle confirme l'amorçage réaliste par une herméneutique, fût-elle fruste et dans le fond parfaitement fausse. Le *Leben* joue dans le discours de l'existence un rôle aussi régulier que les lois quantifiées dans la physique scientifique. Il ne suffit pas, à notre sens, de laisser jouer la dérision contre les facilités conceptuelles d'une *Lebensphilosophie*. Elles sont évidentes. Par contre l'enjeu culturel d'une *Lebensphilosophie* engendre la disposition d'une charpente de discours, qu'on examinera, et dont la portée est de transformer une conceptualité, certes abstraite à force de répétition usante, en une culturalité qui confère à la 'lisibilité' de l'existence la dimension enfin d'un événement. Les deux voies de déblayage aboutissent ainsi à la nécessité de lire en l'interprétant un *texte existant*, qui semblerait juguler l'*existence fantastique*.

2. *Le texte existant: (le cas Dilthey)*

Husserl impose la nécessité d'un non-savoir *de* l'existence centrée autour du noyau corporel. Une première possibilité de psychiatrie philosophique s'est épuisée dans un panglossaire fantastique: le savoir *comme* existence est falsification. Les deux notations conclusives qui précèdent nous ramènent à Husserl: selon Husserl le savoir, le logos, est partie prenante de l'existence;

sans relation conceptuelle à elle, il s'abîme en elle. Toutefois, un chemin de traverse antiabyssal se propose à notre avancée: le savoir est *dans* l'existence, comme chez Husserl, mais dans une existence sensée, 'lisible' affirmions-nous à la suite de Szilasi commentant Husserl (cf. son livre, p. 88 à 90). Husserl semble alors contourné. Dans ce contexte, un nom s'impose: Dilthey. Pour ne pas égarer le lecteur dans une bibliographie lointaine, nous utiliserons surtout *Le Monde de l'Esprit*, série d'articles fondamentaux traduits chez Aubier. Le livre de Raymond Aron: *La philosophie critique de l'histoire* (Seuil) demeure un excellent commentaire, absolument fidèle. Enfin précisons que nous éviterons cette fois les citations longues, les explications introductives puisqu'aussi bien il s'agira, ici encore, d'un dévoiement par les psychiatres d'un texte qui abrite leur centre problématique. Le dévoiement ne caractérisera plus une lignée conceptuelle, comme dans l'*existence fantastique*, mais une ligne méthodologique, celle de Dilthey justement. L'impression naît d'ailleurs que les psychiatres, au cours de ce chapitre, sont progressivement enserrés par les textes dont ils abusent, car ces textes s'avèrent on le verra de plus en plus, lourds à manœuvrer. Heidegger nous permettra d'ailleurs d'en terminer avec cette question de la malversation des philosophies, ancillaires d'une psychopathologie philosophique à fondement glossologique.

62. *Dilthey, les psychiatres et le Geist allemand:* Les psychiatres sont loin d'ignorer Dilthey. Ce dernier fait d'ailleurs partie, au début du siècle et juste après sa mort (1911) du *Geist* allemand. Ses idées structurent le sens commun des intellectuels, qu'elles soient encensées ou rejetées. Binswanger, décidément le plus philosophe des psychiatres – et c'est pourquoi il est souvent fait appel à lui, à son écriture donc exemplaire – Binswanger ainsi consacre à Dilthey le §II du Chap. II de son *Einführung in die Probleme der allgemeinen Psychologie*. Il est remarquable que l'ouvrage est fort ancien et remonte à 1922. Mais pourquoi donc tous les psychiatres, existentiels en particulier, aiment-ils se ressourcer à cette figure du *Geist* allemand?

Il existe une première raison, selon nous extérieure bien qu'effective: Dilthey est un rempart contre le scientisme. Mais une seconde explication se présente, plus intrinsèque; s'il est deux concepts que la pensée du temps fait ressortir de Dilthey ce sont justement ceux d'interprétation et de vie, d'ailleurs étroitement liés chez l'auteur des *Idées concernant une psychologie descriptive et analytique* (1894). Notre tâche va être de démontrer comment les psychiatres sont absolument habités par l'événement que constitue la projection culturelle de ces deux concepts de Dilthey. Il serait trop long d'exposer Dilthey. Nous nous contenterons de proposer les dimensions discursives de l'événement qui vient d'être évoqué. Ce qui signifie qu'on ne s'attardera pas *directement* sur le *Leben* et l'*Hermeneutik* mais qu'ils se rencontreront de biais, dans les enjeux discursifs formant la culture des psychiatres. Le principe d'espérance qui régit les lignes qui suivent se formule ainsi: va-t-on certes contourner l'abîme culturel engendré par Husserl, mais en limitant au maximum l'esprit de fraude? Alors se déploierait une immensité culturelle bien entendu logomachique mais plus dynamique que celle suscitée par la falsification fantastique de l'existence. L'énigme discursive, réelle, quitterait toutefois la strate de la pataphysique composite.

63. Dilthey et Husserl: critères de la psychopathologie philosophique. La condition nécessaire – certes non suffisante – pour faire échec à la panglossie consisterait à constater chez Dilthey, comme chez Husserl, une approche du schème de rétroréférence. Mais avançons d'abord ceci: dans la troisième section de *Ideen* II, Husserl avoue sa reconnaissance à Dilthey qui 's'est acquis des mérites impérissables' (p. 245 de la traduction française); Dilthey, encore, est cet 'homme d'une intuition géniale' (Ibid.), bien 'qu'il n'ait pas pu' malgré l'approbation générale des naturalistes, freiner le cours de leur développement' (p. 246). Dans la perspective nôtre, nous ne ferons pas ressortir les désaccords entre Husserl et Dilthey. Le problème en effet, réside dans l'examen d'une potentialité (au moins) de non-détournement psychiatrique de Dilthey; elle serait garantie par le fait que ce dernier annonce certaines exigences husserliennes fondamentales, et que donc le critère d'un jugement de l'utilisation de Dilthey par les psychiatres serait indubitable parce que Husserl joue le rôle justement de pierre de touche indiscutée. En clair une collusion certaine de Dilthey et de Husserl aidera à juger du comportement des psychiatres par rapport à Dilthey.

Avant de questionner la rétroréférence, il faut donc déjà préparatoirement donner un contenu au jugement flatteur porté par Husserl sur Dilthey. Un premier élément l'emporte: Dilthey, comme Husserl, mais à l'instar de Kant aussi nous l'avons vu, est concerné par l'idée d'un discours fondamental, élément nodal d'une reformulation de la psychiatrie existentielle en psychiatrie élargie. Aron est clair sur ce chapitre; il remarque que Dilthey est kantien orthodoxe jusqu'à un certain point (p. 37): 'la critique de la raison pure n'est que la forme dernière de l'esprit métaphysique. Elle marque la réfutation de la métaphysique par elle-même'. C'est qu'une postcritique est nécessaire; Kant s'est contenté de penser 'l'univers comme un objet' (Aron, p. 37). La métaphysique de l'objet total est illusoire. Il faut fournir un 'principe d'unité' (Ibid.) où les sujets forment un 'milieu' avec les objets. On l'a vu c'est exactement le projet de l'*Opus postumum* kantien. C'est aussi le fond de la 'philosophie première' que Husserl voulait écrire après l'*Idée de la phénoménologie* (1907). Ainsi Dilthey est partie prenante d'un discours sous-structurant celui des psychiatres. Il ne jaillit pas *ex nihilo* tel une comète.

L'évocation de la structure rétroréférentielle est dorénavant possible. En effet, elle s'ajuste sur la considération qui précède. Dans le relevé effectué rigoureusement par Aron, Kant est le repoussoir tandis qu'une phraséologie husserlienne se prépare: 'les catégories (de l'esprit) (…) laissent subsister en elles un noyau obscur (…). En vérité, elles émanent des expériences de l'être vivant' (Aron, p. 36). On croirait voir s'écrire un brouillon de *Erfahrung und Urteil* (Husserl). La référence, c'est 'l'expérience' car le problème ne doit plus se poser dans les termes de la pensée contemplative' (Aron, p. 37). Qui plus est la référence est conséquemment rétroactive: le principe d'unité des sciences morales; 'c'est en l'homme lui-même qu'il doit résider' (Ibid.). Cet immanentisme respire avant la lettre un parfum husserlien. Adoptons désormais une forme synthétique afin d'assurer la mise au point: 'l'abstraction qui isole systèmes et formes est bien accordée à l'articulation même du réel: la texture des systèmes et des formes qu'analysent les sciences sociales est en même temps intelligible et réelle' (Ibid.). Voilà formé le principe de rétroréférence entre le sensible/réel et l'intelligible. Certes Dilthey a en vue les sciences morales et l'histoire alors que Husserl est plus totalisateur. Mais sur le terrain diltheyen, que Husserl pratique également (cf. l'Europe et l'histoire comme réalités et comme culturalités philosophiques *in* respectivement la *Krisis* et *Erste Philosophie*), les points de vue sont homologues. Les psychiatres, en utilisant Dilthey, roulent sur une problématique archontique qui se formera explicitement chez Husserl.

64. *Dilthey, les psychiatres et le Leben:* L'assise structurelle bien posée, il est opportun de tirer au clair désormais ce que les psychiatres tirent du concept diltheyen-husserlien de *Leben* et du concept diltheyen d'*Hermeneutik*. Nous continuons en somme d'appliquer les critères d'évaluation que nous avons fait ressortir auparavant à cette fin. Dilthey préfigure ici à nouveau Husserl: 'Tout cela montre, dit-il, la possibilité d'une psychologie qui, partant de l'ensemble bien compris de la vie psychique (…) n'entreprend pas de construire le système général de causalité des faits psychiques' (*Idées concernant une psychologie descriptive et analytique*, in *Le Monde de l'esprit*, p. 180-181). Ce statut déterminé de la psychologie fait penser à Husserl, préoccupé des limites épistémologiques de la psychologie. Il s'agit de préserver la vie. Un psychiatre, E. Straus dans *Psychiatrie der Gegenwart* (p. 928) place également le vivre au premier plan. Mais tous les psychiatres tomberaient en définitive d'accord, et facilement. Aussi n'enfonçons pas les portes ouvertes.

La vie, selon Dilthey, est ce qui offre prise à la *compréhension*, infiniment mieux adaptée que les inférences causales *explicatrices*. L'opposition 'explication-compréhension' chez Husserl, est en contrepoint direct avec la mélodie continue de la découverte diltheyenne. Ceci est un premier acquis. La pensée de Dilthey est cependant plus subtile que cette opposition grossière.

Husserl déjà, évoquait l'expérience intersubjective en deux moments de la saisie d'Autrui: d'abord Autrui est perçu comme *Körper* (corps objectif): à ce titre il est explicable, rougi parce que ému, blanc parce que froid etc. Ensuite Autrui est *apprésenté* (ou inféré perceptivement et non présenté directement) à travers son *Leibkörper* (corps enfermant une âme). A ce moment Autrui est compris, rendu dans son humanité. Dilthey, pour sa part, se livre à un propos méthodologique général qui pourrait très bien tenir lieu de commentaire à l'intersubjectivité husserlienne: 'Entre l'interprétation et l'explication (*Auslegung, Erklärung*), il n'y a pas de limite bien arrêtée, mais seulement une différenciation graduelle', (*Le Monde de l'Esprit; Origine et développement de l'herméneutique*, p. 337,338). La vie, la vie dont nous parlions, impose un complexe de renvois de sens asymptotiques à l'infini, et il ne suffit pas, comme dans les sciences de la nature d'appliquer *une* règle générale qui rend complètement compte du singulier physique. Cette univocité ne convient pas aux sciences de la vie. Husserl, ici encore, est d'accord: dès *Ideen I* il sépare les essences formelles des essences matérielles et fluentes du vécu. Ces dernières nous font accéder seulement à une 'science rigoureuse', mais non 'exacte'. Enfin il est crucial de signaler que nos psychiatres suivent absolument la même démarche. Citer les nombreux textes nous pousserait au truisme fatigant. Une remarque seulement, se surajoute: en tant que médecins psychiatres ils passent d'abord par l'état du corps, puis s'emploient ensuite à élaborer une problématique plus existentielle. Signalons sur ce sujet la présentation *didactique* inverse effectuée par Binswanger sur la forme de vie maniaque (*Über die manische Lebensform*, 1945. in *Ausgewählte Vorträge und Vorsätze* B.II). Le cas est brutal; avec la Manie il n'est pas besoin d'entrer dans le 'cours de la vie intérieure' (*Innere Lebensgeschichte*). La situation diagnostique laisse donc une procédure pure – certes complétée dans *La Schizophrénie* –. Après la nécessaire 'réduction diagnostique' (p. 261), s'impose le décryptage de l'organisme et 'spécialement du système nerveux' (p. 262). A ce moment précis, après la 'réduction' par la volonté diagnostique, le 'malade cesse d'être le partenaire d'un rapport de communication'(p. 262). Quand il parle à de futurs psychiatres, Binswanger utilise donc la rigueur psychiatrique. Et l'intersubjectivité reste, comme dans le premier moment apprésentatif chez Husserl, bloquée par le *Körper*. Mais la didactique pure, qui casse l'existence, passe néanmoins *par elle* pour aller au corps.

En conséquence les écritures psychiatriques semblent obéir positivement aux critères fixés. Les concepts diltheyens et husserliens se voient culturalisés, c'est-à-dire intégrés dans un autre contexte théorique que le leur, sans qu'il y ait apparence de violence. La principe d'espérance en la continuité diltheyenne des discours psychiatriques se vérifie-t-il? Signalons alors la conséquence éventuelle: la psychiatrie philosophique se verrait philosophée de l'extérieur, absorbée par une articulation forte. Et la panglossie serait un épiphénomène désastreux à réduire, à vrai dire un pathos du logos, ou glossolalie.

65. *L'approche herméneutique: l'accord de Husserl et de Dilthey:* L'herméneutique philologique est situable par des considérations préparatoires qui outrepassent la science des textes. Le problème de la lisibilité du texte existant trouve ici en partie sa solution. Le texte husserlien du monde naturel, comme le texte de l'histoire chez Dilthey, sont 'constitués' (au sens husserlien) par la lisibilité. L'alphabet utilisé est fruste, évidemment: il y a le 'tout', les 'parties', et l'intégration de ces derniers dans le tout. Signalons que l'intégration est une unification finalisante, motivante. Elle n'a rien de commun avec l'articulation des significations efficaces dans le sens-efficience, seule solution qui restait aux psychiatres philosophes pour masquer l'abîme des discours. Au contraire l'herméneutique *procède* d'un sans-fond, d'un mystère dit-on, mystère du Sens qu'il faut réintégrer après s'y être soi-même investi. En tout cas il y a un premier point commun, ici, entre Dilthey et Husserl dans le cadre de cette lecture fruste de l'expérience; ajoutons une notation sur la 'dialectisation': chez Dilthey il s'agit d'aller de la 'forme extérieure' de l'œuvre (sa figuralité) à la 'forme intérieure' véhiculée par l'artiste. La correspondance entre les deux formes est assurée car c'est la vie en personne qui s'exprime de l'intérieur dans l'extérieur et se laisse donc interpréter de l'extérieur vers l'intérieur. Telle est la bonne réciprocité dialectique. Avec Husserl on assiste aussi aux premiers linéaments d'une herméneutique de l'expérience: du monde naturel extérieur au monde de 'l'appartenance propre' (*Eigensphäre*) la conclusion est bonne en vertu de la dialectisation assurée par l'époché. Inversement l'époché n'empêche pas le passage antéprédicatif à la *Lebenswelt* (monde de la vie). Au nom de la vraie vie opérante (*fungierende Intentionlität* dans l'epoché, et même intentionalité qui ramène à la Lebenswelt) la dialectisation fonctionne sans problème majeur.

Mais, dans cette comparaison entre Husserl et Dilthey n'omettons pas de rappeler l'essentiel: l'accord se fait sur une préfiguration structurale de l'herméneutique et non sur un travail herméneutique effectif. N'oublions pas que Husserl croit en l'annonce des 'choses en elles-mêmes' et non à leur intrication dans un langage d'interprétation qui les repère sans les envelopper. Quant aux psychiatres, nous verrons qu'ils fonctionnent également sur les concepts de tout, de partie et de limite à 'franchir/ne pas franchir'. Mais il faudra examiner les conditions effectives du travail herméneutique, dont Husserl est exclu au profit de Dilthey, afin de juger de la situation. Pour l'instant notons par provision que le socle de préfiguration statique de l'herméneutique – si large –, où se répète la solidarité critériologique de Husserl et de Dilthey, ne semble pas détournable par la psychiatrie philosophique. Encore une fois il serait fastidieux de battre le rappel de tous les textes; cela tournerait à la compilation. Quelques-uns suffiront au moment adéquat.

Il est un second point de convergence, aussi déterminant que le premier. L'approche herméneutique de Husserl n'est pas tout à fait absurde; mais il faut en voir la raison. Le blanc corporel du corps est le moteur de l'équation abyssale entre sens et signification. Les deux mondes (naturel, transcendantal) qui viennent d'être évoqués reposent sur la fracture perceptive nécessitant 'réduction'. Or ces deux mondes sont le même Monde, comme le corps-efficience et le corps-efficace sont le même corps, comme le sens et la signification dualisent la même instance sémantique: la *possibilité herméneutique* est ce *travail dirimant* de précision d'une unité cachée par la dualité. Le travail d'ailleurs ne finit pas. Ce jeu est rapprochable du mystère herméneutique, bien que Husserl toute sa vie durant a cherché à distancier les mystères en les objectivant, c'est-à-dire en les ex-posant comme *pro*-blema.

La même confluence dirimante travaille le corpus diltheyen. Dans une note riche, (p. 301), Aron reconnaît la différence en soi de la 'compréhension' et de la 'signification'. Mais pratiquement, 'l'intelligence du texte' ne souffre aucunement des équivalences de fait entre sens et signification, qui s'élaborent donc sur un autre plan que la séparation de l'*erklären* et du *verstehen*. Exhaustivement, Aron expose que quatre définitions interpénétrables du 'concept de sens *ou* de signification' (p. 301) sont comme additionnées: 'a. définition totale (contenu idéal); b. valeur expressive; c. relation à la totalité; d. intelligibilité du psychisme'. Sens et signification, tel est finalement le problème, sont pris dans des contextes capables de s'échanger. Notre souci principal, toutefois, est de noter une fois de plus l'homologie entre la structure en vrille du 'sens-signification' husserlien et la reproduction de ce phénomène avec Dilthey.

66. *L'entrée dans la terminologie herméneutique (Dilthey):* Les armes critériologiques sont là dorénavant. C'est-à-dire qu'il va être possible de passer d'une paraherméneutique fruste, à laquelle Husserl n'est pas étranger encore, à une herméneutique effective, où le vecteur qui soutient tout jugement est Dilthey. Le sort des psychiatres se jouera enfin. Une première ambiguïté va gouverner le débat et à la limite, *stricto sensu*, pourrait le refermer de droit. Dilthey se penche sur les productions littéraires textuelles, artistiques de l'Esprit. Et les psychiatres ont devant eux un sujet vivant, lequel n'est pas auteur ou artiste. Mais nous continuons le débat tout de même: en effet les longues et souvent fascinantes monographies des psychiatres sont comme la projection de la 'forme intérieure' (Dilthey) du psychopathe aidé par le psychiatre à formuler ce qui deviendra 'une forme extérieure' (Dilthey): la monographie. Le psychiatre herméneutique doit alors revenir de la forme

extérieure à la forme intérieure et s'employer, comme dit Schleiermacher, repris par Dilthey, à 'mieux comprendre l'auteur qu'il ne s'est compris lui-même' (*Le Monde de l'Esprit*, p. 332). Il y a donc bien un terrain commun entre herméneutique et psychiatrie philosophique, malgré une hésitation indubitable.

La psychiatrie philosophique serait une voie royale, cependant, si la difficulté herméneutique s'arrêtait là. Nous allons comprendre désormais pourquoi, dans le chapitre précédent, une approche herméneutique de l'existence, facilitée par les distinctions de Natanson entre le *Was* et le *daß* de la *Norm*, s'est révélée impossible faute d'un outillage conceptuel satisfaisant. Que dit Dilthey? Evoquons sa méthode, qu'il résume en une apparente présentation aporétique: '*Deuxième aporie*. Tirer le *tout du détail* et ensuite le détail du tout. Le tout que forme une œuvre exige, en effet, qu'on en vienne à l'individualité (de l'auteur) à l'ensemble littéraire dont elle dépend. Enfin la méthode comparative seule me fait comprendre plus profondément qu'auparavant toute œuvre et même toute proposition particulière. La compréhension résulte donc du tout, qui résulte pourtant lui-même du détail'. Il est difficile d'être aussi concis (p. 332). On retrouve les éléments que nous évoquions plus haut: le tout, la partie. Cet autre texte fait la part belle à la difficulté du passage de la partie au tout: 'Et voici qu'apparaît la difficulté centrale de toute herméneutique. Il s'agit de comprendre, à l'aide de mots et de combinaisons de mots, l'ensemble d'un ouvrage; or la pleine compréhension du détail suppose déjà celle du tout! (Voilà un) cercle vicieux (…)' (p. 331. Ibid.). Le passage de la partie au tout exige des limites d'articulation qui sont à extraire du tout! Il est vrai que 'l'exégèse ne peut jamais remplir sa tâche que jusqu'à un certain point' (p. 332. Ibid.). Mais la solution consiste à un 'aller-retour-aller': aller au 'centre du processus créateur', retourner ensuite 'à la forme extérieure et intérieure de l'œuvre' et aller à nouveau à la 'tournure d'esprit de l'auteur' qui recèle l'évolution de l'auteur et celle de ses ouvrages' (p. 332. Ibid.) Les parties et le tout sont progressivement exhibés par paliers. Ainsi sont dialectisées positivement les limites, frontières entre parties, lesquelles sont des obstacles à dépasser par l'intégration venant d'un tout et non l'articulation procédant d'elles.

67. *Dilthey faussé:* Qu'écrivent les psychiatres? De toute évidence la difficulté va porter non sur les concepts de tout et de partie, véhiculés par l'air de l'époque et un certain romantisme. Bien plutôt le centre de la question va être dominé par la signification du passage au-delà des limites et frontières. Chez Dilthey, la limite est à dialectiser. Qu'en est-il pour les psychiatres, affrontés au 'texte-existant-en-homme'? Le jeu herméneutique du sens-signification, hanté par la tragédie humaine, ne va-t-il pas se bloquer? Binswanger annonce la couleur dans *Wahn*, et avec son vocabulaire

schellingien-husserlien, dit à plusieurs reprises que la perception normale engageant *Ding*, *Eidos* et *Bildbildung* se structure à partir de la composition définie et statique des limites-frontières, *der Grenzen*. Dilthey annonce une 'physiologie' conceptuelle, une circulation, nécessaire à l'appréhension du sens. Alors les limites sont à franchir, avec toutes les précautions théoriques qui s'imposent. Binswanger au contraire, se prononce pour une 'anatomie' conceptuelle où sont cardinales les positions des formes ainsi que leurs limites. La thèse de l'un et celle de l'autre sont séparées par un océan. 'L'herméneutique binswangerienne', comme dit Szilasi, est encore médicale; elle transpose au mieux la biologie de Goldstein. C'est pourquoi il préfère l'axer sur les problèmes de communication avec le malade. L'avancée de Binswanger vers une conception psychanalytique – vers un changement d'herméneutique donc – ne nous semble pas indifférente à son propre blocage herméneutique qui fausse la source diltheyenne.

Les psychiatres philosophes sont à la traîne de cette conception, décourageante disons-le. D'abord le tout est à limiter pour exister lui-même (voir Kuhn: *Psychiatrie der Gegenwart p. 879*). Storch est le spécialiste de cette affirmation (Storch: *Wege zur Welt und Existenz des Geisteskranken p. 165*). Le *Ganze* est *Grenze* (p. 226, 223), citons les pages: 70, 135, 176. L'Anthropologie y est *umfassend* (p. 231). Allons aux parties significatives: Storch, notre champion, affirme que la *Grenze* est réalisante. Gebsattel, l'auteur dont le grand talent a été ici utilisé, cède pourtant à la contagion: si le lecteur peut accorder que, chez l'obsédé, 'il y a une transcendance des objets, mais ayant les caractéristiques de l'intériorité' – ce qui justifie la préservation non-morbide des formes – le propos suivant concernant le moi a une autre dimension: 'l'obsédé a peur de la perte de sa propre forme-eidos' (*Prolegomena einer medizinischer Anthropologie*, p. 124; p. 128). Dans le second passage, Gebsattel plaque la grille de lecture de la *Grenze* (frontière); or la Grenze est certes préservante psychologiquement, mais en quoi est-elle heuristique théoriquement? Chez le psychiatre qui est peut-être le plus subtil dans ses descriptions, la même méprise sur le fond de roulement diltheyen du discours crée un indéfectible embarras. Dilthey est faussé. Complémentairement la fuite créatrice du sens dans la signification, et inversement, est bloquée. L'herméneutique effective est désavouée par un impératif médical, qui intercepte la mobilité des vues.

68. *L'intérêt de E. Straus, encore:* Cette remarque n'est en rien calomnieuse pour le médical et la pensée qui en est issue. E. Straus le prouve superbement. Tout d'abord rappelons qu'il expérimente le corps vif, le corps de danse, où se joue la dramatique de l'inclusion réciproque du sens (le style, l'efficience) et de la signification (la composition gestique dominée). Straus d'ailleurs est parlant: il y a deux corps, 'celui que je suis, celui que j'ai'

(*Psychiatrie der Gegenwart* p. 962). Le corps expérimenté ne s'enferme pas dans un *Ganze* quadrillé de significations refermées. Non, il est en rapport à l'*Allon* (*das Andere*; et non *der* Andere). L'Allon (l'Autre) est l'espace de la vie; son élargissement, sa restriction engendrent la pathologie. Mais Straus continue sa généalogie herméneutique; il est regrettable que nous ne puissions livrer que la conclusion de Straus, qui porte justement sur le dépassement de la *Grenze* dans les rapports tout-partie: '(l'Allon implique que) c'est une partie (Teil) qui d'une certaine façon appréhende justement le Tout, Tout auquel elle est subordonnée en tant que partie et à qui elle appartient' (*Psychiatrie der Gegenwart*, p. 965). La *Grenze* n'est pas fixante, à l'instar de celle évoquée par les autres psychiatres: les parties sont captées dans un '*Zusammen im Gegenüber*' (un être-ensemble dans leur opposition' (Ibid, p. 960), grâce à la fonction d'*Allon*, qui engendre la continuité d'une '*Spannung*', à valeur 'dialectique' (dit Straus, p. 962), et par laquelle tout tient dans son ensemble. Avec Straus on approche de la lisibilité du corps existant, avec l'effectivité d'une '*Spannung*' entre sens et signification qui engage positivement le travail dialectique. Sans théoriser la fracture perceptive – ce qui est un échec avons-nous dit – la recherche de Straus bénéficie du moins de l'articulation entre l'immensité perceptive antéprédicative et l'immensité culturelle chevillée au langage d'époque de Dilthey. La reprise culturelle de Straus ne louvoie pas avec la problématique conceptuelle de Dilthey.

En bloquant la dialectique fructueuse du tout et des parties dans le texte d'existence, véritablement ceinturé par les *Grenzen*, les psychiatres en général n'ont pu donner suite, dans l'effectivité, à la préparation herméneutique annoncée au départ. Or l'exigence de l'interaction sens-signification est irréfragable. Husserl et Dilthey s'en sont montrés garants. En conséquence une lignée méthodologique, articulée autour du *Leben* et de l'*Hermeneutik* résonne avec la lignée conceptuelle de déploiement dans l'*existence fantastique* (*le cas Schelling*). Ici les psychiatres abusent d'indéniables homologies structurales avec Dilthey et des difficultés qu'elles suscitent. Mais les psychiatres dévoient la base homologique, qui était elle-même authentifiée par la conjonction critériologique de Husserl et de Dilthey.[10] L'exemple riche de Straus montre toutefois que l'alchimie culturelle peut cesser et que les ordres discursifs aberrants ne sont pas illimités. Y aurait-il un terme à la falsification?

3. *Le texte préexistant (le cas Heidegger)*

Le *Leben* et l'*Hermeneutik* diltheyenne balisent la piste suivie. On a vu notamment le dévoiement de l'*Hermeneutik* de Dilthey malgré des convergences certaines dans les formulations premières que suppose l'herméneutique. Or la tâche de Heidegger entre autres, est de corriger Dilthey en transformant son célèbre cercle herméneutique. Dans ce cas alors s'offrent deux issues: Heidegger autorise-t-il la psychiatrie philosophique à certaines espérances d'autoconstitution? Ainsi serait recréé l'équivalent d'une médecine philosophique prépsychiatrique. Un âge classique se préparerait. Au contraire, et dans la mesure où Heidegger est déjà surexistant terminologiquement chez les psychiatres, ne peut-on imaginer que le destin de ces derniers est finalement de se laisser enfouir par la problématique typiquement heideggerienne? Dans la situation actuelle il y a rapport de forces, sur une base husserlienne qui consolide la psychiatrie philosophique: rapport de force entre celle-ci et un Heidegger peut-être utilisé/utilisant. Bien sûr c'est du texte de Heidegger qu'il s'agit. Heidegger lui-même s'est volontairement démis de cette problématique psychiatrico-anthropologique. L'idée est donc intéressante de pousser les éléments de la situation jusqu'au maximum de leur intensité afin de considérer si Heidegger ne mérite que la place d'une terminologie-refuge pour la psychiatrie existentielle. La question du chapitre retentit d'une manière adéquate dans notre cadre heideggerien: quel est le sort d'*une existence sans essence*? Car on connaît la position antiplatonicienne de Heidegger. L'énigme engendrée par la falsification de l'existence va-t-elle cesser?

69. Les psychiatres, Straus: La position de E. Straus présente un indéniable intérêt; c'est un psychiatre qui refuse les patronages dépersonnalisants. Nous allons remarquer que, après qu'il a d'ailleurs critiqué Husserl, c'est ici Heidegger qui va devenir la cible. Un autre intérêt se mêle au premier: Straus nous fait progresser hors la succession des noyades théoriques qui ont résulté de la volonté de recouvrir d'une laque de vocables en réseau le discours husserlien en abîme. Souvenons-nous: l'échec d'une conceptualisation husserlienne de la rétroréférence a prouvé que le savoir n'entrait pas dans la fracture comme savoir; il devait alors s'y abîmer en discours; le refus falsificateur de cet édit princeps a engendré le fantastique fantoche du *savoir comme existence*, puis *le savoir d'un texte existant lisible*, qui a suscité l'errance herméneutique connue. Dans ces cas la dialectique abyssale du sens et de la signification, entée dans la fracture perceptive, se voit figée en bribes de vocables plus ou moins longues. Tout s'avère énigmatique. Et Straus vient, restitue l'expérience du corps, échoue dans la théorisation de la perception, mais décèle le mélange des eaux du sens efficience et de la signification efficace. Straus ouvre le secret du corps, ouvre l'aura du corps, qui est *Allon*. Alors l'existence humaine n'est plus ressortissante du savoir dans l'existence écrite, comme chez les épigones diltheyens. Certes Husserl l'avait interdit: il n'y a pas savoir *de* l'existence. D'où le règne de *discours sur* l'existence en psychiatrie.

Mais Straus est nouveau, ici encore: Dans *Psychiatrie der Gegenwart* il reproche aux théoriciens figés d'oublier les *Animalien* élémentaires: le vivre, le mourir (p. 932), le *Kampf mit der Natur* (p. 936). Alors les termes des propositions sur le savoir méritent d'être inversés. Jusqu'à présent, l'idéalisme de la psychiatrie philosophique, cherchait le rapport savoir-existence, conscience-être. Maintenant l'existence est première: elle est au cœur du savoir, et conditionne ce dernier. Les propos frauduleux des psychiatres sont justement issus du fait que les discours quêtaient une existence dont Husserl a montré son inconceptuabilisation perceptive. Un tournant s'annonce visiblement. Straus, malheureusement ou heureusement pour sa vitalité, refuse les théories larges. Or ces dernières, les psychiatres les ont imposées. Voyons donc la place de choix de Heidegger dans ce marché aux idées fort disputé.

70. *Straus, Heidegger:* Le texte de Straus *Psychiatrie und Philosophie* (*Psychiatrie der Gegenwart*) est une indéniable épine irritative dans le concert sirupeux des concepts souvent usés par leur répétition. Certains éléments, par exemple, donneraient à penser une confraternité au moins relative avec Heidegger. Loger la connaissance dans les dépendances de l'existence, voilà tout de même une homologie décisive. Pourtant Straus critique Heidegger lui-même dans son *Einleitung: Natur und Dasein* ('Introduction: Nature et existence-ici'). Le ton se donne au départ: 'On ne peut rien tirer de Heidegger' (P. 930); 'il manque le rapport à la vie, à la nature, au corps propre, en bref aux corps animés (*Animalien*)' (Ibid.). En court, écrivons terminalement que Straus insiste sur la nécessité de se méfier 'de la philosophie mal utilisée' (937)! Ceci semble sans appel. Et nous ne cherchons pas artificiellement à rapporter les points de vue mais à comprendre les raisons du ton de Straus. Il vise les facilités terminologiques de la psychopathologie philosophique, cette éponge jamais rassasiée de liquidités verbales soustraites à l'air du temps. La rigueur de Straus est remarquable. Elle tranche sur le débat.

71. *Heidegger et les psychiatres philosophes:* Mais autre chose attire l'attention. Disons tout de même que Heidegger, lui aussi, considère que *l'existence est projet dans l'ouverture préliminaire au savoir*. Aucun relent d'idéalisme... ceci ne peut déplaire à Straus. Que se passe-t-il donc? Deux vocables sont étonnants: Straus parle plutôt de vie; Heidegger, d'existence. Or la vie est commune aux vivants; l'existence caractérise les hommes. A Binswanger, Straus reproche même 'l'absolutisation de l'existence' (Ibid. p. 932). Il y a raison à cela: Straus est le thuriféraire du vivre parce qu'il ne conceptualise pas l'existence-ici, dont la vie fondamentale est qu'elle *perçoit* le monde avec des catégories humaines. Nous l'avions dit déjà: Straus, dans l'apogée de la danse, court-circuite les structures rétroréférentielles du perceptif. En ce sens la critique effectuée par Straus de Heidegger est

intrinsèquement limitée. Il faut certes tester Heidegger sur la question épineuse de la rétroréférence afin, au moins, de fonder l'autonomie de ses enchaînements par rapport à Straus. Ceci nous resituera d'ailleurs dans l'orbite husserlienne.

Cela sera vite fait. Il faut aussi surveiller toutefois un autre front: en quoi Heidegger proposerait-il un progrès aux psychiatres philosophes par rapport à l'herméneutique diltheyenne? Nous serons brefs, injustes presque, comme pour tout ce qui va toucher aux textes de Heidegger dans cette partie. Nous postulons que Heidegger est connu et qu'il nous suffit donc d'exposer la destination des 'monstrations' heideggeriennes. Situons d'abord Heidegger par rapport à Dilthey. Empruntons à Gadamer, qui connaît très bien la question: 'quand on pense à la vision historique du monde et à son développement de Schleiermacher à Dilthey, on ne prendra jamais cette question au sérieux. Partout on rencontre la même position. L'exigence de l'herméneutique ne paraît satisfaite que dans l'infinité du savoir (…). L'herméneutique se présente comme fondée sur l'idéal d'une *Aufklärung* achevée, (…) sur la suppression de notre propre finitude et sa dissolution dans l'infinité du savoir, bref sur l'omniprésence de l'esprit' (…) in *Wahrheit und Methode* (Seuil) (p. 185-186). Le texte est long, mais clair et se suffit à soi-même. Le même Gadamer caractérise ainsi la nouveauté herméneutique de Heidegger: 'La théorie de la compréhension atteint son apogée dans la doctrine de Schleiermacher de l'acte divinatoire par lequel on se transfère entièrement dans l'auteur et, dans cette position, on dissout tout ce qui, dans le texte, est étranger ou étrange. Dans la description que Heidegger fait au contraire du cercle, la compréhension du texte reste déterminée en permanence par le mouvement anticipant de la précompréhension' (Ibid. p. 133). Encore un propos qui ne réclame pas commentaire, bien qu'il entraîne des conséquences.

72. Husserl, Heidegger et la structure du problème perceptif: En effet nous parvenons à un point fondamental, qui distingue par exemple Heidegger de Hegel. Chez Heidegger il y a une substructure husserlienne, qui va se dégager peu à peu. La question tourne autour de la référence à une 'précompréhension' et de la rétroréférence à la 'compréhension simple' du texte. Deux perceptions de degré de formalisation différente se partagent le terrain de l'expérience. Chez Hegel au contraire l'expérience est dépassée/dialectisée: l'expérience de la conscience est le passage d'une conscience en soi, opaque, lourde de soi dans les choses visées à une conscience pour soi, lumineuse, claire de soi dans la 'chose elle-même' de la Raison. Notons simplement le statut différent de l'expérience: chez Heidegger c'est l'expérience perceptive qui est dialectisante. Hegel au contraire dialectise l'expérience perceptive (cf. le début de la *Phénoménologie de l'Esprit*). Heidegger est structurellement proche de Husserl. Et alors il aurait affaire avec une psychopathologie philosophique. Affaire à préciser, d'ailleurs. Mais un énorme point de litige demeure: Husserl fait avancer le corps en première ligne perceptive; avec Heidegger, on reste dans les mots...

N'y a-t-il point de quoi atténuer cette disparité? Il faut d'abord savoir que Heidegger n'est pas naïf sur la question: ce qu'il refuse chez Husserl, c'est l'intentionalité 'scolastique' et bien sûr l'ego consécutif. Par ailleurs, l'importance de la perception lui vient de Duns Scot sur qui il a travaillé après avoir passé au crible – des années – ces *Recherches Logiques* husserliennes qui l'ont tant préoccupé. Or les *Recherches* s'attachent à présenter les choses 'en chair et en os' et non sous couverture noématique. Le centre du débat avec Husserl ne porte pas sur la disparité perceptive. Voilà une première atténuation. Mais c'est insuffisant encore. Continuons avec l'idée que, pour Heidegger – en bon herméneute d'ailleurs – une fonction de langage s'inscrit entre la précompréhension comme forme générale qui livre le texte et la compréhension plus particulière des éléments de texte. Husserl, c'est vrai, refuse toute fécondité au langage dans cette problématique. Chez Heidegger le langage a une portée constitutrice. Ce n'est jamais un véhicule. Le langage, plus précisément, n'est pas ici conçu à la manière idéaliste-analytique qui dissocie les mots, la pensée, et les choses. Cette démarche, dans la terminologie de Heidegger, demeure 'ontique'. Mais ceci ouvre de nouveaux horizons. Pour Heidegger, dans une conception authentiquement ontologique, 'mots' et 'choses' sont des abstractions, des manques de pensée. Le concept, ici, exprime un vocable adapté à 'l'étantité'. Alors la perception retrouve la lourdeur que seule une pensée idéaliste lui retire. Quelle est donc la figure du langage qui ontologise la situation et donne corps au verbe dans le projet d'être au monde? Nous parlons de la *métaphore*, dont Ricœur – dans la *Métaphore vive* – a reconnu l'importance poétique, mais aussi poïétique, chez Heidegger. La métaphore heideggerienne est une puissance de 'trans-lation' (*metaphora*) qui débrutalise, *culturalise* les choses non-dites, les dit et charge en retour de poids ontologique le langage. La métaphore est au centre du projet ontologique de Heidegger. La rétroréférence trouve ici une valence propre: l'inférence de la 'précompréhension' permet une référence au sens-signification du texte car elle fait rétroréférence sur le texte existant à partir de l'anticipation d'un texte préexistant. *Il y a un donné qu'on dit parce qu'est prédit (précompris) par métaphore ce qui est à rétrodire (compris).* Le dire émane d'un concours interminable du sens de précompréhension qui livre le texte préexistant, et de la signification du texte existant vue par rétrocompréhension. L'interminabilité de cette réciprocité est l'essence de l'herméneutique. Et le passage du sens de précompréhension du texte préexistant vers la signification du texte existant est la métaphore, laquelle n'est jamais conceptualisable. Par exemple le sens de précompréhension nommé *physis*, rétroréféré à la véritable signification de l'œuvre d'art, qui est à dire, engendre un mouvement qui est métaphore. La métaphore constitue la signification authentique de l'étant (œuvre d'art) en le liant au sens de l'Etre (*physis*). On voit bien qu'il s'agit de plus que poésie. La métaphore est au croisement de l'étant et de l'Etre; c'est sa fonction poïétique: en elle la précompréhension ontologique rétroréfère vers la compréhension à donner à l'étant.

Ce disant, nous ne sommes pas loin de Husserl: la métaphore est un transport, ce qui suppose un 'passage par-dessus', une connexion poético-poïétique aléatoire. La *fêlure* heidegerienne gît dans les puissances du langage où la matérialité cherche forme linguistique, mais où cette forme cherche en retour un contenu matériel. Il y a divorce nécessaire dans le langage car le langage est 'Etre-homme' (ontico-ontologique). Chez Husserl il y a divorce dans la perception humaine conceptualisable. Heidegger intériorise dans le langage-homme la fracture perceptive husserlienne. Il est d'ailleurs notoire que ce soit justement en *esthétique* – avec son exigence *perceptive* – que se dépose la question heideggerienne. C'est dans l'esthétique que l'homme est interrogé. Merleau-Ponty, qui exploite également la problématique husserlienne de la perception (avec les 'extases' comblant les lacunes perceptives) aborde finalement lui aussi à l'essence de l'œuvre d'art pour reposer le problème. Revenons à Heidegger, qui opère donc un raffinement de la structure rétroréférentielle de la perception. Certes il ne résout pas la difficulté husserlienne, mais l'entretient herméneutiquement à l'infini en lui conservant son niveau philosophique, sans sombrer – à l'instar des psychiatres – dans les échos culturels des nodosités conceptuelles. Dans ce cas l'immensité conceptuelle de Heidegger est-elle contournable?

73. *La volatilisation par Heidegger de la psychiatrie philosophique*: Retournons à ces fameux textes des psychiatres. Il faut laisser de côté ceux qui, visiblement, transforment Heidegger en un refuge où ils cachent leurs insuffisances. Reconnaissons qu'ils sont nombreux. Pas plus ne sera fait référence en ce cadre à des auteurs comme Blankenburg qui au terme d'une sévère et lucide interrogation (in *Der Verlust der Selbstverständlichkeit*) finissent leur problématisation en proposant que soit réuni un véritable Symposium des Esprits (Heidegger, Freud, etc.) afin de résoudre une difficulté d'ordre magistral. Il semble qu'on fait appel ici à l'équivalent d'une sorte de *Deus ex machina* – polythéiste qui plus est –. Ce deuxième type d'évocation de Heidegger sera également évité.

Il reste alors les textes dont Heidegger constitue le centre questionnant. En suivant leur ordre de force conceptuelle, nous consacrerons quelques mots à Boss et Storch. Tous les deux ont résumé leur doctrine dans une intervention effectuée au sein d'un congrès présidé par Zutt et Kulenkampff, consacré à *Das paranoïde Syndrom in anthropologischer Sicht*[11]. Le travail de

Boss est, comme inspiré et illuminé par Heidegger. Bien qu'il se montrât diplomatiquement d'accord avec le projet anthropologique de Zutt et Kulenkampff, Boss livre rapidement sa vraie pensée. Le 'corps vécu' ne définit pas notre place; nous sommes au-dehors' (p. 23). La tonalité est donnée, et ne va pas varier. Ainsi par exemple, le travail de subjectivation est condamné. Le *Da* du *Dasein* 'n'est qu'un autre mot pour l'éclairement de l'Etre' (p. 24). En sorte que Boss se permet une critique radicale de Binswanger, concernant de celui-ci le concept de 'changement de la structure du Dasein': le 'comportement', qui manifeste pour Binswanger la transformation structurelle, n'est qu'un leurre anthropologique: en droit les changements de comportement subjectif sont des modifications dont le centre générateur est la modalisation par rapport à la *Lichtung* de l'Etre et non la transformation d'une structure anthropologique. La maladie est une 'non ouverture'. L'occasion nous est déjà venue de parler de Boss, mais ici se présente le cœur de la doctrine, exigeante, avec son granit ontologique. Certes comme tous les psychiatres, Boss compose les termes d'une démarche qui rend compte du facteur général des troubles mentaux. Cependant l'acquis s'effectue au prix d'une régression: en ne précisant aucunement les enjeux perceptifs, les régimes de langage qui transmettent ces enjeux, Boss manque la dimension d'une psychopathologie philosophique, dont traite le présent chapitre. La sympathie ressentie pour l'effort de Boss qui, au moins, ne détourne pas Heidegger, donne envie d'atténuer ce jugement pourtant irréductible: Boss, excellent médecin psychothérapeute, est philosophé par Heidegger. Boss ne développe même pas la philosophie du langage et de la métaphore, qui fournit un succédané heideggerien de la situation perceptive husserlienne. Voilà donc une psychopathologie sans philosophie autonome. L'authenticité théorique de Boss joue donc à plein contre la consistance d'une psychopathologie philosophique. Nous verrons si le cas particulier de Boss concerne l'*existence sans essence*.

Storch est malheureusement d'une ambition tout autre. Nous aimerions montrer sur un cas comment un texte peut, plus ou moins habilement, composer des problématiques différentes. Le point d'appui sera l'intervention de Storch en ce Symposium déjà évoqué. Storch suit le parcours existentiel d'un psychopathe et relève un aspect de *culpabilité* qui résonne avec la doctrine freudienne la plus banalisée. Toutefois cette culpabilité ne ressortit pas à la petite enfance, comme dit la vulgate, mais au 'cours de vie' qui a été mal vécu, gaspillé, inauthentique (Heidegger). Citons Storch qui rassemble en une formule cet étonnant chiasme méthodologique où Freud se rencontre de l'extérieur avec Heidegger: 'c'est de la vie ratée, non vécue, dont le malade se sent coupable devant soi-même et devant les autres. C'est la 'culpabilité du Dasein' et par là un phénomène fondamental de notre existence qui se révèle dans la description des modes-d'être délirants' (p. 27).

Inauthenticité et culpabilité face à la vie en devenir, voilà deux concepts
dévoyés par rapport à leur contexte. Ce n'est point dire que le propos de
Storch n'est pas cohérent: il y a bien là un enchaînement vers le malheur,
qui plus est le délire; cependant la proposition de Storch, qu'il répétera
d'ailleurs continuellement une fois conçue, livre sa pauvreté opératoire, son
absence d'impact heuristique. La 'composition' de Storch est donc d'un
baroquisme sous-bingswangerien. Chez Boss le langage psychopathologique
est absorbé par Heidegger. Ici c'est Storch qui procède à un 'bricolage' au
sens popularisé par Lévi-Strauss.

Il apparaît en somme de la pensée de Heidegger que soit elle se laisse
commettre absolument (Boss), soit elle se démet aussi fort (Storch). Dans
les deux cas la *falsification de l'existence* cesse, ou par un sérieux absolu qui
l'abolit, ou par un laxisme méthodologique qui l'avilit. Avec Heidegger se
décide donc une limite.

74. La fin de la falsification de l'existence: 1. Husserl n'est pas un homme
de langage, on le sait. Aussi la réhabilitation culturelle (sous forme du destin
de la *Lebenswelt*) de l'échec conceptuel perceptif apparaît-elle chez lui
comme une rupture. La *Lebenswelt*, l'*Europa*, le *Geist* reposent autrement la
question de la perception. Ce devient la nécessité de la 'prise de conscience'.
Heidegger au contraire se meut dans l'élément – l'élémentaire dirons-
nous – du langage. Pour lui conceptualisation et culturalisation s'échangent:
la métaphore est le carrefour de l'opération. Secondaire en droit par rapport
à Husserl, il semble premier dans les textes psychiatriques en vertu de cette
circulation apparemment facilitée par le trans-port métaphorique du concept
dans la culture et inversement. La métaphore heideggerienne rappelons-le,
joint le concept de phusis et le vocable de culture, la notion de l'Etre et celui
du déclin culturel, l'être-là authentique (en son concept) et le langage occi-
dental de l'Etre etc. Toutefois, ce qui importe le plus est que cette loi de
réciprocité métaphorique dépasse la psychopathologie philosophique qui –
sauf chez Boss dont les textes perdent leur identité – se replie sur l'anthropologie du Dasein, tant décriée par Heidegger. Aussi la tentative de manipulation
doctrinale de Heidegger (cf. Storch) qui cherche à s'élever au-delà d'une
terminologie heideggerienne de refuge, est-elle vouée à l'échec. Seul, Straus
reste lucide devant un problème pour lui inaccessible (faute d'articuler la
perception husserlienne) mais il refuse de porter l'emblème herméneutique.
Cela constitue son irréductible originalité.

2. Une dernière raison de la magnétisation des psychiatres par Heidegger apparaît définitive. Pourquoi Heidegger, qui s'y refuse notoirement, est-il
tout de même tiré de l'extérieur vers la pathologie existentielle? On ne peut
raisonnablement soupçonner les psychiatres, lesquels ne se confondent
nullement avec les discours de la psychopathologie philosophique, d'esprit

frauduleux. Qui plus est tous ensemble! En fait il y a plus simple et plus profond: Heidegger participe de la structure problématique de la rétroréférence husserlienne. Il la raffine par le travail métaphorique. Le vocabulaire heideggerien peut donc d'autant mieux 'passer' chez les psychiatres qu'il est armaturé par une structure de conduction commune à Husserl et aux psychiatres. La 'glossolalie' heideggerisante connaît un fondement dans les lois d'un glossaire husserlien. Si Husserl sert de pierre angulaire, Heidegger, en cette occasion, est pierre de touche.

3. Ces remarques conclusives ont une large valeur de propulsion: en effet une notion-symptôme a conduit notre discours à travers l'*existence fantastique*, le *texte existant* et le *texte préexistant*. C'est l'idée d'*interprétation* introduite par Binswanger-Szilasi mais fortifiée par le contact des psychiatres avec Dilthey, puis Heidegger. On peut dire sans effort que cette idée a vu sa révolution géométrique accomplie. Heidegger montre sans ménagement que les régimes de phrases psychiatriques s'ils veulent valoir, doivent s'alimenter ailleurs. Concurremment se repose la fonction du sens-signification, représentant sémantique de l'échec à pourvoir chez Husserl le corps d'un signifié. La 'mise en abîme' était la condamnation consécutive de tous les discours à se torpiller les uns les autres afin que se liquide une fonction éventuelle de signifié. La 'mise en énigme' fut le jeu de surface, la pellicule antiabyssale chargée d'articuler les significations en sens. Différents cas de figure furent essayés. Straus se refusa à l'opération. Heidegger y mit fin, tout simplement. Dès lors les lois du rapport du savoir à l'existence doivent changer, ainsi que la collision du sens et des significations. Or jusqu'à présent le point commun à toutes les situations discursives était qu'elles relevaient d'un signifié hors d'elles. La seule chance de salut pour une *Existence sans essence* est donc de réintégrer – sous une forme à définir – la fonction de signifié-référent *dans* le langage. Résumons: le savoir était pris *dans* l'existence faute d'être *savoir de l'existence* (cf. Husserl). Dorénavant il faudra que le savoir rétroréfère déjà à lui-même et se contruise comme *savoir dire*. Sur ce terrain nous trouverons peut-être un salut pour une psychopathologie philosophique. L'étude d'une dimension du 'savoir dire' va constituer l'approche ultime de l'*Existence sans essence*, c'est-à-dire de la psychopathologie philosophique. C'est le 'langage lui-même', comme s'il représentait les 'choses elles-mêmes', le *phainomenon*, qui fait événement. Alors il faut non pas interpréter ce qui se donne à travers le langage, mais 'apprendre à dire' d'abord. La recherche est renvoyée à une condition de possibilité plus primordiale: quel type de savoir s'extrait-il du dire?

III. *LA NARRATION DE L'EXISTENCE: UNE INTRIGUE DISCURSIVE*

La recherche est ramenée au *phainomenon*, qu'il faut bien exprimer par des phrases, mais sans le dénaturer: le dénaturer, c'est aussi bien le conceptualiser artificiellement que le contourner par des programmes méthodologiques caractéristiques justement de la psychopathologie psychiatrique. Ceci signifie que le *phainomenon* d'existence n'est pas saisissable dans son plenum concret. En retour les nécessaires régimes de discours, dans leur en creux symbolique, ont pour devoir d'indiquer au plus près ce plenum, loin de toute essentialisation figeante, mais aux antipodes encore de la fantaisie papillonnante. La marge est bien mince. Quel discours n'est pas conceptuel, essentiel, sans tomber par ailleurs dans la fantaisie interprétative?

La difficulté, malgré tout, est concrétisable. Et puisque nous parlons de *phainomenon* retournons à sa double immensité – échec conceptuel, transformation culturelle de l'échec –. La figure de Husserl, vivante, ressuscite sous les plissures linguistiques des plaidoiries psychiatriques. Le problème qui a bloqué l'alimentation sous-jacente des psychiatres à Husserl est résumable simplement: Husserl réussit, 'magiquement' il faut le dire, à transformer l'échec d'une explication perceptive de la philosophie en une nouvelle donne, cette fois culturelle de la perception. Il y a 'saut quantique' entre les *Recherches*, *Ideen I* et la constitution intersubjective de l'objet dans les *Méditations cartésiennes*, et l'autoperception de l'Idée d'Europe, perçue comme forme/matériau à élaborer. Le rapport entre le *vécu* (*Erlebnis*) et le *Leben* (de la vie culturelle) suit la partition des textes. Mais nous le disions, avec les commentateurs en général, le langage ne joue pas de rôle constitutif chez Husserl. Et certes Heidegger dispose d'une rétroréférence perceptive portée au plan discursif. Mais la rétroréférence renvoie, quoi qu'on dise, à une allégeance husserlienne; cependant le rôle de la métaphore est chez Heidegger originel, suscite d'autres enjeux. Les psychiatres ont forcé ici le cours de la problématique de Heidegger, originale. L'honnêteté intellectuelle implique de laisser ses chances à une psychopathologie philosophique en la centrant autour des considérants husserliens.

La difficulté est maintenant présentée. La solution par contre, n'est pas donnée. Essayons l'idée suivante, nouvelle à notre sens: Husserl est vissé à la direction-princeps des 'choses elles-mêmes'. Toutefois, et premièrement, l'approche de ces dernières varie depuis l'idée de 'remplissement' jusqu'à celle d'*Urassoziation* et de *Reiz*. Ce qui signifie que l'approche ne fut point apodictique, assurée d'un coup. Par ailleurs la pensée de Husserl est comme un immense programme qui ne parvient pas à cristalliser. Husserl semble changer de 'jeu de langage' malgré sa théorie fixe du langage. La présentation est superficielle mais introduit à une seconde: n'est-ce pas dans le langage écrit de Husserl, qui est plus programmatique que méthodique, que l'on passe de la première version du *phainomenon* à la seconde? Alors à côté des mises en place husserliennes rigides, *principielles*, se déploierait un discours sans principe en qui se formerait le véritable événement. Et nous montrerions la continuité intrinsèque avec la notion d'événement discursif chez les psychiatres. Un autre pacte serait scellé, à côté de celui de la perception. De plus, à une seconde figure de Husserl, déployée dans le chap. I et jusqu'ici, succéderait une troisième (Husserl III). Nous dirions: en Husserl III se formule – certes impensée – une articulation de langage qui préparerait la parvenue aux choses elles-mêmes. Husserl I part des principes intuitifs. Ici on y parviendrait peu à peu. Il serait enfin passionnant d'accompagner le déroulement psychiatrique de cette matrice. Cela scellerait un peu mieux encore la destination psychiatrique de la philosophie husserlienne.

1. *L'événement narratif*

75. *Une approche narrative*[12] *:* Il est préférable de partir de Husserl afin de montrer les conditions de la 'mise en intrigue' des choses elles-mêmes. L'expression 'mise en intrigue' est de Ricœur dans *Temps et récit I*, mais nous l'adaptons à la problématique qui s'expose ci-avant. Afin de bien mener la progression de l'analyse, il est nécessaire de refaire brièvement une partie du chemin: ainsi nous parviendrons à énoncer l'événement dans le discours de Husserl et des psychiatres philosophiques. L'idée rebattue est que n'existe pas de savoir *de* la différence perceptive. Il y a nécessairement falsification. Dans l'énigme discursive, soit avec Schelling le savoir est imaginativement *extraversé vers l'existence-cible qu'il noie* (a), soit avec Dilthey l'existence-source s'*introverse herméneutiquement en lui* à la façon d'un texte existant (b). De toute manière ressort une aporie, Heidegger servant de révélateur critériologique. Heidegger, quant à lui, médiatise existence et savoir par le projet fondateur de l'être au monde. Et *le savoir est le sous-produit ontologique de l'existence* qui lui est préliminaire (c). Signalons que l'Ouverture-monde a la structure de *l'Allon* de Straus, lequel se garde bien de ce qu'il nomme les excès de vocabulaire. S'il n'y a pas excès chez Heidegger, le questionnement ainsi parlé recouvre toutefois une autre problématique. On n'y reviendra pas.

Que se passe-t-il dans notre néosituation? Eh bien nous affrontons l'expérience réfléchie du savoir que se dit, l'*expérience d'un savoir dire!* Le projet est nouveau par rapport au repère constitué par la non-théorisabilité de la différence perceptive husserlienne. La perspective est différente et vise le mode d'argumentation du savoir, son intrigue interne. Il y a un récit dans les tentatives de parler l'existence. Ce dernier ne serait pas dominé par Husserl, mais pratiqué dans un *modus operandi* qui ne se fige pas encore en *modus operatum*. En somme nous réactualisons l'idée d'intentionalité opé-

ratoire, mais en la plaçant sur un terrain non husserlien: le langage argumenté. L'expérience n'est pas sans limites, sans quoi elle se dénaturerait
elle-même. *Le problème vise à se demander où le récit peut, dans le récit,
s'approcher des choses elles-mêmes.* N'oublions pas effectivement que nous
tentons par ce bord linguistique d'articuler les deux dimensions – incommensurable chacune et incommensurable l'une pour l'autre, du *phainomenon*
d'existence –. C'est dire que nous détaillerons les formations en creux qui
semblent préstructurer la forme pleine du *phainomenon* vital. Il est bon de
présenter les raisons positives de ces limitations négatives, bien que ce ne
soit qu'une annonce: la situation veut dire en somme que la culturalisation
de la différence conceptuelle de la perception, notre débat actuel, n'aborde
pas un fonds conceptuel de l'existence; il faudra approfondir celui-ci par un
discours de statut différent, en qui sera opérée la transformation réciproque
du conceptuel et du culturel (cf. Chapitre 3). Ici nous nous satisferons d'aller
jusqu'au bout du mode de fonctionnement du discours afin d'examiner le
type d'existence qui se suscite *en* lui. Evidemment l'analyse se place dans une
logique de la conviction, et non de la scientificité.

76. *Le nouveau contexte de l'agencement sens-signification:* Mais que devient
alors l'alliance réciproque et paraconceptuelle du sens et de la signification,
qui nous a bien aiguillonné jusqu'ici? Rappelons que cette alliance représente
dans le langage, dans la rupture sémantique qu'elle apporte aux propositions,
la dignité même du corps d'efficience à défendre contre les aplatissements
conceptuels destinés à construire intellectuellement l'artefact du corps-d'efficace. Le rôle de l'alliance, c'est l'échec de la constitution d'un domaine de
dénotation, d'un référent signifié ou corps-concept. On ne peut dire effectivement sens-de, signification-de, mais sens-signification qui se torpillent dans
un ensemble efficient culturel; culturel car il est caractérisé en retour par ceux
qui veulent absolument 'signifier' le corps. Le corps culturel est un para-
concept, même si des techniques en captent certaines localités (en général
pour le bien des patients). Ce n'est pas non plus le corps propre, mis à la
mode au XXième siècle; c'est le corps commun, la seule institution qui aille
de soi (la facilité même fantasmée de la communication sexuelle en faisant
foi). L'expression 'corps commun' n'est qu'une approche signant un refus.
En effet la fonction de l'abîme de discours et son fonctionnement contre les
falsifications aboutissent à protéger le corps de son enfermement dans les
sphères de 'référence'. Aussi notre problématique, bien définie, est amenée
à s'exprimer sans danger: le projet ne consiste plus à montrer comment ne
se dit pas (s'abîme) un 'dire *de* quelque chose', mais de quelle manière se
forme un savoir dire. L'abîme qui constitue le rapport référentiel au corps
est respecté. Ce qui signifie qu'on ne risque aucunement d'articuler des
significations pour cerner un fallacieux sens premier qui dénoterait le corps

d'existence. Cette technique est abandonnée. Par contre, et à l'intérieur d'un discours argumentatoire, est recherchée sa *technè* interne, la manière efficiente de son art et non le procédé efficace d'une stratégie technique. En conséquence la mise en garde par la fonction abyssale du sens-signification est inutile. Le corps n'est pas touché. La perception conserve sa différence.

77. *La vérité de la narration:* Ainsi ce moment de recherche va concerner le *modus operandi* de l'argumentation et non le *modus operatum*, lequel présenterait des faux-principes, puisque nous nous écartons, dans cette *Existence sans essence* de la conceptualisation. Toutefois retenons bien que le centre de la discussion est d'articuler la différence (immensité) perceptive sur la différence (immensité) culturelle. C'est la seule manière de dépasser le cul-de-sac husserlien! Comment se résout la difficulté? La narration implique l'exploitation d'une procédure nouvelle: un récit, tant qu'on l'écoute, ne s'analyse pas en essences et concepts. Raconter, c'est offrir à la conviction d'autrui la vérité d'une *intrigue* et *non* la connaissance de l'univers perceptif *réel*. Dans ce cadre, les moments (sens; significations si le récit touche au corps) ne sont pas analysés en termes. Les moments, pris dans une trame, sont inducteurs ou catalyseurs. Ils s'engendrent, se pressent devant les spectateurs, se mettent en scène auditive, gestuelle etc. Ainsi dans la narration, qui nous concerne, l'accès au culturel est intrinsèque. Et nous sortons facilement de l'abîme perceptuel husserlien. Reste bien sûr à exhiber chez Husserl la poussée narrative vers un discours qui est une scène avec sa geste et sa force de persuasion.

78. *Binswanger, maître en narration:* Avant que de référer les structures narratives – ici plus particulièrement argumentatoires – dans Husserl III, il est bon de vérifier que la jonction s'effectue bien avec la psychopathologie philosophique. Binswanger sera décidément notre guide; autant il l'a été dans cet enfer de vocables pavés de bonnes intentions – et nous avons dû alors le déposer de sa fonction –, autant il l'est dans la narration justement. Un phénomène nouveau s'exprime: une aura nous emporte. Chacun connaît *Der Fall Suzan Urban (in Schizophrenie)*. Aussi cela nous dispensera-t-il de l'exposer, à des fins de brièveté. La monographie… genre fascinant. Il serait possible d'ailleurs d'étudier la fonction des monographies chez Freud lui-même, et nous verrions nombre d'idées laborieuses, chtoniennes, s'élever icariennes vers les cieux de certitude lumineuse. Avec Binswanger, auquel nous nous bornerons, il y a exactement la même transformation d'un *savoir* claudicant en une *certitude* éblouissante. En somme il s'agit au moins autant de faire croire que d'enseigner. D'où ressort l'idée de *technè* monographique, de composition artistique à cette fin, qui a en plus un domaine d'idées à placer dans l'entendement/imagination du lecteur.

Nous discuterons deux moments narratifs, en supprimant la dimension historique (cf. voir note 12) pour manifester ce que Binswanger veut: laisser filtrer la *présence* et le *cours de la présence*. Le premier moment relève de la mise en scène: disons trop rapidement que Binswanger place sur la scène de la solitude le visage et l'existence désaxés de Suzan. Sa famille n'est pas un entourage mais l'objet d'un culte, où les personnages sont nécessairement lointains bien que préoccupants pour elle. Binswanger en dégage l'idée que Suzan n'a pas d'histoire, elle qui désirerait d'ailleurs 'inverser le cours du temps' (cf. observation clinique). Le drame constaté/bâti par Binswanger est celui d'une solitude (sans *Koinonia*) hors histoire, acculée à une préhistoire habitée par des instances mythologiques puissamment actives (pensons à la montée du Terrifiant). Mis à part les images persécutoires qui succèdent à la formation et à l'isolement du Thème, le lecteur garde l'impression forte que l'inversion souhaitée du cours du temps s'accomplit en une scène mythique sans contenus riches, avec des figures terrifiantes seulement. Le mythe y faisant penser, disons qu'il s'agit de l'histoire potentielle de l'humanité qui avorte dans une personne, Suzan. La mythologie, ici noire, n'est pas structurante comme chez Freud. Telle est selon nous la Scène Originaire de la 'scène originaire' dont parle Binswanger chez l'urologue. Car ce qui se passe chez l'urologue est un avatar dans des bouleversements incommensurables.

Le second moment est aussi net. Laisser ressentir au lecteur comme l'écho du ratage subjectif de l'histoire du monde, voilà qui ne peut laisser indifférent. La mise en scène avait pourtant une fonction de mise en connaissance de la situation. Et le pathétique est second. Autre chose se dégage en fait. Quelque donnée sonne juste dans cette tension accablante: Binswanger est théoricien, mais aussi témoin, bien que fort discret. Toutefois la situation lui échappe, explose. Le discours de Binswanger fait filtrer le terrifiant et nous laisse entendre, dans un état de conscience certes liminal, que nous sommes tous concernés. Le type de présence que fait ressortir la narration se propage à la vitesse d'un affect qui échappe à son traitement, traitement régulateur par les idées.

Ces éléments ne sont guère discutables et font événement dans le discours. Toutefois il existe dans *le cas S. Urban* un ressort d'événement, une logique argumentatoire qui précipite le pathos narratif. N'omettons pas la place qui a été réservée à Binswanger lors de l'évocation de l'échec perceptif chez Husserl (Chapitre I: *Binswanger et le Bruch de la perception*). L'ordre conceptuel dominait alors; nous y notions que la maladie perceptive est l'expression de la fracture perceptive husserlienne. Ce qui signifie que la conceptualisation de Binswanger est dirigée par un extérieur auquel il adhère. L'analyse est radicale et il n'est pas question de la discuter conceptuellement. Mais l'idée qui se forme à présent est neuve, bien qu'elle touche toujours au *Bruch* perceptif indélébile. Il s'agit de se demander si la fonction de la monographie ne contribue pas à résoudre, sur un autre plan que conceptuel, la différence perceptive ou le passage 'magique' du conceptuel-perceptuel au culturel-intellectuel. En somme, l'idée à tester est que le *Bruch* fait également partie d'une 'autre scène' selon l'expression consacrée. La scène fabuleuse, ce serait celle d'une conviction, d'une certitude qui, à la fois se structure comme la différence perceptive, et à la fois l'annule.

79. *Binswanger et le laboratoire narratif:* En d'autres termes, la monographie est une sorte de laboratoire narratif où se formulent, sur un cas presque pur (S. Urban), les lois de 'l'analyse du cours de la présence' comme Binswanger aime à traduire en français. Nous partons d'un cas; analysons-en les conditions perceptives qui, on l'a vu, reprennent la formule husserlienne de la rétroréférence perceptive. La stature de Suzan induit deux lignes de préoccupation; l'une est sensible: Binswanger perçoit Suzan avec ses affres, son angoisse, les manifestations qu'elle produit. A s'en tenir là, la perception est incohésion et à strictement parler 'informe'. Pourtant un second plan intervient: Suzan est certes pathétique mais encore intéressante parce que Binswanger s'attache à détecter au travers d'elle 'la structure *a priori* de la présence qui rend possible la psychopathologie' (cf. Résumé final). Le 'type mélancolique de Tellenbach' est l'homologue de cette structure. Le but final avoué par Binswanger est sans équivoque: 'comprendre le délire comme métamorphose de la structure globale de la présence'. En somme Binswanger constate l'effectivité d'une perception sensible du pathos et d'une perception, disons intelligible et structurale. Or dans l'ordre conceptuel, Binswanger se contente d'évoquer l'*Inkonsequenz der Erfahrung*, le *Bruch* qui signifient en bref la pathologie ou le 'non laisser-être des choses à elles-mêmes' (cf. début de *Schizophrenie*). L'intervention formelle du 'cours pathologique de la présence', l'autre plan, n'approfondit point les données perceptives mais leur superpose une référence intelligible. Et cette dernière n'explique pas plus l'organisation aberrante des perceptions. La fracture perceptive sensible/intelligible demeure donc bien inexpliquée: il manque un maillon que, peut-être, une neurologie surdimensionnée nous permettra un jour de confectionner. Pour l'instant donc, le laboratoire narratif conserve le matériau de base husserlien. Il fallait bien le rappeler, avant que d'introduire l'ordre de la magie narrative.

Oui, le laboratoire narratif va mettre en action les lois alchimiques. Mais en quoi le genre de la persuasion est-il recteur? Répétons bien que nous suivons un *modus operandi* et non un *modus operatum*, que l'ensemble de l'opération peut-être convaincant sans s'affirmer probatoire quant aux 'choses elles-mêmes'. Le problème est de comprendre la 'sublimation' culturelle du composé conceptuel disloqué, non rétroréférentié. Cette 'sublimation' prend bien sûr sa force dans un tour de langage, certes focalisé par un feu intérieur, et une pierre philosophale qui engendre l'étincelle. Tout cela se baptise 'événement'. Il reste à donner parole à l'événement. Ce dernier est culturel, renvoie aux spéculations historiques de J. Boehme, puis d'Oetinger. Parlant en outre de Paracelse, A. Koyré, dans *Mystiques, spirituels, alchimistes du XVIème siècle allemand* (Gallimard 1971) note que selon Paracelse: 'l'âme est une source de force qu'elle dirige elle-même en lui proposant par son imagination un but à réaliser' (p. 96). L'imagination n'est pas la fantaisie, 'sans fondement dans la nature' (p. 97). 'Tout autre chose est *l'imagination* (…) elle est la production *magique* d'une *image* (…); (…) l'imagination est la force magique par excellence, (…) or toute action est magique' (…). 'L'image est le *corps* de notre pensée' (p. 97). Que ceci suffise, n'allons pas plus loin. Le romantisme philosophique allemand – dont Schelling avant tout – est imprégné de cette doctrine où la vie, supérieure à l'entendement sec, est une *Bildbildung*, une formation imaginative de formes. Or l'influence culturelle de Schelling, certes dévoyée, a bien été démontrée chez Binswanger.

Il y a donc chez Binswanger, comme dirait Paracelse, la fantaisie, que nous avons longuement stigmatisée chez lui. Il y a *aussi* l'imagination. Et la fonction discursive mais réaliste de l'imagination est de réaliser l'irréel. Ceci nous amène à dire que la non-rétroréférence issue de Husserl est un blocage de l'entendement. *En droit la différence perceptive n'existe pas.* De cela il faut être 'certain', par delà les 'pseudo-vérités' qui séparent les plans. Ainsi la structure husserlienne est animée d'un bougé d'efficience qui, par l'effet d'une culturalisation – la tradition mystique de l'imagination-sens et de l'imagination-force – assume le passage de l'échec perceptif à la réussite culturelle. Voilà, en cet événement de discours, comment se narre l'inénarrable perceptif. Des abîmes déniés, Binswanger conduit aux sommets. Bien évidemment c'est au prix d'une transformation des 'choses elles-mêmes' de Husserl, dont il procède par ailleurs. Mais le laboratoire narratif est effectif. Il s'impose dorénavant d'exporter les résultats du laboratoire monographique et de sonder les discours pour activer la possibilité d'un ordre narratif.

2. *Les fondements narratifs*

Ecrivons-le immédiatement: il n'est pas question d'établir ces bases narratives en se noyant dans la pâte énorme de la théorie de la narrativité en linguistique. Il s'agit au contraire de faire ressortir quelques points de relief, justement et étroitement caractéristiques d'une tentative de psychopathologie philosophique. Le langage psychopathologique est notre objet à cerner, avec ses particularités, il ne dépend pas d'une théorie des modèles et le cours de notre développement en apportera facilement la raison.

Ressourçons-nous à la monographie chez les psychiatres. Certes l'argument husserlien y est fondamental; mais sans l'argumentation narrative, rien ne serait compris de la culturalisation du problème philosophico-conceptuel et husserlien de la perception. La fracture perceptive demeurerait déterminante. Il s'impose dans ces conditions de rechercher en général les fondements narratifs pouvant s'appliquer à la démarche monographique en particulier.

80. Le point de départ de l'argumentation: Notre projet est d'établir un point de départ, c'est-à-dire un seuil qui caractérise les limites territoriales de l'argumentation narrative. C'est évidemment une première approche large, qu'il s'agira d'affiner; mais, au moins, nous ne risquerons pas les divagations préliminaires. Chez les psychiatres philosophes, cet empan est apporté de suite. A. Green, dans le compte-rendu de *Existence* de R. May, E. Angel, et M.F Ellenberger, relève avec justesse une remarque de May qui précise le territoire légitime de l'intervention d'une psychiatrie de l'existence; et Green de constater la difficulté suivante: il s'agit à la fois de 'lutter contre l'invasion philosophique (il faut rester scientifique) mais éviter la spécialisation technique (psychiatrique) (p. 472 in *Evolution psychiatrique*, 1959; n°24). Telle est la donne de départ, qui caractérise bien 'l'espace transitionnel' de la psychiatrie philosophique: en somme on a à se méfier des grands principes philosophiques, en partant certes d'une doxa technique, en laquelle toutefois on ne doit pas s'enfoncer.

Husserl, sans nommer lui-même sa démarche – et ce sera une constante fort passionnante – consacre quasiment l'*Introduction* de *Ideen I* à cette question. Soyons plus bref que Husserl. La thèse sous-jacente qui ressort de l'*Introduction* est fondée pour le lecteur sur un malentendu. Certes théoriquement, le langage est improductif; mais il y a tout de même une *Praxis* linguistique sans laquelle rien ne serait de *Ideen I*. Pour cela il est utile de distinguer le discours patent qui véhicule une terminologie scientifique d'époque et un discours vrai qui le conteste dans l'ombre. Husserl dit par exemple: 'nous voulons établir qu'elle (la phénoménologie pure) est la science fondamentale de la philosophie, et une science essentiellement nouvelle; ses caractères essentiels la rendent étrangère à la pensée naturelle' (p. 3). Tout fait problème; il y a lutte du jour et de la nuit: qu'est-ce que 'la science fondamentale de la philosophie'? Cette dernière ne se suffit-elle pas à elle-même? Husserl dit: 'science nouvelle': chacun sait qu'il n'advient pas facilement à une science de se fonder, ce que par contre tous les philosophes – ou beaucoup – tentent de faire pour la philosophie. Enfin cette science est étrangère à la pensée naturelle. Pourtant, et mises à part les mathématiques dont il ne saurait ici être question, la science n'a-t-elle pas pour objet de connaître la diversité des natures? L'embarras est réel, en fait. Pourtant la respiration se reprend quand Husserl entonne un véritable leitmotiv qui soutient toute l'Introduction: la phénoménologie pure requiert 'une attitude toute différente', un 'changement radical d'attitude' (p. 3,4,5, etc.). On comprend qu'il faut accéder à un 'nouveau monde', autre expression qu'affectionne Husserl.

Cette première approche permet tout juste d'en appeler à une autre dimension du propos husserlien exigeant 'attitude' et qui se place entre l'évidence des principes, qu'on intuite mais qui ne se développe pas en arguments, et le vécu à condition de ne pas le faire ressortir à la doxa naturelle. Cette nouvelle dimension délimitée 'en gros' comme chez les psychiatres, correspond assez bien à une affirmation de Husserl: 'considérer les réalités de tout genre (abstraites, concrètes) de l'extérieur'. Il resterait tout juste la bande du langage, qui extrait justement la phénoménologie de tout lieu propre et la situe 'en marge de toute inclusion dans le monde réel' (p. 8). Husserl il est vrai, préfère employer l'expression 'science fondamentale', mais nos remarques activent bien l'idée bifide 1) de la cohésion difficile du concept de science chez Husserl 2) d'une sous-couche discursive qui si elle est refoulée, laisse être des assemblages de vocables non acceptables, sans grammaire formelle. En effet, à tout référer à une hiérarchie accrochée à l'idée de science, Husserl semble pâtir d'un défaut d'articulation de sa pensée dont il a justement besoin puisque sa science précise les *limites* des autres sciences. En tout cas, chez les psychiatres plus évidemment, chez Husserl avec plus de difficulté, un espace d'argumentation se crée. C'est une ligne de liberté, par rapport à la science pure et à l'opinion pure, les deux encadrants. Ceci explique d'ailleurs le rôle de l'antéprédicatif chez Husserl qui précise le rapport difficultueux à l'opinion (cf. l'attitude). Ceci explique complémentairement l'exigence de principes chez les psychiatres qui ne veulent point tomber dans la théorie pure.

81. La source culturelle de l'argumentation (Aristote): Le point de départ déterminé, la surface délimitée, allons vers la profondeur, c'est-à-dire étudions la relevance de l'argumentation. Car il existe un lieu de focalisation de l'esprit argumentatif. Accédons-y peu à peu. Straus offre à nouveau un point de hauteur de vue. Dans sa *Psychologie der menschlichen Welt*, il s'interroge dans un article sur *Der Mensch ein fragendes Wesen* (p. 317) et cite... la *Métaphysique* d'Aristote (982 C 12- 983 a 21). Nous reprenons ici le passage auquel il s'attache 'Tout homme, avons-nous dit, commence par s'étonner de ce que les choses sont ce qu'elles sont' (p. 19. trad. Tricot). L'homme, selon Straus, est innovation valorielle. Mais c'est le rapport à Aristote qui est étonnant. Qui plus est Straus cite une proposition, la première de la *Métaphysique* qui fait selon lui, radicalement penser à l'*époché* husserlienne: 'Tous les hommes désirent naturellement savoir'. Ce qu'en tire Straus par rapport au texte aristotélicien est à la fois étonnant et révélateur. Etonnant si l'on compare les deux formulations – Aristote, Straus – qui suivent la première proposition. En effet selon Straus, le savoir implique un 'retrait par rapport à la manifestation sensible'. Sur ce point se branche l'idée d'époché assumée bien plus tard par Husserl. Or Aristote entend par 'savoir' un terme général, 'vulgaire' dit Tricot, que Aristote confirme en parlant du savoir retiré du 'plaisir causé par les sensations'. Il y a donc mésinterprétation de Straus. Mais celle-ci est révélatrice, et pas seulement étonnante: Straus n'est pas historien, il cherche un fondement et ressent bien qu'il passe par l'exigence aristotélicienne de l'étonnement et celle, husserlienne, d'un retrait au moins méthodologique du monde naturel et sensible. La porte de la vérité, malgré l'histoire, passe par Aristote et Husserl. Voilà une vérité *culturelle*.

L'appel à Aristote n'est pas d'ailleurs le fruit du hasard. Voyons *die Wahnwelten* avec l'article de Straus: *die Asthesiologie und ihre Bedeutung für das Verständnis der Halluzinationen, 1949*. Erwin Straus fait allusion à la doctrine aristotélicienne du sens commun. On pense immédiatement au *Spektrum der Sense* dans *Psychologie der menschlichen Welt*. Le plus important à nos yeux est que Straus évoque *das Andere* (l'autre, et non autrui), qui est 'ce qui est commun à tous les sens'. On pense maintenant à l'*Allon* dans *Psychiatrie der Gegenwart*; l'*Allon* est l'oppposé de chacune des parties séparées du mouvement, c'est-à-dire en somme, ce qui leur est commun. Or l'*Allon* est le déploiement des 'qualités symboliques' dans la danse. Il y a là un principe de continuité qui *mutatis mutandis* rappelle la continuité du sensible et du sensé dans le *De Anima* d'Aristote. On parlera à bon droit d'un parallélisme rhétorique très prononcé.

Straus n'est pas le seul à discourir en marge des concepts aristotéliciens. Il est temps de donner enfin figure positive à Szilasi, au lieu où il le mérite. Bien sûr l'intérêt se focalise sur l'interprétation légitimée de Binswanger par Szilasi. *Philosophie und Naturwissenschaft* (1961) sera la source. Szilasi considère que Binswanger s'est employé à réconcilier une approche empirique et une approche transcendantale du *Daseinsgeschehen*. Ceci conduit à scinder la 'phénoménologie descriptive' et 'l'expérience ontologique existentiale' (p. 98). Szilasi conclut: Binswanger est enfermé dans une *Zwischenstufe* (étape intermédiaire). Et de comparer ce dernier avec Aristote, qui est le découvreur de la *Zwischenstufe*, de la vérité toujours diaporétique circulant dans le *distingo*. C'est effectivement une caractéristique aristotélicienne qui relève d'une rhétorique. Enfin comme Aristote, Binswanger, part de l'expérience naturelle (p. 99) et chemine vers l'*a priori* (Met.5.C.II). En somme l'argumentation semble axée dans le même sens que l'induction aristotélicienne.

Mais allons droit à Binswanger, pour quitter Szilasi; dans *Wahn*, Binswanger note avec importance que l'eidos d'Aristote (das *Aussehen*) est congruent avec l'eidos husserlien. Dans les deux cas il s'agit 'de la circonférence (*Umkreis*) de l'identique, qui est déterminée par le contenu de chose (*Sachgehalt*). De surcroît, et certes dans son ouvrage spécifiquement consacré à Husserl, Szilasi effectue un parallèle complet entre Husserl et Aristote (p. 117 notamment) qu'il serait trop long d'inventorier. L'important est toutefois que Husserl est pris dans la zone d'influence aristotélicienne; il n'atteint pas à sa facilité: Aristote procède méthodiquement de principes posés. Et nous verrons quelles difficultés ces principes causent à Husserl. C'est qu'un second discours travaille de l'intérieur le cristal refermé des évidences.

Pour réunir le tout, nous aimerions sceller ces aproches par la force de liaison d'un concept, l'*imagination* – à distinguer bien sûr de la fantaisie –. On sait ici que l'imagination nous a longuement occupé et qu'autour d'elle, finalement, s'est bâti l'événement narratif dans la monographie psychiatrique. On sait aussi bien que, chez Husserl, la position de neutralité induite par l'imagination a une fonction quasi-constitutive. Mais connaît-on l'impact aristotélicien de l'imagination narrative? Citons très rapidement une approche nouvelle, de Castoriadis, portant sur *La découverte de l'imagination* (in *Libre* (78,3)). Quelques références suffiront; la première laisse simplement parler Aristote: 'Et pour l'âme pensante les phantasmes sont comme des sensations (…) c'est pourquoi jamais l'âme ne pense sans phantasme (imagination)' (p. 156). Ajoutons: 'Ce qui veut dire que le *nous* ne peut être vraiment, en acte, *energeia*, c'est-à-dire dans l'acte de penser, que moyennant cet être-là non problématique, le phantasme' (p. 159). Cette imagination, Castoriadis la baptise 'Imagination première' (p. 168). Elle s'exerce dans un 'schématisme transcendantal' à la façon kantienne (p. 178). Ce schématisme est support de toute pensée. Evidemment, dit Castoriadis, cette seconde imagination ne recoupe pas la théorie aristotélicienne et traditionnelle de l'imagination. Elle disparaîtra dans la culture jusqu'à la date de la *Critique de la Raison pure* qui invente 'l'imagination productive'.

Il y a dans ces propos un tracé en continu indéniable: Aristote, Kant, Schelling, Binswanger mettent au premier rang cette imagination, qui est un ressort d'articulation, de schématisation, d'argumentation, et indépendante de l'opposition vrai/faux. En somme la source culturelle de l'argumentation des psychiatres est bel et bien aristotélicienne. Il ne faut pas oublier qui plus est que l'imagination aristotélicienne, comme la kantienne, comme l'husserlienne même, assure la transition de la sensibilité au sens pur (*nous*, entendement…). Comment ne pas voir par là que la problématique bien connue de la différence perceptive, qui naît avec l'idéalisme ancien mais se déploie dans l'idéalisme allemand et surtout husserlien, trouve ici un relais culturel? Ainsi l'hiatus husserlien de la rétroréférence se gomme progressivement, bien que ce soit avec l'aide de la magie imaginative. L'imagination n'est plus la 'folle du logis' des Classiques.

Mais le discours sans principe, ou narratif, est plus complexe, moins 'magique' si l'on veut. En ce sens il faut décidément donner la vedette à Aristote. Les argumentations de Husserl et des psychiatres philosophiques ont trouvé là un centre de gravitation indépendamment, répétons-le, des contenus traités. Car c'est de la forme du traitement qu'il s'agit. En elle se constitue l'événement d'un 'savoir dire'.

82. *Aristote et les conditions d'une rhétorique relevante:* La problématique que nous conduisons progresse, puisque Aristote n'est pas seulement l'auteur pertinent; en lui va se constituer la *rhétorique relevante* de l'*existence sans essence*. Enfin se noue peu à peu une riche intrigue, loin de toute énigme falsificatoire.

3. *L'esprit rhétorique*

Il faut parler de l'essence de la rhétorique; cette dernière touche les esprits au terme de l'intrigue argumentatoire qu'elle noue. Disons aussi qu'elle atteint l'auditoire parce que, chez Aristote, elle est l'envers sociopolitique de l'ontologie, qui atteint, elle, les choses elles-mêmes. Recto et verso d'une même pièce, deux faces toutefois qui ne communiquent pas immédiatement. Ainsi se préserve l'unité de notre problématique qui sépare le langage des existants. Pour Aristote, le fondateur du concept, la rhétorique est la 'faculté de voir ce qui peut être persuasif en chaque sujet' (*Rh.* 1355 b 26). La rhétorique est au cœur d'une constellation disciplinaire qu'il est utile de balayer d'un regard au moins. On peut persuader également par la *dialectique* mais la structure du débat est différente: notamment la place de l'opinion par rapport à l'exercice est changée. La dialectique est la poursuite sociologique et doxologique des *Analytiques* qui exposent les principes. La dialectique s'emploie à *éprouver* une thèse en *allant* aux opinions reçues. L'opinion est à l'arrivée de l'argumentation. Au contraire la rhétorique veut *prouver*, au sens où elle désire procurer une persuasion en *partant* de l'opinion reçue.

Or la première approche que nous avons tentée pour localiser les *fondements narratifs*, notamment le point de départ de l'argumentation, a noté chez les psychiatres et chez Husserl également, l'idée d'une inauguration doxique – raffinée par les psychiatres, et demeurant dans le non-dit du texte husserlien –. La relation à la doxa que, certes 'scandaleusement' les psychiatres philosophes nomment technique psychiatrique habituelle, justifie ainsi la préséance de la rhétorique aristotélicienne sur la dialectique. Notre travail est bien concerné par l'essence aristotélicienne de la rhétorique.

Mais pour narrer sur un mode argumentatif, il est bon de trouver les lieux où se situent les arguments, les 'régions', lieux communs' de l'art oratoire; en eux se fourbissent les prémisses des arguments généraux. En parallèle toujours avec cette exigence, *Les Analytiques* fournissent les prémisses des certitudes scientifico-ontologiques. Mais cette exigence d'une nomination des lieux est fournie par les *Topiques*. Une nouvelle fois ces remarques balancent dans le cœur du problème: dans *Topiques*, I, 16 (traduction Belles Lettres) Aristote note que 'l'examen des divers sens d'un même terme sert (…) à s'assurer que les raisonnements porteront sur les choses mêmes et non sur les mots' (p. 30,31). Jouer sur les mots est une aventure malencontreuse. En résumé les *Topiques* assument la relevance de la Rhétorique: *dans* le discours il s'agit de conduire le récit argumentatoire de telle manière que, *hors* du discours, les choses mêmes sont concernées. Aristote problématise nos préoccupations: nous cherchions une articulation de langage qui prépare, sans outrepasser ce langage, la parvenue aux choses elles-mêmes. La voie est donc bonne.

83. *L'idée rhétorique: Husserl, les psychiatres:* La *Rhétorique* et les *Topiques* concernent d'ailleurs matériellement les ouvrages des psychiatres et l'opus husserlien. Tout d'abord elles permettent de rendre justice à un sentiment quelquefois désagréable auquel correspond un mot: la lecture des psychiatres, mais celle de Husserl également – nous pensons vraiment aux Manuscrits – est affectée par une *redondance* qui perd le lecteur à force de le sous-informer. En fait la rhétorique est une véritable école de patience: la persuasion suit les détours, les revenues, les départs et faux départs. Pour autant nous ne qualifierons pas tous les textes comme articulés par une rhétorique rigoureuse: Husserl approche de ce cas, mais non les psychiatres philosophes. L'argumentation husserlienne est vraiment la narration d'une histoire intellectuelle, un récit argumentatoire hors temps. C'est ce qui en forme l'aspect intrigué – comme la vie – et passionné – telle la vie encore. Husserl serait, osons l'expression, un 'Monsieur Teste' pétri de la lourdeur syntaxique de l'allemand. Il y a bien là le dédale d'un esprit qui désire se laisser guider par la pureté des choses, et s'oublier en elles afin de forger le vrai commencement, au détriment d'ailleurs de son existence 'naturelle'. C'est pourquoi Husserl ne théorise pas la démarche de l'argumentation, si prosaïque.

De plus la *Rhétorique* et les *Topiques*, ces envers de l'ontologie ultime qui, chez Husserl, perd son nom et renvoie au corps, laissent percer deux points communs d'importance avec Husserl et les psychiatres. L'idée de lieu (to-pos)-puits, lieu-source, est déterminante pour Husserl dont la philosophie est de s'attacher à faire res-sortir ce qui gît dans le vécu d'abord, puis dans la *Lebenswelt*. Husserl cherche les filons dans les terres – ontologies matérielles – du vécu, et enfin dans la Terre elle-même. Quant aux psychiatres, et voilà une ambiguïté qu'on leur reproche suffisamment, s'ils partent tels don Quichotte et dérivent dans la quête d'idéaux principiels, ils n'en restent pas moins solidement arrimés dans le lieu de la psychiatrie scientifique à laquelle ils empruntent à peu près tout...

Un second point force l'attention; citons Aristote, le maître: 'Dans la mesure où l'on cherche à faire de la (...) rhétorique, non pas seulement des facultés, mais des sciences véritables, on détruira inconsciemment leur na-ture, parce qu'on passera, en voulant les reconstruire, à des sciences de sujets définis (...)' (*Rh.* 1359 b 12-16). Le propos résonne de toute part: exprimons modestement l'idée que la rhétorique est incernable comme telle; et c'est vrai chez Husserl; et cela concerne les psychiatres. L'argumentation n'est pas une science: comment voudrait-on alors que Husserl et les psychiatres philosophes la thématisent? Rappelons-le: l'argumentation est le double autonome mais silencieux de l'exposé théorique. C'est une intrigue narrative qui intériorise la vérité théorique et la vit comme persuasion. La persuasion est d'ailleurs également vécue, mais non thématisée, par le lecteur attentif qui suit une démarche et ne quête pas des résultats dans une table des matières.

La relevance indubitablement aristotélicienne de la rhétorique narrative qui nous préoccupe ici, autorise à affirmer que la rhétorique occupe l'espace de jeu initial, ce territoire que nous avions laissé entre l'opinion et les principes. Il existe maintenant un discours complet qui procède de l'opinion, qui ne sera jamais que persuasif, mais qui touche à l'équivalent des choses elles-mêmes.

84. L'enjeu radical: Toutefois l'installation du modèle aristotélicien, qui confirme le jeu de discours culturel des psychiatres philosophes et le passage d'une conceptualité à une culturalité chez Husserl, cette installation exprime-t-elle l'état dans lequel se trouvent les choses elles-mêmes dans notre problé-matique? N'omettons pas que chez Aristote, l'homme est social, c'est sa vérité anthropologique. En retour les discours des hommes entre eux touchent à la vérité en elle-même au-delà de la persuasion et malgré le degré plus ou moins pertinent de la mise en forme. Par contre chez Husserl III et les psychiatres philosophes, l'équivalent des choses elles-mêmes ne rejoint pas ces dernières grâce à l'harmonie préétablie constituée par le cosmos aristotélicien. Nous verrons d'ailleurs qu'il faudra employer une route forcée, pour parvenir – plus ou moins en fait – vers l'au-dehors du langage. Ben-veniste a sur ce plan bien étudié l'homomorphie et surtout l'homothétie du langage et de la réalité, justement dans la présentation des catégories d'Aris-tote. Ainsi, alors que chez Aristote les mouvances dialectiques sont toujours surplombées de droit par une rectitude ontologique, à condition que l'inten-tion du rhéteur et la méthode fussent bonnes, chez Husserl et les psychiatres peut s'installer une ambiguïté plus dangereuse, car les choses elles-mêmes se réverbèrent dans les langages au lieu de les traverser droit. Ce fait justifie l'expression de 'rhétorique interminable'.

Il n'est aucunement question d'ouvrir un grand débat articulé autour des procédures, et pas seulement des 'figures rhétoriques' comme dit Perelman dans le *Traité de l'argumentation* et dans son résumé fidèle: *L'empire rhétorique*. Cela aurait son intérêt évident. Mais on se contentera d'une esquisse appuyée sur un exemple. Le but est de démontrer comment la rhétorique, qui selon Perelman est toujours d'essence aristotélicienne, n'aboutit pas ici, bien que sa charge consiste à le faire. L'exemple à traiter est l'ensemble discursif gouverné par la notion d'*attitude*, qu'il s'agirait de conceptualiser en le rendant univoque. Nous renvoyons à Perelman pour les formes générales de l'opération rhétorique de 'dissociation de l'apparence et de la réalité', dont le but est d'exhiber 'la vraie réalité'. (*Empire rhétorique* p. 66, 67, 139, 146 etc.). S'il est un vocable qui de ces points de vue attire particulièrement l'attention, chez Husserl et les psychiatres, c'est effectivement le mot: 'attitude'. Husserl invoque sans cesse, surtout dans l'*Introduction* de *Ideen* I, le changement d'*Einstellung* (attitude) requis pas la phénoménologie pure. Or l'attitude, qui décide de l'époché et la précède, est aussi bien anthropologique que philosophique et pure. Où est l'apparence? où est la réalité? et la vraie réalité? Chez les psychiatres confirmés, et parmi ceux qui ne sont pas opposés par esprit de système à la psychiatrie existentielle, Lantéri-Laura réserve souvent un sort à l''attitude phénoménologique' en psychiatrie: or il entre ici de l'anthropologie, du philosophique – husserlien – et du médical. Comment travailler, en somme, avec cette diversité?

85. *La 'rhétorique' des psychiatres:* Parlons des psychiatres d'abord. Lantéri-Laura conçoit avec bonheur l''attitude' comme un cadre praxéologique régulateur. Il n'est pas question de faire travailler le vocable sous forme conceptuelle dans une systématique fermée dont il serait l'une des pièces (cf. *Psychiatrie* 1981, *Encycl. Méd. Chir.*). Mais il y a problème quand l'attitude intervient justement sur le statut de l'objet à considérer, objet malade, ou non malade. Dans un article (*Evolution psychiatrique* 1959, III), A. Green éclaire le problème du monde d'existence fluctuant de la normalité et de l'anormalité chez les psychiatres philosophes. Méditons la page 500. Green dit que cette psychiatrie se refuse à assigner tout jugement de valeur; alors le concept de maladie n'a plus de sens. La folie est remisée. Si au contraire la folie a droit de cité, la psychiatrie philosophique se contredit car elle réintroduit justement un jugement de valeur. Il y a cercle. Green en déduit que cette psychiatrie est contrainte d'adopter des concepts importés, l'authenticité venant de Heidegger, l'anti-eidos de Gebsattel tiré de Husserl etc. Telles sont les aberrations à conséquence médicale engendrées par une rhétorique de l'attitude partagée entre le vrai et l'apparent (cf. Perelman), et finissant par *choisir*

un tiers terme, extérieur au problème initial de la norme mais qui se situe *dans l'enchaînement* rhétorique. Trop rapidement notons que l'analyse critique de Green a une portée générale. Laissons seulement à nouveau ressortir l'originalité irréductible de Straus: la maladie se comprend à partir d'une *Norm*. Et celle-ci ne peut être déniée en arguant de l'impossibilité de la théoriser – comme font les psychiatres philosophes –; en effet la *Norm* renvoie à l'exercice de l'*Alltags* (quotidienneté); elle fait partie de ses axiomes; elle est inthéorisable, mais elle est là et rectrice. Ici il n'y a pas de rhétorique. Straus, une nouvelle fois, refuse l'*existence sans essence* laquelle est argumentation persuasive, narration de propositions intellectuelles.

86. La 'rhétorique' de Husserl: Husserl est également pris dans un débat intérieur qui fait justement l'essence non dite d'une argumentation. La structure de ce débat – seule ici évoquée – est analogue à celle des psychiatres. Notons simplement les concepts touchés, tous cardinaux. L'attitude d'abord. Husserl voudrait la tirer vers le principiel; la notion de spectateur désintéressé, de *Zuschauer* dans *Erste Philosophie*, illustre cette position. Mais l'attitude est encore l'acte du vécu intentionnel dans les *Recherches*. Si bien que Szilasi n'a pas vraiment tort quand dans son livre d'Introduction à Husserl (p. 51) il tire l'intentionalité elle-même vers le vocable trouble d'attitude. Où est donc la vérité? Où est donc l'apparence? Ici la difficulté est cruciale car 'attitude' investit le corpus et engendre des dualités irrémédiables entre le principiel et le doxique. Citons les couples suivants: science/savoir naturel; méthode intuitrice/suffisance de la 'pratique rigoureuse'; raison/raisonnement, ou évidence/preuves; le vécu du signifier (*Recherches*)/le signifier dans le vécu (*Krisis*); apodicticité/connaissance par horizons; primauté du formel/primauté de l'individuel matériel. Nous cesserons là les clivages, sources de rhétoriques.

Mais la situation est plus grave que chez les psychiatres. Ceux-ci trouvent un principe, certes faux, de rhétorique *dans* la rhétorique. Rappelons l'authenticité, l'antieidos etc. Et ce peut-être la préfiguration fruste d'un principe vrai de rhétorique *dans* la rhétorique – et jamais à l'extérieur bien entendu. Husserl, au contraire, semble se voir joué principiellement par l'ambiguïté rhétorique. Sur le terrain de la rhétorique, par-delà la ligne de perfection aristotélicienne qui se dévalue chez les psychiatres et chez Husserl, les psychiatres prennent un avantage relatif par rapport à Husserl. Est-ce un signe prémonitoire? Ce dernier prouverait la nécessité de compléter d'ailleurs Husserl par une psychiatrie philosophique – et plus encore peut-être – alors que son œuvre s'est montrée jusqu'à présent principielle. Mais la question n'est-elle pas de fait plus complexe?

87. Le concept de complémentarité (Devereux): Il n'est pas vain de résumer la difficulté, surtout dans la mesure où elle apparaît grosse de promesses positives. L'engagement rhétorique des psychiatres débouche sur un procès bâtard qui livre une issue aux équivoques de l'*attitude* par rapport à la normalité et à l'anormalité. La réciprocité aberrante du normal et du fou cesse. Dans *Ethnopsychanalyse complémentariste*, Devereux donne de quoi éclaircir l'issue de la réciprocité rhétorique. Selon Devereux, c'est 'parce que deux explications ont trait au même fait brut, que deux discours ne peuvent pas être tenus simultanément' (p. 17). Il existe entre eux un 'rapport de complémentarité' où les deux discours, par exemple l'explication psychologique, mais aussi sociologique, du fait qu'une sorcière mohave ait incité ses deux fils à la tuer, ces deux discours donc s'arc-boutent l'un sur l'autre en une indestructible solidarité conceptuelle. Il y aurait beaucoup à dire sur la valeur *ad hoc* du concept de complémentarité, lequel nous semble ainsi avaliser l'état lacunaire des sciences humaines. Mais la théorie de Devereux a une définitude suffisante pour notre cas, où les discours n'ont pas de prétention scientifique. Disons en sous-traitant Devereux, mais pertinemment, que les clivages rhétoriques introduits à propos de 'l'attitude', qui produit des critères de normalité extérieure à la psychiatrie, ne peut justement produire des critères que parce que les discours ne sont pas *complémentaires*. Ils ne s'articulent pas les uns sur les autres dans une indestructible solidarité conceptuelle. En retour la rhétorique prolifique apparaît positive.

Avec Husserl il en va très différemment. Les couples que nous avons mis en exergue ressortissent plutôt à une solidarité conceptuelle parce qu'en eux s'éclate l'ambiguïté constitutrice de l'*attitude*. N'oublions pas, pour réévoquer Devereux, que, selon lui, il n'y a pas que des doctrines ou disciplines massives qui soient susceptibles de se complémentariser: 'la même irréductibilité réciproque et le même rapport de complémentarité peuvent exister entre deux perspectives ou deux théories' (p. 17). En l'occurrence, les deux points de vue contraires de chaque couple introduisent chacun une 'perspective propre'. Cependant la situation hussserlienne est plus précaire: chacune des deux perspectives des couples relevés n'est pas *conceptuellement* irréductible à l'autre. Une des deux est rhétorique. C'est pourquoi il semblerait préliminairement urgent que Husserl élaborât un Traité de l'argumentation, ne serait-ce que pour éviter de parasiter rhétoriquement l'enchaînement des principes. Or Husserl nie cette nécessité. Dans la Logique, *des paragraphes* entiers – sans compter les ajouts à la fin du texte – prêchent au contraire pour la convertibilité des chaînons syntaxiques en unités objectives formelles. Par exemple, le concept-clef de 'nominalisation' restaure dans le formel les conditions catastrophiques de la différence perceptive sans précision sur le jeu de langage où il se trouve. De la sorte, ce serait faute d'une maîtrise de la narration intellectuelle que Husserl s'enfermerait dans une rhétorique d'ensemble qui ne produit aucun fruit, fût-il fallacieux. Citons un blocage décisif: on ne saura jamais comment le principe d'intuition éidétique de la vérité pourrait entrer en complémentarité avec un ordre argumentatoire de la vérité – la fonction 'horizon' par ex. – qui prend place dans les *Méditations cartésiennes*. Une conclusion provisoire se propose: tous ces développements auxquels nous nous consacrons montrent (suffisamment?) qu'il fallait effectivement que Husserl allât vers le commencement, mais pas au sens qu'il donnait à l'expression. Husserl était en situation inconfortable d'autodidacte; il devait d'abord, semble-t-il, s'éprouver dans les langages. Cela lui aurait d'ailleurs évité les rapidités de *Erste Philosophie*.

88. Une défaillance husserlienne? En somme les psychiatres pourraient se diriger vers un équilibrage de la rhétorique, produisant pour l'instant un simulacre de principe interne, alors que Husserl serait pris dans un devenir fou, son discours claudiquant à partir de deux ordres inconciliables: le *conceptuel* et l'argumentatoire qui dénie les fonctions *culturelles* qu'il enferme. Nous retrouvons d'ailleurs ici cette relation de la nécessité conceptuelle et de la probabilité culturelle argumentatoire. Ce n'est pas l'effet du hasard. La difficulté semble se ramifier encore, revenir autrement, au travers du langage même et non plus de la rétroréférence perceptive. La situation n'est-elle pas, à vrai dire, trop intrigante? Nous aimerions clarifier définitivement cette intrigue: peut-être cache-t-elle deux voies différentes et terminales de la problématique de l'existence. Et on échapperait à la question des ordres d'importance respectifs de Husserl et des psychiatres, l'ensemble basculant vers des formulations supérieures. Le rôle de la rhétorique chez Husserl mérite donc d'être examiné plus précautionneusement encore.

89. Hypothèse: le rôle de la rhétorique chez Husserl: Il est important de partir du déséquilibre des deux discours de Husserl pour saisir l'enjeu. Au début de *Ideen I*, dans un chapitre très 'dogmatique d'allure' dit Ricœur le présentateur (p. 13), Ricœur qui conseille au néophyte de ne pas s'y attarder, il nous semble que s'opère une donne philosophique décisive. Et justement elle n'est pas claire. A la p. 16, Husserl brise l'autarcie de l'évidence: c'est que le fait (*factum*) et l'essence (*eidos*) sont inséparables (§2). Ainsi l'objet individuel n'est pas seulement un ceci-là. Il a 'son faisceau permanent de prédicats essentiels' (p. 17). On pense immédiatement à un antiplatonisme évident; tout au moins à ce Platon transmis par Plotin, Ficin et les idéalistes allemands. Ceci est vrai. Mais l'hypothèse qui nous gouverne est plus prenante. Fait/essence, essence/fait… voilà l'illustration même de ces couples bloqués dont nous parlions. Notons: la dualité semble converse et non adverse. Alors ne serait-ce point que l'argumentation ici tout à fait culturelle aurait pour fonction d'éradiculer non seulement le platonisme mais surtout la formation conceptuelle de la métaphysique en général? Dans ce cas l'absence d'un Traité de l'argumentation chez Husserl ne signifierait-elle pas le refus et l'économie d'une considérable bataille argumentatoire contre les caducités conceptuelles à dépasser?

90. L'hypothèse justifiée progressivement: Cette hypothèse évoquée semble forte. En effet Husserl est congruent avec la rhétorique aristotélicienne sous l'espèce de l'argumentation. Perelman parle de 'persuasion intime' dans *Le champ de l'argumentation*, (p. 27,31) à l'issue du débat de soi avec soi. Ce débat spécifique est une intériorisation du discours avec un public. Dans les deux cas, la structure est la même: il s'agit de mettre en rapport un particulier avec l'universel. Husserl, et cela fait partie de la fascination qu'il exerce, intériorise l'idée d'"auditoire universel' comme dit Perelman. Perelman, soyons clair, fixe des lois générales de la rhétorique; c'est nous-même qui les retrouvons dans le cheminement de Husserl qui place en miroir le soi individuel et le soi universel. De plus Husserl 'voit' les idées connues des hommes; elles sont 'en personne', 'en chair et en os'; qui ne les voit pas est atteint de 'cécité'. Enfin ces idées sont souvent habillées d'un 'vêtement'. La procédure de Husserl est quasi-publique; il s'agit d'argumenter en regardant, et en s'adaptant aux types de formes qui s'offrent. Il semble donc évident que la rhétorique, qui règle une étiquette discursive, recouvre une fonction. Détaillons-la rapidement.

La difficulté est ici: 'la connaissance est principe/la connaissance est sans principe'. Fait et essence sont inséparables, dit Husserl, et puisque 'des faits ne peuvent résulter que des faits' (§33 *Ideen I*) le rôle de Husserl philosophe rationaliste devra être d'absorber peu à peu ces faits. La destination des structures noético-noématiques, ce laboratoire où se synthétise le vrai monde, est donc toute tracée: évacuer la naturalité. Le 'coup de force' du début de *Ideen I* chercherait donc à masquer un processus insidieux dont on va voir qu'il s'organise dans la moelle des *Principes* imposés et ronge le projet noético-noématique.

En somme nous voilà réaffrontés à l'équivalent discursif de la question dirimante de la rétroréférence perceptive. En effet c'est de la possibilité cette fois-ci d'un ordre unitaire de logos qu'il s'agit. La *Logique* traite de ce problème, mais *Ideen I* l'aborde déjà. La logique travaille avec des éidétiques formelles et des éidétiques matérielles. Analysons la logique formelle: elle est *forme vide de région* en général (p. 39. cf. note de Ricœur p. 38 in *Ideen I*); qui plus est elle est 'science des enchaînements de faits' (nous soulignons). Or en logique plus qu'ailleurs les 'faits sont faits' selon la formule consacrée. Alors la logique formelle connaît une histoire. Perelman, dans le même livre, s'attache à cette idée avec force: il dit que la logique formelle est la restriction malheureuse de la rhétorique depuis Aristote (p. 17,18). La rhétorique a affaire de droit, selon Perelman, avec la logique formelle. Elle fournit les 'faits' tirés des 'lieux communs' aux 'formes vides de région' dont parle Husserl.

Evoquons maintenant les régions matérielles; elles relèvent d'individus construits dans l'univers noématique. Or le noyau du noème est 'X', l'équivalent de l'objet transcendantal chez Kant. Au vide de la région correspond le vide de l'individu.[13] Ainsi s'exprime Husserl.

Qu'est-ce alors que la pratique rhétorique dans toute sa précision? Il suffit de déterminer ses points d'appuis ultimes.La pratique rhétorique procède d'une généralité formelle vide (*Ideen I*, p. 46,48) en tant qu'il s'agit d''un' domaine (*Logique*, p. 127); mais, indistinctement, puisque les principes sont battus en brèche, elle procède tout aussi bien des 'matériaux derniers', 'éléments derniers' (*Ideen I*, p. 54; *Logique* (p. 276, 278, 404)). Dans *'La philosophie silencieuse'*, J.T. Desanti analyse comme contradiction interne la réciprocité des deux ontologies (formelle, matérielle). De toute évidence la situation porte beaucoup plus loin, au-delà maintenant de la question de la rétroréférence perceptive. Ce balayage du rien individuel au Rien domanial est la vérité de la rhétorique, qui vide les principes de leur contenu. L'endroit Principiel est *de facto* résorbé par l'envers Rhétorique alors que Husserl se propose justement la tâche inverse avec la constitution des structures noético-noématiques. Et l'on comprend la difficulté que connaît Husserl à publier, ainsi que la masse inouïe des *Manuscrits* qui s'écrit dans l'analyse argumentaire, sans synthétiser l'ensemble de ces démarches en principes qui répondraient dans le concret aux principes annoncés dans les publications.

91. La vérité de la rhétorique husserlienne: En dernier, c'est la finalité de la rhétorique qui se révèle: elle signe une *révolte* contre les conceptualisations métaphysiques. Il faut aller 'aux choses elles-mêmes, sans rien présupposer'... Voilà une expression obsédante dans les textes. Mais Husserl n'écrit pas de traité de l'argumentation parce que la rhétorique n'a pas à être thématisée; Husserl cherche le concept, non la forme persuasive. De cette dernière on a vu justement sa dimension opératoire, ou heuristique. Telle est l'originalité d'un Husserl III. Aussi la discursivité rhétorique qui est lestée d'une relevance *culturelle* aristotélicienne, est-elle un moyen *culturel* provisoire, que Husserl utilise en tant que tel, pour précipiter l'échec de concepts caducs. Toutefois la destinée de Husserl est dans la pensée, le *concept*, la Raison dit-il – dans la conscience qu'il prend soudain, avec la *Krisis*, de la mise en question du paradigme hellène de la Raison –.

Ainsi les psychiatres, Straus mis à part, semblent gagner une bataille *dans* la narration rhétorique. Husserl quant à lui paraît engager une guerre conceptuelle *au moyen* de la rhétorique. En définitive la relevance aristotélicienne de la rhétorique, commune aux psychiatres philosophes et à Husserl, engage vers deux voies de réflexion différentes. Bien terminer ce chapitre consacré et limité à la rhétorique, ce sera montrer chez les psychiatres la constitution rhétorique et le statut de son principe. L'intrigue de la parole narrative se verra alors dénouée dans la psychiatrie philosophique.

4. *Le sommet de la rhétorique psychiatrique*

92. Idée directrice: Les éléments premiers ou principes chez Aristote, extra-rhétoriques, semblent connaître un équivalent discursif: les métaphores des psychiatres. Tous les commentateurs ont stigmatisé avec plus ou moins de bienveillance l'utilisation régulière des métaphores chez les psychiatres. D'aucuns se montrent plutôt agacés par de simples tropes discursifs; d'autres y voient des déterminations plus profondes. Les analyses suivantes aideront d'un côté à faire la part des choses et d'un autre côté, finalement, à atteindre le déterminant ultime, ou sommet, de la rhétorique psychiatrique. La psychopathologie philosophique aurait aussi ses 'principes'.

C'est d'ailleurs en faisant la part des choses que nous départagerons les différentes espèces de métaphores en allant vers la révélation d'une même fonction principielle derrière les diversités apparentes de métaphores-figures.

93. La mimesis de l'expérience: Tout d'abord se présente le lieu commun des métaphores, au statut d'ailleurs incernable par une rhétorique. Effectivement le lieu commun d'implantation n'est pas un événement dans la narration, ou une expérience de discours, mais le recours à *l'Erfahrungswelt*. Posons comme thèse que la métaphore simple est tirée du lieu commun du monde de l'expérience existentielle. Cette extraction métaphorique renvoie à une opération bien simple: la *mimesis* de cette *Erfahrung*, sa duplication, qui est assurée par un vocable-miroir. Un événement de discours recopie l'événement réel. Les textes psychiatriques abondent dans cette direction: Binswanger, dans *Daseinsanalyse, Psychiatrie, Schizophrenie* écrit que la *Daseinsanalyse* est un 'mode d'expérience bien déterminé' qui doit montrer la chose à partir d'elle-même. Voilà l'événement dans le langage. Binswanger précise maintenant l'événement dans l'expérience: 'la 'chose' dont on doit tirer les contenus n'est pas une 'chose', ni un *Erlebnis* (vécu), mais un événement (*Geschehen*)' (p. 1). En somme l'événement de l'expérience doit se transposer dans l'événement de discours; en cela réside l'herméneutique simpliste de Binswanger: une mimesis qui s'empêtre dans une herméneutique de la communication humaine, laquelle a fonction justificatoire et ennoblissante. Nous verrons plus tard que l'intersubjectivité roule sur un vrai problème, autrement posé.

Il est inutile d'exposer en détail les variations sur ce lieu commun mimétique; il peut avoir des tonalités plutôt heideggeriennes (cf. Kuhn in *Psychiatrie der Gegenwart*, p. 853; 886) ou husserliennes (cf. Natanson: *op. cit.*, p. 909). Mais chaque psychiatre philosophe est plus ou moins concerné par ce niveau d'étiage métaphorique. Retenons simplement qu'une pointe tropique tend à percer la discursivité rhétorique pour rejoindre les répondants d'expérience du monde. C'est pourquoi, même à ce plan d'étiage problématique, la métaphore-trope présente un intérêt. Elle fonctionne comme mythe individuel indiquant référence, duplication d'un topos absolu qui se répète dans nos discours, juste à la façon dont le mythe – ou topos humain d'un cosmos – est selon Cassirer une 'Métaphore primordiale' qui parle ici ce qui s'est dit là-bas. (cf. *Philosophie des formes symboliques: langage et mythe*). La position de Cassirer pourrait être considérée comme archétypale pour ce régistre métaphorique, à condition de bien préciser que notre 'topos dans les choses' est inassignable. Il est tout simplement inconnu. Car la rhétorique appelle persuasion et non connaissance. Cette remarque requerra vite réflexion.

94. La mimesis verbale: Mais la mimétique de l'*Erfahrung* connaît un niveau plus élaboré. On retrouve, désormais replacée dans sa vraie texture problématique, la fonction-refuge qui aiguille les terminologies des psychiatres existentiels. En effet le lieu commun métaphorique est une mimesis non plus de l'*Erfahrungswelt* mais une mimétique verbale. Binswanger ouvre la possibilité de ce recopiage d'autres textes lorsqu'il précise que les 'systèmes conceptuels' doivent être desserrés (cf. même article). Alors ce qui fait événement dans un discours-source est transporté dans une narration occupée à se constituer. Ici aussi, le procédé est banal: cette 'interlinguistique' caractérise aussi bien Boss, littéralement 'doublé' par le vocabulaire heideggerien.

Enfin, lieu commun d'une mimesis d'expérience, puis lieu commun d'une mimesis verbale, la fonction métaphorique la plus banale suscite le 'commun des lieux' de discours. Dans le jeu de discours rhétorique considéré, qu'on nous permette d'écrire que le paradigme métaphorique suscite un grand enchaînement métonymique: l'anthropologie. Voilà aussi que l'anthropologie, tant idéalisée par tous les psychiatres philosophes, trouve sa place dans le problème. Nous pourrions ici parler longuement de Zutt, anthropologue décidé – dont traite Tatossian avec une belle mesure –. Renvoyons simplement à *Die Wahnwelten* (p. 177 à 180). En général, l'Anthropologie peut-être considérée par tous comme le cadre topique – dirait Aristote – où se cherchent les structures de discours: structures 'spécifiques' ou médicales, structures 'générales' ou idéologico-philosophiques. Ainsi s'exprime le langage de couverture, aux deux sens de l'expression. Evidemment, le sommet de la rhétorique psychiatrique n'est pas atteint.

95. Le vacillement rhétorique: Cela ne veut point dire qu'il soit hors d'atteinte. Revenons sur l'idée de *direction* rhétorique. La mimétique de l'*Erfahrungswelt* signe un vacillement métaphorique vers les 'lieux bas' des choses, sans bien sûr qu'elles soient atteintes puisque la métaphore est une figure de discours. Ce qui explique le mot: 'vacillement'. Au vacillement vers 'le bas' ne correspondrait-il pas un vacillement vers 'le haut'? Nous retrouverions la problématique déjà exploitée de Natanson: au-delà du *was* qui livre l'essence (le 'ce que', les formes), il y a fondamentalement un *daβ* (*un sommet-Norm*) en qui s'incruste le 'que', le quoi par lesquels les essences se forment. La problématique de Natanson serait transposée au plan linguistique et argumentatoire. Les tropes du 'bas', du 'haut' signent seulement la nécessité de sortir du discours. S'il existait un vacillement métaphorique vers le haut, comme vers le bas, cela démontrerait que la mimesis des lieux communs (d'expérience et verbaux) serait partie prenante *intégralement* d'une dimension principielle appelée de l'intérieur de la rhétorique. Alors il n'y aurait plus ni 'bonnes', ni 'mauvaises' métaphores: toujours un *daβ* insisterait derrière les *was* anthropologiques, défigurations rhétoriques des *was* d'essence dont parle Natanson. La rhétorique chercherait avant tout un *contact* avec les choses (daβ) métaphorisé par la terminologie de la direction, et du vacillement.

96. Un exemple probant: le rêve et l'existence (Binswanger): Or le vacillement métaphorique n'est point un leurre. Nous aurions pu analyser un texte de Zutt, in *Psychiatrie der Gegenwart* (p. 820 à 822). L'esprit de continuité, et d'économie de moyens, ne nous fera dire que quelques mots sur *Le rêve et l'existence* de Binswanger. Ce texte montre bien que plusieurs niveaux de pertinence métaphorique peuvent se superposer dans un même esprit au fil des années. Ici la métaphore (*Metapher*) n'est point 'analogie', ni 'imitation' (in *Introduction à l'analyse existentiale*, p. 199). Parvenu à ce point, Binswanger va jouer avec la barrière narrative qui sépare les mots des choses. La déception et son insertion existentielle (as-thénie) fait vaciller l'harmonie entre l'intérieur et l'extérieur comme Monde. L'harmonie retrouvée signe les réépousailles du Monde, alors qu'auparavant existait un repli de soi sur soi. En conclusion on peut dire que Binswanger va ici trop loin, pousse manifestement sa rhétorique vers une philosophie qu'on connaît. Toutefois son parcours ne cesse pas si vite: lorsqu'il parle de l'expérience existentielle du haut et du bas, indépendante d'une posture du corps, le lecteur sent une avancée métaphorique qui pointe, bien qu'elle ne se rabatte pas dans le domaine de l'expérience naturelle. Il y a à proprement parler événement dans un discours. Evénement lumineux qui justifie l'appellation de sommet métaphorique. Toutefois Binswanger ne peut s'empêcher d'occulter ce sommet; il entre dans le régime des mots venus d'ailleurs comme nous le remarquions à la suite de Green, à propos d'une fixation philosophique du concept de normalité chez les psychiatres philosophes. Ne cachons pas au lecteur qu'il faut alors endurer le carcan heideggerien; il existe une 'structure ontologique existentielle'; 'on touche le fond ontologique où viennent puiser le langage, l'imagination poétique et surtout le rêve' (Ibid. p. 202). La rhétorique désormais la plus plate annihile le sommet métaphorique. Telle est la flamme vacillante d'une pertinence rhétorique qui se donne pour se dérober.

97. Vers un principe issu de la rhétorique (la protophore): Mais n'est-il point pensable de fixer le vacillement dans un axe de droiture? En d'autres termes – et *mutatis mutandis* – de maintenir le *daß* de Natanson à l'écart des méandres du *was? Amener* l'écriture à sa pointe, haute ou basse, peu importe, tel est le problème. Le projet est d'ailleurs assisté par certaines expressions des psychiatres, qui notifient l'érection d'abord verbale de l'existence; et apparaît alors une fonction-corps dans le récit, une flèche vertébrale: Straus évoque l'*Aufrichten* du corps, Zutt, Straus (1949), von Bayer sont magnétisés par la *Haltung* (tenue) de l'homme. Blankenburg surtout, et Kulenkampff, thématisent le *Standverlust* (perte de position). Toutes ces expressions, ne le cachons pas, visent l'expérience qu'elles tentent de conceptualiser. Mais la conceptualisation est trop descriptive, non systématisée; elle reste un événement de langage. Ceci est entendu. Toutefois le soutien *corporel* des métaphores change leur statut. Car le corps introduit au noyau de l'existence; alors le vocabulaire du corps touche conséquemment au principe discursif qui 'cor-respond' à l'existence, elle-même évidemment renvoyée à un ordre séparé.

Dans cette situation de discours nouvelle, se produit tout le contraire d'un vacillement discursif. Il faut alors résolument revenir sur la métaphore et extraire la fonction 'quoi' (*daß*) qui progresse au travers du '*was*' (ce que) oblitératif. Dans *La théorie des passions à la lumière de la pensée médicale au XVIIIième siècle*, Riese, à propos de Cureau de la Chambre montre chez ce dernier un 'renversement de la pensée qui est à la base des figures rhétoriques (...) comme si la métaphore (j'ai le cœur saisi) traduisait la signification propre ou littérale, et l'action physiologique la signification figurée du même mot. Il en résulte une confusion entre la signification littérale et la signification figurée' (p. 34). Riese constate que chez les 'médecins phénoménologues les métaphores (sont considérées) comme des branches d'une structure primordiale ou d'une racine commune existentielle des deux termes en question, à savoir du terme spatial ou physique et de son analogue, le terme psychique' (p. 34). Parler de 'racine existentielle' d'une opération linguistique relève soit d'un truisme, soit d'une problématique confusion d'ordres. Nous aimerions revenir à 'racine' et à 'confusion' qui parlent dans le texte. La racine commune peut fort bien être linguistique. Et la confusion de relever d'une identification des fonctions indicatives de deux vocables. Ceci est à développer, afin de dépasser l'ordre métaphorique.

Dans *L'empire rhétorique* Perelman est souverain, une nouvelle fois. Son analyse de la métaphore se fixe ainsi, et nous choisirons un exemple pour la simplifier. Dans l'expression: 'cet homme est un astre', il y a, dirait Perelman, fusion du thème (la beauté, qui demeure implicite) et des 'phores' (l'homme, l'astre) (cf. p. 133). Dans la métaphore, les phores, ou porteurs de la méta-phore, sont plus ou moins – selon le phore choisi – hétérogènes au thème. La beauté est un abstrait; l'homme, l'astre lui correspondent du moins au plus. Tel est le discours métaphorique, toujours second par rapport au discours normal qui dit les choses telles qu'elles sont et sans détour. Le problème consiste à savoir s'il n'y a pas dans la rhétorique, et non pas dans le discours référentiel normal, une fonction métaphorique qui tende tout de même à dire les 'choses elles-mêmes', telles qu'elles sont. Perelman répond que oui et énonce la figure de la catachrèse (p. 135) par des exemples: pied de la montagne, le bras du fauteuil etc.

Voyons en psychiatrie philosophique. Natanson nous permet d'écrire que les catachrèses, devenues 'métaphores constitutives' chez Zutt, ou 'métaphores fondées' (ex.: le chemin de la vie), livrent le *daß* du *was*. Dans le langage de Perelman, le *phore* (*daß*) rentre dans le thème (was). C'est le toucher des choses elles-mêmes, le discours premier qui outrepasse le discours métaphorico-rhétorique, second. Ce *daß* prototypal, nous l'appellerons *protophore*. La métaphore est un travail, un déplacement (*meta-phora*). Mais dans ce déplacement il existe un second travail, cette fois-ci de placement, qui est protophorique. La protophore, dans la métaphore constitutive, est le *principe* qui est recteur malgré l'espace de jeu du déplacement métaphorique.[14]

Enfin la protophore est irréductible à la catachrèse de Perelman. Cette dernière demeure une œuvre de langue, sédimentée sans doute par l'habitude. Au contraire le protophore est ce sommet, ce principe dans la langue qui résonne avec les choses elles-mêmes hors la langue. L'opération veut dire que l'habitude n'y est pour rien mais que 'quelque chose se passe' qui *dépasse* l'ordre rhétorique tout en lui demeurant *intérieur*. En somme il y a effectivement des sommets dans la narration rhétorique, des moments-midi autour desquels gravitent les arguments. Que ces moments indiquent vers le bas de l'*Erfahrungswelt* ou vers le haut, cela n'est d'aucune importance, on le comprend bien.

Mais toutes ces caractérisations définitives demeurent encore abstraites. La théorie est faite. Prenons un exemple concrétisateur. Et d'abord revenons à Aristote qui, étonnamment, s'avère encore relevant dans cette problématique-limite. Un article de J. Pigeaud: *Une physiologie de l'inspiration poétique. De l'humeur au Trope* (in *Les Etudes classiques*), est révélateur. Il cite Aristote pour qui 'bien métaphoriser c'est contempler le semblable' (*Poétique* 1459a). Ceci pose la question sur laquelle nous terminons avec la protophore, celle de 'la coïncidence providentielle (...) de la création et de l'objectif' (Pigeaud 23-24). Pigeaud retourne, par-delà la *Rhétorique*, à l'un des *Petits traités d'Histoire Naturelle*: '*De la Divination dans le Sommeil'*. Le mélancolique y est rapproché du poète: 'Les mélancoliques, à cause de la force, comme des archers qui tirent de loin, ont de la réussite dans leur tir' (in Pigeaud, p. 27). Cependant il y a coïncidence providentielle, harmonie entre la direction du tir et de la cible dans la mesure où c'est le tir qui crée lui-même sa cible. 'Il faut faire d'abord; la légitimation viendra ensuite'. (Ibid, p. 28). Comment ne pas penser à la protophore qui impose un *daß* aux formes-cibles potentielles des *was* et qui attend de la disposition des choses elles-mêmes une légitimation. Si elle est effective, un *was* (ce que) concret prendra effectivement forme. Ce deviendra une métaphore, un 'ce que' qualitatif qui se dit d'un 'que' ou d'un 'quoi' (*daß*). La relevance aristotélicienne de la protophore est à son comble, et l'on ne peut que surenchérir avec Pigeaud lorsqu'il note que le 'coup de génie d'Aristote est de lier au corps, à l'humeur, un trope spécifique, la métaphore' (nous dirons quant à nous: protophore) (Ibid. p. 29). Tout ceci s'intègre à nos préoccupations. L'article de Pigeaud est un excellent outil d'élucidation.

Enfin nous désirons rendre un hommage particulier à Minkowski, qui consacre un chapitre de *Vers une cosmologie* à la métaphore. La métaphore est d'ailleurs le fil rouge de l'ouvrage: elle est le phénomène d'univers auquel correspond *Vers une cosmologie*. Visiblement la métaphore est protophore. Si l'on évacue le langage des sciences, rétrécissant, il reste une rhétorique absolument relevante qui est l'expansion affinée d'une viscéralité fondamentale. Il y a un passage à l'acte de la vie qui parle des mots poreux, en osmose avec les choses, dans le cas notamment de ce qu'il appelle les 'métaphores de base'. Les deux citations que nous risquons ont cette valeur principielle de la métaphore. Tout ce que nous avons dit jusqu'à présent rend le commentaire de ces phrases explétif et dévaluateur: 1. 'Certains mots sont 'métaphoriques' par essence, et c'est là que réside la 'véracité' du langage. Le langage ne cherche point à faire du mot un signe algébrique, mais au contraire, à désigner (...) des affinités, des identités même, entre les phénomènes, que notre pensée qui dissèque et juxtapose, méconnaît et anéantit vraiment trop facilement' (p. 86). 2. 'Dans le sentiment d'amertume nous vivons la forme particulière dont se trouve affectée notre âme, dans le dégoût d'amertume nous 'touchons' directement aux choses', mais 'le sentiment est tout aussi amer, au fond, que le goût' (p. 81). Nous sommes vraiment aux limites extrêmes, protophoriques, de l'*existence sans essence*, quand les mots fouinent de leur impact dans un univers qui ne peut le leur renvoyer. L'intrigue de l'existence est à son comble et l'action, le *drama* protophorique, est irrépressible sur le terrain auquel la recherche s'est ici limitée.

5. *Conclusions*

Ce long parcours nécessaire a successivement laissé alterner la disqualification discursive et la requalification discursive d'un *Principe d'existence*. Dans le focus perceptif husserlien, abyssalement éclaté, les mots ont d'abord consommé leur chute et leur perdition, avant qu'un argument fondamental, d'ordre husserlien-aristotélicien ne vienne livrer la vérité existante dans son principe protophorique. L'existence intradiscursive, ou l'existence sans fondement et sans essence, pointe vers un fonds, un toucher ontologique irréfragable. Chez Husserl l'immensité arétroréférentielle de la perception est une limite négative. Nous verrons cependant comment la parvenue husserlienne à l'antéprédicatif d'une part, cette immensité préjudicatoire, et l'accession à la constellation des efficiences de culture d'autre part, dépassent l'ordre d'intérêt rhétorique. Si bien que cette dernière demeure un moyen pour d'autres tâches. Cela suffit pour annoncer que l'*Existence sans essence* des psychiatres philosophes réclame un fondement, et que le *Principe d'existence* requiert d'autres finesses d'approche. A l'existence des discours doit succéder un discours plus essentiel. Et le *principe d'existence* retrouve son gîte psychiatrique. Toutefois la 'psychiatrie comme psychiatrie', bien que dûment instituée, est fort loin d'être définitivement constituée. Son accomplissement conceptuel passe par une diversification culturelle enfin adéquate.

NOTES CHAPITRE II

1. A. Knensée: Le mythe des modèles médicaux en psychiatrie. L'évolution psychiatrique, 1982, Tome 47, Fascicule 2, p. 473-479.
2. Tatossian: Phénoménologie des psychoses, p. 290, et suivantes.
3. W. Szilasi: Einführung in die Phänomenologie E. Husserls-Niemeyer Tubingen 1959.
4. W. Szilasi: Philosophie und Naturwissenschalt – Francke-Bern und München 1961.
5. Binswanger: Daseinsanalyse, Psychiatrie, Schizophrenie, Schweizer Archiv für Neurologie und Psychiatrie Volume 81, Fascicule 1/2, 1958 Zurrich (p. 3).
6. Erwin Straus, in Psychologie der menslichen Welt (1960)
7. Henri Maldiney: Regard Parole Espace in L'âge d'homme, p. 135.
8. L. Binswanger: Ausgewählte Vorträge und Vorsätze BII p. 205/206.
9. Merleau-Ponty est, en définitive, tout entier occupé à extraire la Culture des implicites perceptifs. Ce faisant il fait valoir – dans une efficience – la transformation du 'perceptif intriqué' dans la vie culturelle (symbolique, historique, artistique) développée. Mais, et là est la 'pauvreté', que serait l'*Invisible* livré à lui-même sans le soubassement conceptuel de la *fungierende Intentionalität* husserlienne? Ne serions-nous pas bornés au *Visible* dont le concept est tiré de l'expérience-princeps du corps-vu, senti, objectivé? Ces considérations ne retirent rien à Merleau-Ponty, qui eut le courage intellectuel de basculer dans la question du rapport du perceptif au culturel. Mais il est vrai que l'allégeance husserlienne de Merleau-Ponty, malgré le coup de force des premières pages de la *Phénoménologie de la perception* contre l'épiché husserlienne, a coûté à ce dernier la

possibilité – qu'il semble seul à avoir eue à notre époque – de révolutionner la pensée de l'existence.

10. Reléguons à une note deux remarques pourtant fondamentales. L'idée qui les surplombe est la suivante: il existe une véritable manipulation de Dilthey par la psychiatrie phénoménologique. La raison de cette fraude est la reprise à leur compte des difficultés conceptuelles de Dilthey dont le dépôt culturel arrondit puis supprime les angles de friction. Les concepts perdent leur finesse. Ainsi des *difficultés deviennent* discours culturels passant pour des *modules de solution* aux yeux des psychiatres. Voilà le mécanisme. Deux exemples l'illustreront brièvement. D'abord, en ce qui concerne le passage de la 'forme extérieure' à la 'forme intérieure', Dilthey propose de passer d'actes divers du texte à sa *structure*. Il y a 'induction de structure', comme il dit. Un discours culturel sera prêt à convertir cette difficulté. Cependant c'en est bien une: quelle est la loi d'induction? Comment la sortir de l'empirie? Mais à l'époque on parle d'Eidos (Husserl) et tout ce qui s'oppose à l'atomisme est bienvenu pour certains. A partir de la situation ainsi créée, qui ne pense à Binswanger – connaissant qui plus est bien Dilthey – et à sa 'structure alternative' caractérisant les cas de Schizophrenie, d'ailleurs bien résumées dans le livre cité en 5? On voit la fragilité de la *Struktur*, dans la mesure où, pour Dilthey (cf. Aron, p. 84) l'"induction de structure' suppose une compréhension totale; et cette dernière s'appuie sur la compréhension en cercle de l'herméneutique, dont Binswanger est très loin... Notons que l'idée de rupture de structure, *subduction* (Minkowski etc.) est concernée par la même procédure.

Le second exemple obéit à la même logique. Dans l'histoire, chez Dilthey – histoire philosophique et non pragmatique – la vie (*Leben*) sélectionne l'important, l'essentiel, et non les mobiles. On passe immédiatement à la psychopathologie philosophique où la maladie sélectionne l'important (et non les mobiles subjectifs. cf. Freud). De même que l'histoire philosophique purifie le charriage de l'existence en s'exprimant, la maladie purifie le fonds humain en exprimant certains ressorts. La psychopathologie philosophique a donc tendance à statuer sur le malade comme type idéal; on s'explique le choix de la monographie, qui tend à schématiser ce type idéal; l'élucidation des psychoses – plutôt que des névroses – présente également, mais apparemment bien sûr, des cas plus radicaux, voisinant une certaine pureté catastrophique.

11. cf. Springer 1958.

12. Nous prenons narration au sens de récit argumenté, avec la présence réelle, ou potentielle, d'un public. Le facteur *temps* n'est pas ici essentiel. Pour nous, dans notre cadre précis, narrer, c'est plus 'compter avec les mots à placer' que raconter ou conter une histoire. La narration s'oppose à la science principielle, mais pas du tout à la rhétorique rigoureuse. Nous effectuons donc, à la différence de Ricœur, la réduction épistémologique de l'histoire. Husserl, par exemple, narre comment il faut philosopher *(Ideen I);* il ne raconte pas l'histoire de ses recherches. Telle est la perspective que nous posons, qui ne contredit en rien celle de Ricœur, d'ailleurs plus extensive.

13. Sur cette question difficile, nous sommes beaucoup trop rapide. Nous renvoyons le lecteur intéressé à nos *Fondements de la phénoménologie husserlienne*, Nijhoff.

14. Dans sa préface au *Langage aux origines de la Psychanalyse* de J. Forrester, Fédida n'écrit-il pas – bien entendu dans un contexte différent – que la métaphorique est la 'capacité de restitution sensorielle des choses dans les mots' (p. 10, note)?

CHAPITRE III

UNE EXISTENCE ESSENTIELLE
Psychiatrie et Philosophie

L'essentiel est là: délimiter cet immense *daβ* qui pousse la rhétorique vers sa suppression et vers la nécessité d'un accomplissement conceptuel stimulé par les métaphores constitutives ou figures protophoriques. La bascule théorique serait-elle revenue à son point de départ? Non, parce que livrer l'essentiel ne consiste pas à aplatir l'existence dans des *was* ou essences. Il faut garder haute l'idée d'un *Principe d'existence* puisque l'exigence de ce dernier s'est nettement affichée.

Comment le discours culturel fait-il en effet rétroréférence à une suite conceptuelle? Comment les deux immensités finissent-elles par se composer en deux commensurabilités? Ainsi se présente une analytique problématique des transformations de l'existence. Il n'est pas pensable, qui plus est, que la transformation ne s'effectue pas dans une aura d'existence, dans un flamboiement qui renvoie au creuset de la psychiatrie pure.

Celle-ci est la rationalisation du pathos: au moins la psychiatrie constituée ne se dérobe pas devant le transfert paradigmatique de la Raison vers la Folie.

Dans ce cadre de chapitre, large mais bref, les différentes acceptions exhibées de la psychiatrie serviront de point d'appui pour un exposé qui affronte une problématique d'existence auquel il est poussé par les nécessités internes de la psychiatrie philosophique. Plus que des références, nous désirerons donc apporter des clarifications sur une question qui, sans forcer les mots, obsède le XXième siècle.

I. L'EXISTENCE SITUATIONNISTE

Répétons ce qui se dit ici et là: les systèmes philosophiques, puis politiques, se désintègrent au XXième siècle. Les forces se rassemblent en factions. Les actions sont des 'interventions directes' aveugles agies par la nécessité des situations. Le mythe de l'écrivain engagé, véhiculé depuis Voltaire, a connu son apothéose, désormais contestée, **après la seconde guerre. L'engagement,** et le 'désengagement' sont devenus les maîtres-mots, des principes d'autorité journalistiques.

Mais il faut cesser de dérouler cet écheveau de facilités; car la vie retourne à l'existence et aux opérations situationnistes. L'existence parle enfin vrai. Ce n'est pas un projet, mais un jet qui traverse des halos situationnels. La mythologie de la 'solution individuelle' aidant, bâtie sur l'échec de la 'solution collective', l'existence de chacun est situationniste. La culture est existence brute. Et ce n'est point déploration. Bien au contraire, en effet, se clarifient différentes époques dans notre Epoque. Jusqu'à présent notre développement s'était attaché à retrouver la clarté des choses: le premier chapitre a introduit les conditions conceptuelles – la différence perceptive – de la crise de la Raison, qui se sépare d'elle-même. Puis son intelligibilité s'appuie sur l'estocade portée culturellement au paradigme de la Raison existante. Mais le deuxième chapitre n'a pas pour autant éliminé les incommensurabilités dans les réseaux culturels. Toute cette période court de la fin du XIXième siècle au milieu du XXième siècle. Si bien que la République des Lettres se retrouve à vif. Alors en simple historien du présent, examinons d'abord le fracas 'conceptuel-culturel' de l'existence, c'est-à-dire les époques dans notre Epoque.

1. *La nouvelle existence*

98. Le fracas: Glissons sur les évidences: un principe d'architectonie, hegelien, qui inspire toutes les activités culturelles et politiques est un leurre. L'important est que nous sommes dans l'Autre turbulent de la Raison. La psychiatrie résiste dans le maëlstrom: il est vrai qu'elle a conservé des structures de corpus, ainsi qu'institutionnelles, et que le 'scandale' de l'antipsychiatrie l'a servie en retour. Toutefois un autre ennemi s'annonce, sous couvert de psychologie comportementale et surtout des travaux alléchants sur les neuromodulateurs et neurorécepteurs. Le danger réside dans le fait qu'au nom de concepts intéressants, ils s'avancent dans la culturalité psychiatrique comme les grecs dans le cheval de Troie. Les philosophes eux-mêmes, happés par la turbulence et l'attrait de l'altérité radicale, ont confondu le plan conceptuel et le plan culturel de la psychiatrie: Deleuze dénonce facilement les excès politiques de la psychiatrie (cf. la différence schizophrénie-paranoïa) alors qu'une discussion conceptuelle eût été plus pertinente. Tels sont les éléments généraux de ce situationnisme fracassant pour ce qui concerne du moins la psychiatrie. Rappelons que le concept d'existence y gagne au passage l'affirmation de son noyau fondamental: 'ex-sister' c'est effectivement sortir de soi.

Mais la psychiatrie est ouverte, disponible. Elle y est d'ailleurs condamnée. Les psychiatres sentent bien qu'inéluctablement un poids de responsabilités se reporte sur eux et que, dans cette perspective, ils doivent s'entremettre dans un savoir interdisciplinaire. De ce point de vue, un psychiatre est quasi-nécessairement humaniste malgré la poussière qui s'est accumulée sur le terme. Ils sont donc concernés par les directions qui s'esquissent dans les situations d'existence. Enfin la psychiatrie s'entoure d'un certain nombre de discours à focalisation psychiatrique – cf. nos chapitres antérieurs – dont on attend la coopération autre que celle aboutissant à un cadre encyclopédique. Comment donc l'existence est-elle amenée à sortir de soi, mais accompagnée à chaque fois d'un régime de rationalisation? Il va aussi de cela dans notre époque.

99. *L'existence seule:* Les psychiatries existentielles, philosophiques ont été tentées par une voie courte d'autolégitimation. Certes il ne s'agit pas de l'autophagie (cf. Bouveresse) pratiquée à plaisir par nos contemporains philosophes français d'institution, qui se 'légitiment contre'. Mais le rapport à la philosophie est intéressant. Depuis que les philosophes ont abandonné l'axiologie et l'ontologie pour s'enfermer dans l'éléatisme nécrosé du structuralisme philosophique, la psychiatrie existentielle n'a plus connu d'échos réels en France. Pourtant, en 1957, Foucault avait écrit une préface fort intéressante au *Rêve et l'existence*, de Binswanger. Ainsi le focus culturel psychiatrique se délègue dans une psychiatrie de l'existence, qui se reporte à son tour vers la philosophie.

Nous savons exactement l'importance de Husserl, qui va encore se confirmer. Toutefois, l'aura heideggerienne mérite d'être résituée, cette fois-ci à partir de la philosophie, plus précisément de l'exégèse de Heidegger. Notamment il est important de lire Heidegger par la fin, et non en suivant l'ordre chronologique où s'inscrit en premier *Sein und Zeit*. Le livre de Schürmann: *Le principe d'anarchie* (Seuil) se propose pour cette opération parfaitement légitime. Nous serions soumis à l'âge du *tournant* (Kehre), où le mouvement des époques (catégories historiques) n'est plus attribué à l'histoire de l'Etre comme déclin, l'Etre jouant tout de même le rôle d'*archè*. Alors l'agir, le vivre, l'exister perdent leur fondement. L'anarchie est économie du passage. A l'âge cybernéticotechnologie c'est l'histoire des époques qui touche à sa fin, mais non pas l'histoire de la présence. Lisons en somme Heidegger à partir de sa clôture, *rétrospectivement*. On y verra que les concepts de souci, d'angoisse, d'authenticité concernent la fin de l'histoire de l'Etre en tant que ce dernier s'annonce comme destin. Ces concepts ne font pas *Ereignis* (événement d'appropriation). En conséquence tout le projet de la psychiatrie existentielle et l'herméneutique de la psychiatrie philosophique se voient déportés hors du centre heideggerien, vers son extérieur. Forclose la terminologie du fondement, du principe et de la récollection, ainsi que du Néant comme Etre! La présence parle en d'autres lieux (cf. *le topos*), se construit en économies qui se règlent d'elles-mêmes. Ceci explique l'autoréglage d'une économie ontologique perdant ses traits humanistes. Penser, c'est désormais 'suivre l'événement de venue à la présence, sans principe' (Schürmann, p. 335). L'existence est dans la *Kehre*, qui termine un mouvement commencé il y a vingt-cinq siècles, et *anéantit le mode principiel de la présence*. Telle est la pensée, énorme, de Heidegger selon Schürmann. L'absence de principe ne nous étonne pas; il semble que nous ayons affaire désormais à des topologies de rationalisation – à connecter – plutôt qu'à un paradigme de Raison. Evidemment, si Schürmann est pertinent – et son esquisse est rigoureuse – c'en serait fait de la collusion traditionnelle entre philosophie et médecine de l'esprit, renouvelée par les psychiatres du *phainomenon* d'existence. En retour une autre compatibilité apparaîtrait: en effet les philosophes sont les 'bergers de l'Etre' comme le dit *La lettre sur l'humanisme*. Avec la fin de l'Etre comme destinée et sa surrection comme *Ereignis* (événement) c'est la philosophie qui perd sa raison d'exister. Mais alors apparaîtraient peut-être des penseurs, enfin. Conséquemment une redistribution économico-topologique de toutes les anciennes disciplines serait exigée contre notre byzantinisme actuel. Heidegger vaticine-t-il? Que dire sinon observer le silence des philosophes, et leur anarchie sans pensée encore? Certes il est clair que l'existence verse au dehors, activée par son ressort essentiel.

Ce qui se proposerait en Heidegger ne manquerait pas d'intérêt: serait radicalisée la thèse selon laquelle l'extase humaine ouvre ontologiquement au futur. L'existence est hors de soi, ontologiquement. Mais en psychiatrie, comment comprendre la situation au plan ontique, celui des humains? Au site heideggerien fracturé doit correspondre une nouvelle intelligence de la situation. Et sans doute, la psychiatrie pure elle-même ne peut rester totalement indifférente devant ces aléas circonstanciels. Le problème demeure celui-ci: qu'est-ce donc qui fait époque dans notre Epoque et offre une situation où puisse se loger ce qu'on dira plus tard de l'existence et de sa pathologie au XXIème siècle? Comment notre intelligence de la pathologie de l'existence peut-elle prendre forme enfin?

2. *Ecriture et maladie*

En ce qui concerne l'existence, la domination conceptuelle de la situation existentielle est vaine. Ce qui précède le prouve. Pourtant le jeu rhétorique est insuffisant: il réclame une authenticité (cf. Les protophores). Une solution s'impose: l'existence situationniste passe dans des écrits à comprendre comme des *interventions*. Il faut s'entendre sur le terme: l'intervention ne connote plus le journalisme ou la politique. En ce début de siècle, Proust, Joyce, ou le *tel quel* de tout texte, signent une intervention ontologique. La soie de l'écriture se déchire et laisse apparaître des 'à vif', des intermittences, des monologues intérieurs. Les textes existentialistes contresignent ce mouvement profond, sans être 'essentiels'; mais ils exhibent cet arrachement à soi.

Oui, l'écriture semble être le site où se déchire l'existence, Céline n'en fait-il pas foi? Il faut reconnaître que la psychiatrie 'bénéficie' de cette ouverture ex-sistentielle. Au centre de l'acte d'écrire s'impose la communication avec les autres, qui est le sceau de ma présence à moi. Une certaine psychiatrie ne place-t-elle pas les problèmes de communication comme consubtantiels à la psychiatrie? L'école phénoménologique précède ici de loin Palo Alto. En tout cas l'écriture joue nettement un rôle par rapport à la pathologie. C'est peut-être l'apport massif du XXIème siècle, alors que les cas étaient auparavant isolés. Pensons un instant, par exemple, à toutes les psychobiographies psychanalytiques... elles pullulent en un monde d'écrits souvent stéréotypés mais réels. Ainsi un point semble acquis, bien qu'il soit enfermé dans un halo général encore: l'écriture forme le plus grand commentaire analyseur de l'existence pathologique au XXIème siècle. Les raisons de la tâche qui incombe à l'écriture tiennent sans doute à une métamorphose même de la communication au XXIème siècle, mais ce serait s'écarter de notre propos que d'y insister. Au contraire ce serait parfaitement le centrer que d'examiner de quelle manière la pathologie de l'existence s'inscrit dans certaines fonctions du texte. L'écriture servirait de fil directeur pour, à notre époque, fixer quelque peu le situationnisme explosif de l'existence. L'idée est que le scriptural ne 'traduit' pas seulement le pathologique mais peut le fomenter dans son for intérieur.

II. *L'ÉCRITURE ET LES SITUATIONS*

Avec notre époque avons-nous écrit, le texte signe une intervention intime, qui éclaire sur les lois générales d'une psychopathologie à former. Mais l'intervention peut connaître plusieurs modalités. La plus curieuse manière est celle qui consiste pour le texte à donner prise à une intervention psychiatrisante alors que le propos d'écriture vise autre chose. Le texte se voit support d'une pathogénie. C'est un modèle pour approcher de cette dernière.

1. *Pathogénie dans le texte*

100. L'exemple historique de Husserl: Cette aventure arriva à Husserl, qui tentait désespérément d'équilibrer une théorie de l'intersubjectivité. Il n'est plus temps[1] de revenir sur l'échec husserlien de la 'constitution d'autrui'. Sachons simplement que la théorisation oppose des représentations – celle de chacun des protagonistes –, des 'faux-moi' dirait Laing (cf. *Le moi divisé*).

Dans la foulée, interceptons les analyses heideggerisantes qui procèdent d'une analytique du *phainomen* comme 'rencontre'. Ces analyses, qui confondent *Geschehen* et *Ereignis*, se trompent. En fait, et c'est grave, une fausse pathogénie dans les textes husserliens a enfermé la psychiatrie existentielle dans une position académique sur la question de la relation humaine: Binswanger, Blankenburg, Von der Berg, Buytindijk sont judicieusement présentés par Tatossian dans sa *Phénoménologie des psychoses*. Aussi n'insisterons-nous pas. Sachons simplement que l'intersubjectivité husserlienne, si mal conceptualisée, est pourtant proposée comme modèle explicatif de la pathogénie. A la limite le texte engendre des problèmes qui n'existent pas dans la réalité. Le danger est effectivement de faire parler un texte dans un registre auquel il n'accède absolument pas. Le texte se veut savant, et l'existence ne le préoccupe pas ni sur le plan du pathologique, ni sur celui de la sensibilité vitale. Husserl veut simplement déduire autrui de 'ma sphère d'appartenance'.

La pathogénie dans le texte doit être terriblement prégnante puisqu'il y eut un seul psychiatre existentiel de renom – Straus, à la vigilance duquel nous sommes désormais habitués – qui refusa de se laisser séduire par le texte husserlien. Ce passage de *Geschehnis und Erlebnis* mérite citation: 'l'*Einfühlung* ne procure pas une compréhension et une connaissance de l'autre; mais à l'inverse l'*Einfühlung* n'est possible que là où il y a un savoir de l'Universel lequel est prédonné' (p. 14). Voilà qui dissipe tout doute sur la capacité de résistance de Straus. Mais en guise de morale, il faut laisser aux textes strictement philosophiques – scientifiques dit Husserl – leur destin.

101. Le cas Sartre: Avant que de proposer une étude de ce que peut révéler pathologiquement (pathiquement dirons-nous) un texte, celui de Kafka, nous aimerions montrer comment un des plus forts écrivains de notre époque, Sartre, donne prise à la question. En effet, Sartre fut critique littéraire et nous analyserons de quelle manière se tire la pathologie de Flaubert du texte de Flaubert. Mais afin de montrer à quel point a) d'une part il faut être prudent en critique littéraire b) combien encore Sartre s'est toujours mû dans une écriture même en philosophie, il est intéressant d'exhiber la possibilité d'une pathogénie dans le texte de Sartre qui remonterait aux textes philosophiques. En d'autres termes, Sartre – qui n'est pas Husserl – écrit un texte – dès *La transcendance de l'ego* – qui peut servir de substrat explicatif à une pathogenèse.

Répétons-le: la précaution s'impose afin de détecter le 'noyau moteur'. Sartre mérite mieux qu'une revue critique: il usa une vie pour aboutir à son Flaubert. Ensuite nous effectuons un simple relevé, qui fournit un exemple. Ce n'est donc en aucun cas comparable à une monographie. Le but est uniquement de tester comment le travail conceptuel de Sartre laisse place à l'écriture qui 'vit sa vie'. Voyons alors dans cet esprit *La transcendance de l'ego* (1936) et l'*Esquisse d'une théorie des émotions (1939).*

102. La transcendance de l'ego: Sartre ne fut pas toujours l'écrivain des 'totalisations'. Jeune, il fut d'abord frappé de plein fouet par Husserl que lui explique rapidement Raymond Aron à son retour de l'Institut français à Berlin. 'Les choses elles-mêmes' entrent en philosophie... et Sartre encense *Le parti pris des choses* de Ponge. En Dos Passos Sartre admire le narrateur, lui qui décrit 'la singularité d'une vie, (...) d'un homme (...) puisque le social *c'est lui*' (*Situations* I, p. 22,23). Elaborer des universaux de parole et en même temps percevoir les choses, rétroréférer paroles et choses... intellectualités et *sensibilia*, n'est-ce point fondamentalement husserlien?

Le point est d'importance car c'est par rapport au motif rétroréférentiel que va se jouer la vérité de *La transcendance de l'ego*. L'œuvre est en effet animée tout entière par la nécessité de supprimer l'ego transcendantal au profit de la conscience. Le fil directeur conceptuel est d'accomplir la réduction phénoménologique jusqu'à l'absolu, pour laisser régner la conscience. Il est central de laisser voir comment peut se laisser décrypter sur ce point une pathogénèse. La conscience est par vérité 'spontanée' et la 'réflexion' a un statut second. C'est donc la rétroréférence qui connaît le même sort: d'une part tout ce qui touche à la 'Psychè', au 'psychique', aux 'Erlebnisse' (p. 65, 40, Traduction Vrin) mérite de figurer en retrait; par ailleurs, le monde des objets est transcendant: 'l'objet est transcendant aux consciences qui le saisissent et c'est en lui que se trouve leur unité' (p. 22). *Le vu, conçu, ne se dit pas du senti, vécu,* et *inversement. Entre eux sévit une immensité inarticulable.* La *thèse* perceptive est 'magique' (p. 50); la perception, boursouflée d'infini, n'est point élaborable: 'aussi dire 'je hais' ou 'j'aime' à l'occasion d'une conscience singulière d'attraction ou de répulsion, c'est opérer un véritable passage *à l'infini* (nous soulignons) assez analogue à celui que nous opérons quand nous percevons *un* encrier ou le *bleu* du buvard (...) (p. 47). L'infini casse la rétroréférence. C'en est fait du va-et-vient de la perception sensible à la perception intelligible.

Que se passe-t-il alors en cet éloge sartrien de l'irréflexion? La *différence* perceptive disparaît. Il n'y a plus ni Ego, ni *références*. Tout le monde est égal devant les *objets* (noèmes selon Husserl) qui *font* l'unité de conscience (p. 22). La situation irréfléchie est pure, sans 'complicité' réflexive (p. 48). Ce qui signifie d'abord que la moralisation consonne avec la théorisation; qui plus est *La transcendance de l'ego* laisse filtrer une pathogénèse: dans la mesure où il ne reste à la conscience que la direction de l'"authenticité – objectivation' qui la constitue – la liberté proclamée s'anéantit et surtout la considération *éthique* relève de l'*éthologie*. L'humanisme sécrète la déshumanisation. La vie est 'opératoire' comme dit P. Marty; elle fonctionne à vide, sans résistance ou point fixe.

Dans *l'esquisse d'une théorie des émotions* (1939) la conscience irréfléchie se nie plutôt que d'affronter la perception effrayante. Nouvelle magie. Toutefois le texte est à considérer en rappel de *La transcendance de l'ego* (1936). *La 'syncope' est la suppression en acte de la différence perceptive.* Le texte modélise une pathogenèse dans la mesure où le seul privilège de l'humanité, dans le texte, est de se déshumaniser. Il y a une éthologie à direction fixe, chez Sartre. Ce texte complète celui de 1936: éthique égale éthologie fondamentale. Le fatum l'emporte, la future 'mauvaise foi' aura 'les mains sales' à force de pâtir et de s'engluer; car la liberté est 'comportement réactif' face aux choses qui adhèrent et *font* la subjectivité. Dans ce cheminement la morale de Sartre est un véritable 'luxe' théorique qui dénie l'empire d'une nécessité ontologique. Pour paraphraser Sartre, disons qu''il n'y a pas le choix'. En écrivant que l'homme est condamné à être libre Sartre signifie en vérité que le langage éthico-libertaire se condamne lui-même à un *mentalisme*, une gratuité que l'auteur combat farouchement par ailleurs. L'"émotion', qui signe l'*indifférence* perceptive, engendre une subjectivité indifférenciée. L'existence est formidablement 'opératoire', ir-référenciée. Quant à la liberté, elle est gelée – mentalisée –. L'homme illustre avant tout une 'réactivité' pathogène aux choses. La biographie de chacun est patho-génie. Toute la problématique des 'mains sales' renvoie à ce drame sourd qui fait que les choses 'collent' à la présence. L'intervention mentalisée d'une subjectivité, cette 'hygiène' rhétorique, ne changera rien quant au fond. Il en est de même pour l'interposition morale. Cette 'adhérence' des choses, et 'la nausée' consécutive sont chez Sartre constitutives et ne le quitteront pas. L'ensemble transitera dans *l'Etre et le Néant* malgré d'autres accommodations conceptuelles et vaudra tant que ne sera pas écrite la *Critique de la raison dialectique*. Jusque-là règne l'unité d'un pathos stable.

103. *Une nouvelle situation:* l'*Etre et le Néant* change bien la donne théorique; dans la donne théorique antérieure, Sartre assied ses considérations en pulvérisant les références, les 'situations'. Désormais l'essence de la liberté est d'opérer sur une situation, afin d'en produire une autre. La conscience vit sous la 'loi' de liberté mais se *réfère* à la situation.Et c'est vrai que la situation ne vaut que pour autant qu'elle *rétroréfère* à la conscience. La *différence* perceptive husserlienne est donc rétablie. L'ego (cf. celui d'autrui) est très loin d'être réductible. L'individu est identifié. Sartre en propose la 'psychopathologie existentielle' qui consiste à revenir au projet de situation fondamental. Ainsi l'opération de liberté se réeffectue et la conscience n'est plus opératoire au sens de P. Marty (c'est-à-dire actionnée à vide). Cette psychanalyse existentielle proposée dans l'*Etre et le Néant* peut apparaître simple, voire simpliste. En effet: la différence perceptive autorise d'autres approches, que nous avons d'ailleurs exposées et qui forment notamment la

'psychiatrie existentielle'. Toutefois il ne faut pas oublier le 'jeu de langage' de la morale. Cette fois-ci, et par le biais du concept de situation, la possibilité de la liberté est plus féconde qu'en 1936. Ce n'est plus le règne de l'éthologie de la conscience. En retour la morale se durcit, au nom des responsabilités nouvelles. On peut même parler d'une écrasante Responsabilité, qui est la même pour tous, sans *différence*. Analysons alors la relevance profonde de la différence, qui appellera une articulation de la différence perceptive avec la rétroréférence. Par où il apparaîtra que le texte de Sartre, qui est une 'ontologie phénoménologique', exige préliminairement son insertion dans la phénoménologie. L'indifférence de la rigueur morale est absence de *référence* à la 'situation' malgré la *perception* individuelle de cette dernière et l'action individualisée qu'elle commande. Mais l'indifférence, à l'opposé de 1936 et de 1939, ne touche plus les conditions *perceptives* de l'existence. Elle se reverse dans ses conditions *formelles*. Cependant ce passage vers une autre dimension – la situation – reste pris dans le second volet de ce qui a été nommé 'loi de rétroréférence'. La théorisation de Sartre bascule car il lui manque dorénavant la référence intelligible, ou axiologique. En 1936 faisait défaut la référence perceptive; en 1943 c'est la référence sémantique qui disparaît. En 1936 l'objet constitue la conscience, et Sartre mentalise un sujet. En 1943 le sujet-conscience constitue le monde. Le monde est dès lors mentalisé, ab-strait. Le monde est 'à faire'... idéologème de petit bourgeois dira Sartre plus tardivement, malgré la pertinence surajoutée de *Questions de méthode*. Ainsi balancée entre deux références qui s'ignorent, la philosophie de Sartre ne *rétroréfère plus à soi*-même, mais devient référable à l'idéologie ambiante. L'interprétation est bien connue, trop connue sans doute. La figure de Marx apparaît, immense.

Pourtant il est plus pertinent de revenir à Sartre. Si Sartre est déviant, c'est d'abord par rapport à lui-même. L'introduction du concept de situation va de pair avec l'intériorisation consciente de la terreur psychologique. L'auto-critique terrorisée est la vérité de la subjectivité. Ainsi l'*Etre et le Néant* est un traité de morale individuelle. La morale est l'horizon sartrien. Mais plus profondément, la morale est comme dirigée par un autre problème. La question centrale est de maîtriser la réaction face à l'ordre offensif des choses, d'instituer une action individuelle aux lieu et place de la réaction psychologique – qui domine le tableau en 1936 et 1939. De la sorte la morale s'écrit contre le fatum du pathos. Dans ce contexte, le destin de la théorie n'est plus *autonome*. Une violence s'exprime en elle. Voilà pourquoi d'ailleurs Sartre changera de philosophie. L'écriture de Sartre ex-siste. Elle est devenir, car les mots sartriens relèvent des choses. Le tracé de l'écriture de Sartre est aussi bien celui de sa vie. En fait le bougé de l'écriture est irréductible à la politique ou à la psychologie. C'est le remuement d'un *pathos* qui résiste à l'analyse. Sartre, dès 36, a affaire à l'adhérence des choses.

A l'opposé de Husserl, Sartre écrit un texte qui accepterait une position psychopathologique à son égard. Mais de toute évidence cette dernière devrait respecter la spécificité conceptuelle sartrienne. Sartre est irréductible. Il s'agirait donc de comprendre uniquement comment dans le texte se *synthétise* du pathos qui résiste à *l'analyse*. L'aspect textuel pathogénique serait *sui generis*.

2. *La pathologie par le texte*

104. Sartre, de nouveau: En retour, ce n'est pas toute la pathologie du texte qui résiste à l'analyse. Dans son métier de critique Sartre, pour revenir à lui fidèlement, a écrit l'*Idiot de la famille*, qui est l'exhibition magistrale de la pathologie de Flaubert *par le texte*, Sartre tente de totaliser Flaubert à partir des écrits de ce dernier autant que par l'examen de sa vie. Flaubert disait: 'Madame Bovary, c'est moi'; ici on peut comprendre que les textes de Flaubert fassent partie du *phainomenon* 'Flaubert'. Alors l'idiome de Flaubert et son idiotisme sont tout un. Dans ce cas Sartre effectue un compte-rendu, une 'totalisation' du *phainomenon* pathologique par son texte. Ne plus laisser se modéliser du pathos dans son *propre* texte, mais 'synthétiser-analyser' (subjectiver-objectiver) la totalité du pathos d'un autre texte. Tel est le nouveau problème de Sartre, Sartre enfin désenglué de lui-même.

Dans la *Critique de la Raison dialectique*, Sartre tente de construire – difficilement – une anthropologie extensive où il est question de totaliser les dedans (intériorités individuelles) et les dehors (les masses pratico-inertes) dans l'histoire. L'*Idiot de la famille* est exceptionnel parce qu'il parvient mieux – selon nous – à bâtir l'histoire d'un individu appuyée à sa rareté intime, son éloignement primordial par rapport à nous. Dans la *Critique de la Raison dialectique* ce sont les lois d'une histoire globale qu'il s'agit d'élaborer à partir de la rareté économique. Mais on comprend bien que l'anthropologie compréhensive historique de Flaubert correspond à l'anthropologie extensive de l'Occident en son histoire.

Dans l'*Idiot de la famille* encore, il est possible de maintenir l'architecture rétroréférentielle et husserlienne du problème malgré le degré de saturation du contexte hegelien et marxien. Avec *Questions de méthode*, Sartre refuse l'homogénéité structurale de l'Histoire malgré l'habillage dialectique de cette dernière. La dialectique, en droit, est introduite par le travail des humains. Sartre refuse donc les gloses structurales contemporaines. De la sorte, la difficulté interne du Flaubert, dont les *Questions de méthode* servent également de prélude, est de montrer parallèlement comment se bâtit une élaboration personnelle; ce qui signifie l'interaction entre la sensibilisation existentielle et la médiation familiale, le projet instituant sensible et la force active d'institution objective. Cet équilibrage asymptotique forme le pathos de l'existence de Flaubert et qui plus est le logos (le symbolique social) de ce pathos. Ceci détermine la pathologie de l'interaction sans paix ni détermination fixe entre pathos et logos. *L'idée de rétroréférence gouverne donc la situation.* Une loi générale se dégage d'ailleurs et demeure directrice: pour les hommes, ceux du prolétariat, de la bourgeoisie à laquelle appartient Flaubert, l'histoire personnelle est ressentie dans un vécu, une passion particulière. Mais l'individualité humaine est également formalisée, universalisée par la Praxis. Telle est la *différence perceptive* existentielle. Vivre, n'est-ce pas *rétroréférer* l'une à l'autre ces deux dimensions?

La totalisation engrenée – rétroréférence – de ces deux dimensions engage le futur mais œuvre déjà. Elle est inconsciente globalement car il est des hommes pris dans l'immédiat, le procès de la situation imposée, tandis que d'autres manipulent les médiations, procès de travail dont ils disposent. En tout cas existe *une* histoire engageant une intersubjectivité qui se manifeste dans des circonstances où la praxis produit clivage. L'intersubjectivité est enfin récupérée dans le procès théorique, qui est praxis de Flaubert. La praxis structure la célèbre méthode progressive-régressive, rétroréférentielle si l'on veut; Flaubert doit être 'régressivement' 'compris' comme enfant avec sa situation, frustré par Achille, obligé à l'imiter pour plaire à son père, contraint au succès scolaire. Mais la méthode est apte à saisir 'progressivement' la praxis de Gustave: il refusera d'imiter Achille, il refusera d'imiter Achille, il résistera au succès scolaire; enfin pour être certain d'être différent d'Achille, il lui sera inférieur. Le dépassement perpétuel du donné qui se relance pourtant, adapté à chaque projet par qui il se modifie, est l'actualisation de la praxis rétroréférentielle. Gustave est d'abord englué dans une loi de sensibilité (perception I); mais il la projette en un universel qui la relativise et rétroagit sur elle (perception II): par exemple, il sera écrivain. La névrose de Flaubert est une distorsion de ce rapport entre les deux perceptions. Elle interrompt la dialectique des perceptions qui est totalisation-constitution d'une 'Forme des formes ou Téléologie' dirait Husserl. En conclusion Sartre réussit enfin à placer au moins implicitement une morale de la *réalisation* par rapport, non à l'authenticité, mais à l'échec intersubjectif. La morale n'est plus la répercussion des claudications conceptuelles. Retenons qui plus est que l'intersubjectivité, au-delà des échecs théoriques si abondants de rationalisation, fait partie des ressorts existentiels de praxis de notre époque. Elle est enfin notre époque dans sa vérité.

L'exemple de Sartre, ici totalisateur désormais, invite à nous habituer à un mode de placement de la pathologie; ni la rue, ni les centres de soin, ni les psycholeptiques n'interviendront. La pathologie se manifeste par le texte en qui se rassemble une vie, celle de Flaubert. Le texte est le sommet, l'acmé, la crise d'une vie. C'est un manifestant, et le vocable s'adapte bien à l'homme

Sartre qui intervient, invariablement. Le point décisif est que le texte n'est plus prétexte pour aller vers un homme et sonder anarchiquement son inconscient. Tout texte est situation, résume l'*intervention*, disions-nous, d'une vie. Qui plus est l'évolution de Sartre a ceci de passionnant qu'elle glisse d'un mode d'écriture où le texte est *dominé* par l'existence, quitte à la modéliser (cf. en 1936, 1939), vers une analyse-synthèse (subjectivo-objective) où la pathologie de l'existence est *dominée, totalisée* par le texte. Sartre produit d'abord des textes-supports d'une pathogénie modélisée, puis objective cette situation, et se dégage afin de trouver le rapport, la rétroréférence pathologique par l'examen d'un texte-vie autre que le sien (celui de Flaubert). Sartre s'élève à une *conscience de soi* de la pathologie de l'existence. C'est sur ce point avant tout que l'autocritique de Sartre demeurera marquante: Sartre s'éloigne réellement de son pathos pour totaliser celui d'autrui sans l'objectiver pour autant. Cet hegelianisme psychopathologique est en tout cas remarquable.

105. Le texte et l'intervention directe dans l'existence: Toutefois malgré l'acquis, n'omettons pas de reconnaître que l'opération sartrienne laisse béer un décalage par rapport à Flaubert existant: Sartre collecte des renseignements historiques et explicite comment, au-delà de la névrose existentielle brute, l'œuvre peut synthétiser une formation pathologique. Or le pathos n'a pas, le plus souvent, d'existence dans le laboratoire historique et littéraire. Et des textes doivent aussi affronter ce qui est là, au-devant, sans réverbération historique et scripturale. En d'autres termes, un rappel husserlien élémentaire commande d'aller 'aux choses mêmes', au concret de la chair et de l'os. Le texte se doit de laisser parler cette 'chose même'. Ainsi se comprend notre motif initial et focal de l'intervention directe dans l'existence. En termes 'directs' donc, il s'agit de se demander *comment un texte peut parler de la vie quotidienne* et, en elle quelquefois de la folie. Comment encore un texte est-il amené à exprimer ce qui s'imprime en chacun: le sentiment vague mais indubitable, qu'on ne sait pas, mais qu'on *voit* comme une 'chose elle-même' et qui connote l'aspect dérangé, déplacé de l'existence? De toute manière ce texte exprimera donc le *pathique* qui correspond au *pathos* de l'existence déplacée. La pathologie ne cristallise plus par le texte; c'est le texte qui renvoie pathiquement au pathos. La totalisation conceptuelle, à la façon sartrienne est donc encore abstraite. Elle intervient indirectement, par une reconstruction, et non dans un renvoi pathique du pathos; celui-ci travaille sur le corps ou le '*daß*' et non pas seulement sur le 'was', sur l'exister et pas uniquement sur le pré-formé par l'écrit.

3. *La pathique du texte*

106. L'existence hypocrite: Il est désagréable autant que désobligeant de commencer un paragraphe par une critique radicale, d'ailleurs nécessairement écourtée. Le succès de Sartre est de tenter de lier intériorité et extériorité, tant au niveau historique que dans le cercle de l'existence individuelle. Chez lui, la perception de l'existence, avec l'*Idiot de la famille* notamment, est authentique. Nous ne saurions en conclure autant des dites 'sciences' humaines dont l'objet est la conceptualisation des départements de l'existence.

Il faut être bref, de peur d'enfoncer une porte décidément ouverte: les sciences humaines (surtout psychologiques et sociologiques), ces institutions de connaissance, supportent une passe difficile. Après les triomphes de la première moitié du siècle, le piétinement actuel est stupéfiant. Notre propos est surtout de mettre à jour la cause de l'échec, qui se dit rapidement: ces pratiques sont alimentées par un souci de *rationalisation*, concomittant de la nouvelle et décisive ouverture paradigmatique du début du XXième siècle. Pourtant, ces sciences continuent de tirer des chèques en blanc sur le paradigme précédent, la Ratio *existante*. Celle-ci plane comme un fantôme qui, dans un nocturnal inavoué, donne corps à la mosaïque des concepts, et les fait exister par leur intégration dans un support dénié (la Raison dans l'homme, etc.) En la sorte, la rationalisation au cœur de ces pratiques se veut *épistémologiquement constitutive*; toutefois la rationalisation vit d'un '*principe de substance*' qui est l'existence de la *Ratio* directrice. L'existence visée épistémologiquement est donc une version hypocrite de l'existence qui est efficace ontologiquement. Une épistémologie dite de pointe n'abandonne pas une ontologie rétrograde, qui oublie 'l'apparaître même' et reprend, en sous-main, l'existence à la *Ratio*. Mises à part les recherches aberrantes dominées par les données quantitatives, la nostalgie du transcendantal rumine d'ailleurs dans les travaux les meilleurs (Bourdieu notamment).

Cette *Ratio* sécurisante, où se loge subrepticement l'être de l'existence, permet d'ailleurs les élancements de rationalisation et même de formalisation (en psychanalyse française par exemple) qui peuvent se doter de tout un jeu technologique de signifiants, dans la mesure exacte où les références signifiées sont données par ailleurs. De sorte que ce qui se mesure comme une audace s'offre en réalité comme spectacle luxuriant. En général donc, les sciences humaines engendrent souvent un discours moyen, reflet des moyens de discours dont elles s'emparent. Dans ce discours moyen dominent les efficaces au détriment des efficiences. Citons un passage de Wittgenstein, visant les discours en question qui se décident à partir de Freud: 'Freud a rendu un mauvais service avec ses pseudo-explications fantastiques (précisément parce qu'elles ne manquent pas d'esprit). N'importe quel âne a maintenant ces images sous la main, pour 'expliquer' grâce à elles des phénomènes pathologiques' (*Vermischte Bemerkungen*, p. 55).

Le mérite des psychiatres existentiels est au moins, en général, de n'être pas tombés dans cette chausse-trappe – d'avoir pour certains distingué (on l'a vu) métaphores et concepts – et d'avoir tous tenté d'escalader la montagne de l'existence réelle et non hypocrite, fût-ce en vain. En effet, plutôt que de procéder à une psychologisation du *phainomenon* humain, qui est la grande tare de nos méthodologies contemporaines[2], les psychiatres philosophes se sont attachés rigoureusement à respecter le 'là' du *Da-sein*, ce qui se manifeste, fût-ce dans la distorsion de la folie. Dans cette mesure ils font corps à corps avec la pathique de la manifestation de l'existence, avec une existence certes dé-rangée, mais qui est là, et résiste à toute réduction.

107. Les conditions de possibilité d'un texte sur l'existence folle (Hegel): Ne revenons pas cependant sur les lacunes de leur conceptualisation. Qui plus est il fut montré que l'existence, si elle conserve un *phainomenon* qui est essentiel par-delà tous les accidents, n'est pas réductible au concept. C'est pourquoi seront examinés des textes intervenant à propos de l'existence, ici aliénée, mais qui se frottent à sa quotidienneté non littéraire. Comment toutefois fixer les conditions de possibilité de cette écriture de l'"estrangement'? Le but est d'éviter une pré-existentialisation hypocrite de l'existence par le paradigme de la *Ratio*, sans toutefois se condamner au silence. Ce qui signifie qu'il s'agit de fixer, ou de délimiter au moins, une parole écrite qui médiatise le *phainomenon* de l'estrangement en respectant au mieux son immédiateté.

C'est alors qu'il est opportun de revenir sur la folie, au moment historique particulier où elle se forme conceptuellement – juste après Pinel – c'est-à-dire avant l'histoire de ses médiations conceptuelles par la psychiatrie. L'immédiat qui ouvre à l'avenir, et préfiguré dans une pathique textuelle, est peut-être en continuité stricte avec une conception immédiatement postpinélienne de la folie. Et, de même que pour respecter la psychiatrie psychiatrique nous n'intervenons pas dans ses concepts, de même ici faut-il retourner à une philosophie contemporaine de Pinel de façon à ne pas interférer dangereusement avec l'histoire de la clinique. Un dernier élément est probant: l'existence est, n'oublions pas, de relevance *philosophique*.

La difficulté consiste donc à choisir un texte relevant de l'existence quotidienne, mais qui s'en distingue tout en approchant du *phainomenon* de la folie vécue au jour le jour. Hegel va nous aider à fixer les conditions de possibilité de ce texte, Hegel qui justement est un des premiers lecteurs philosophes de Pinel et qui, en ce sens intègre la destitution psychiatrique du discours philosophique de la folie. En lui parle l'immédiateté de l'époque. Hegel va donc jouer un rôle critériologique. Rappelons les deux conditions épistémologiques du texte pathique: en lui le dérangement, le déplacement fou, se phénoménalise (sans se psychologiser); lui-même doit parler de la vie quotidienne, sans se laisser parler par elle: il y a bien écriture d'élaboration, de distanciation malgré le 'laisser-passer' pathique.

Dans le § 408 de l'*Encyclopédie des sciences philosophiques*, ainsi que dans la note qui lui succède, Hegel traite de la folie épistémologiquement. Hegel rend bien l'aspect *'phainomenon'*: c'est 'une particularité qui, en la subjectivité, ne devient pas idéelle et s'accroche au sentiment de soi' (p. 376). Cette particularité demeure dans la conscience à l'état de 'non dissolution' (Ibid.) et la détermine comme 'étant'. Enfin la situation est 'vitalo-corporelle' (Ibid.). En tout ceci la folie n'est pas une 'perte abstraite de la raison'. La folie est donc cette 'contradiction' (Ibid.) d'où ressort l'estrangement dans lequel un *phainomenon* oblitère le devenir de la 'vitalité' (p. 377): et ce *phainomenon* n'est pas réductible à du psychique. Voilà: la folie existe sans hypocrisie; on la *voit* sans avoir besoin de la dissoudre car elle est immédiateté s'opposant à la médiation du Concept. Ici parle la 'chose elle-même' de la folie dans la vie vivante.

Toutefois l'écriture que nous cherchons n'a pas justement la transparence du Concept hegelien, bien qu'elle se distingue du parler quotidien – ne serait-ce que pour l'évoquer verbalement –. En somme nous ne possédons pas le Concept; et qui plus est la conceptualisation du pathos de la folie est impropre dans les limites que nous nous sommes fixées. Le but est donc d'essayer de trouver *mutatis mutandis* un équivalent du Concept dans un texte qui parle *de* la vie quotidienne dérangée, c'est-à-dire qui *élabore* cette dernière.

Hegel aide dans un premier sens. Toujours dans le même appendice au § 408, il évoque la vie quotidienne 'folle' en écrivant qu'elle est 'dérangée'. Le traducteur ajoute d'ailleurs que c'est le sens propre de '*Verrücktheit*', simulant 'l'image d'un cerveau analogue à une horloge dont les rouages sont déplacés' (note, p. 377). Hegel se rapproche donc de ce qui est appelé banalement 'les choses de la vie concrète'.

Qui plus est Hegel qualifie le langage de la vie ordinaire. Un texte de la *Science de la Logique*, tome II, se présente, aussi décisif que fascinant. Dans la mesure où le concept est *élaboration*, il s'ensuit la caractéristique suivante: 'La philosophie a le droit, à partir du langage de la vie ordinaire (...) de choisir des expressions qui *paraissent se rapprocher* des déterminations du concept' (p. 212). Le labeur du Concept est maître de son choix, il constitue le sens vrai des expressions ordinaires. Hegel poursuit: 'il ne peut pour cette raison être question, pour un mot choisi à partir du langage de la vie ordinaire, de *prouver* que dans la vie ordinaire également on lie à lui le même concept pour lequel la philosophie l'utilise' (p. 213). En court, un concept noble extrait des représentations ordinaires n'a pas à être justifié par elles.

La vie quotidienne *parle* donc *le plus bas* des textes. Elle n'a pas à demander justification à ce qui parle d'elle, pourvu que cette parole travaille sur elle, 'intervienne'.

Dès lors et sans requérir la transparence hégélienne du Concept, ni celle des concepts en général, un texte qui parle *de* la vie ordinaire sans se laisser parler par celle-ci – et qui donc ne se laisse pas emporter par une *Verrücktheit* éventuelle – est proprement constitutif. Son langage, au travers duquel se dessine éventuellement une pathique de la *Verrücktheit*, est un travail qui montre cette dernière comme *phainomenon* à voir, mais sans se réduire à la *Verrücktheit*. Une pathique folle se dessine dans une œuvre qui n'est pas la folie ordinaire (car elle 'intervient' à son propos) et qui, comme le dit Hegel, n'a pas à se justifier davant elle.

En somme nous circonscrivons ainsi les conditions de possibilité d'une pathique. La folie est renvoyée par le texte, un roman par exemple ayant pour thème apparemment la vie ordinaire sans visée psychologique. C'est-à-dire que le *phainomenon vu* de la folie n'est pas psychologisé. Pourtant ce plain-pied cache une différence qualitative du texte par rapport au *phainomenon* de la folie. La fonction des *protophores*, dégagées dans la Chapitre II, est justement de livrer cette *correspondance/différence* avec la réalité ordinaire. Telle est la richesse que respecte la psychiatrie philosophique. Mais telle n'est pas la situation de la psychiatrie existentielle qui, à ne pas se reconnaître comme rhétorique fondamentale, produit une mimesis qui se détectera dans la situation intersubjective et finira, nous le verrons, en homéo-pathie du psychiatre et de l'existence malade. C'est que, dans l'engagement psychothérapique des psychiatres existentiels, la *correspondance* gomme les *différences* intersubjectives. La pathique que nous cherchons au contraire, n'est pas engagement d'homme à homme, mais intervention du pathos à partir de l'existence médiatisée par le support textuel.

Hegel, en nous renvoyant à une folie pinélienne, contribue en fait à nous éviter, ainsi qu'à respecter, les vraies médiations conceptuelles de la psychiatrie psychiatrique. Et s'instituent les conditions de possibilité d'un texte littéraire, mais en situation de renvoi pathique avec la folie ordinaire. C'est à ce texte, désormais, de décoller du paradigme de la *Ratio* existante qui caractérise la phénoménologie de Hegel, chargée de biffer les aberrations de la 'contradiction de la Raison' qu'est la folie. Mais ce n'est pas un problème dans la mesure où ce texte – à la différence de ceux, critiques, de Sartre – est littéraire et s'inscrit dans la vie ordinaire, bien qu'il ne se confonde pas littéralement avec elle. Le texte ne risque donc pas de travailler *rationnellement* et conceptuellement dans une *Ratio* qui subvertit la rationalisation. C'est une écriture faite de paroles retravaillées.

108. Le XXième siècle et le texte pathique: Au XXième siècle, l'écriture de parole ou intervenante (cf. le monologue intérieur avec son auto-intervention qui n'est qu'un exemple), ou le roman, est le texte princeps. Notre Bible. Notre capital scripturaire. Freud s'était trompé de genre d'écriture en lisant les Mémoires de Schreber, mais il allait quelque peu dans la bonne direction. Les Mémoires de Schreber sont le 'roman d'une vie' quoique trop *évidemment* folle. En deux mots le roman avant même que de se proclamer *nouveau roman*, est phénoménologique, *manifestement* patent. Phénoménologie de la conscience noétique chez Proust; phénoménologie noématique chez Kafka. Notre visée n'est que 'descriptive' et non 'constitutive', au sens husserlien des deux termes. Aussi nous bornerons-nous à présenter quelques traits chez Kafka. Le projet est d'en appeler à la force d'écriture d'un intervenant pathique fondamental, force articulée aux protophores.

Une précision s'impose: le troisième chapitre s'est terminé sur une reddition de la rhétorique malgré la résistance des pointées protophoriques. Ces dernières empêchent de revenir à une percée conceptuelle pure des principes d'existence, puisqu'il faut compter justement avec ces 'métaphores constitutives'. En somme, la phénoménologie du pathique ici proposée n'est pas rhétorique; elle n'est pas plus théorie. elle se voudrait 'sans présupposés' afin d'obéir au vœu husserlien.

Kafka sera évoqué comme exemple, donc rapidement. Traiter préliminairement du roman facilite les choses dans la mesure où certaines de nos tâches théoriques sont exorcisées: la dimension d'intersubjectivité se donne de soi; d'autre part la dimension de la fiction, le récit engendrent nécessairement la rétroréférence: pour qu'une page, un thème soient perçus, l'opération est subordonnée à une perception d'ensemble du récit. Sans quoi la lecture est abandonnée. Ces problèmes mis entre parenthèses, se retrouveront toutefois. Par contre il est une caractéristique du roman-récit – chez Kafka surtout – qui est définitive: le clivage conceptuel/culturel, efficient/efficace, est enfin hors jeu. Il y a des situations sociales, culturelles chez Kafka, mais elles ne sont jamais valorisées comme telles. Elles échappent à une loi rhétorique d'argumentation. De même si Kafka conceptualise, ce n'est jamais pour démontrer l'efficace d'une idée. Le passage par le récit kafkaïen permet donc d'ordonner les questions. Il propose une avancée pour l'approche pathologique sans nier les acquis, ni les nôtres, ni ceux de la psychiatrie conceptuelle formée.

109. Le phainomenon textuel du Pathos: Il faudrait entrer dans Kafka, l'ouvrir ou aller vers son intervention, sans lecteurs préalables (ni Blanchot, ni M. Robert, pourtant les meilleurs commentateurs). Les commentaires saturent le texte d'une littérature seconde, alors que Kafka, nous le verrons, désire désaturer, vider. En Kafka, l'existence situationniste retrouve son principe brutal, celui que nous tentons de retravailler. Ex-sister, c'est sortir de soi, refuser l'alliance avec le leurre du retour à soi. En d'autres mots: émaner des 'draps parentaux', sentir l'espèce et ne rien promettre à *sa* mort; surtout pas sa connaissance intime – cf. Rilke – ce qui est trop subjectif. En soi la vraie littérature, qui enfouit tout, qui bouche la sortie de l'existence, *est* le vivre fondamental. 'Tout le reste m'ennuie et je le hais, même les conversations sur la littérature'. Littérature de conversion, et non de conversation. On s'explique que dans la vie de Kafka, la création intervenante se soit effectuée hors de 'notre' vie, dans la nuit célibataire, pour tenir en échec le jour et l'épouse. Et la littérature, seule digne de boucher la césure du cri, est la résidence de l'anonymat. Le texte inerte règne enfin, touche le fondamental dans le noir, est phénoménologue discret. D'autres phénomènes, et non le fantastique comme il a été trop dit, parlent, vibrent depuis leur gangue. Le texte casse le situationnisme ambiant car il élabore le sîte dont nous contournons peu à peu l'endroit.

Mais poursuivons la technologie métaphysique de l'anonymat. Kafka *disparaît* devant le *phainomenon* des choses qui *intervient*; ce n'est point un prophète, mais un journalier de l'existence. Démarche vraiment incompréhensible pour deux femmes (Felice, Milena), qui plus est fiancées, et dont les sincères attentions relancent les billes du hasard humanisable, ou du probable espéré. De l'ouverture en tout cas. Les choses viennent, à la façon stricte de la brutalité phénoménale qui domine la vie ou la mort. L'écriture n'est point quête minable. La création, à laquelle Kafka a tant cru, pour tant s'en désespérer, frappe le visage. Il n'y a rien à apprendre de ce côté: le *Verdict* sera conçu en une seule nuit; les longues obturations littéraires de l'existence (le *Procès*, le *Château*) finiront soit sur le vide et l'inachèvement soit sur des expédients. Kafka avait alors rejoint l'anonymat. Le texte retentit et le monde pénètre, sans 'passion', comme un brouillard solide qui bouche tout. Le récit, aux antipodes du phénoménal, est phénoménologique. C'est un papier qui livre son essence, essence de papier, essence de formes écrites; de la même façon Kafka, employé dans les Assurances, voit le papier tel qu'en lui-même; 'en chair et en os' dirait Husserl: ici il s'agit de la chair et de l'os des malades, des blessés qui imprègnent les textes. En somme, papier non d'écrivain, mais papier tactile, pathique. Kafka est dans le 'principe des principes' husserlien avec la manière et les limites que celui-ci se donne: le papier-medium. Kafka, avant sa mort, voulait conséquemment brûler la chair et l'os du papier.

Anonyme, le texte de Kafka dévie, sans pays ni *Heimat*. On sait pourtant que tout renvoie à Prague et à sa bureaucratie. Mais le texte toujours, est particulier; allemand, il parle le peuple juif. Texte déréglé à l'instar de Prague fortifiée entre ses communautés composites. Et l'allemand, langue imposée, est neutre, anonyme encore. Tenue à l'écart des mouvements rénovateurs en Allemagne, la langue allemande de Prague dévie, sans histoire ni tradition.

Le texte est l'organe d'un autre monde, d'un anti-pays. Son procès s'instruit et se détruit, émerge et s'immerge; il est *Bruch* (éclatement) au même titre que l'éclatement du *phainomenon*. Il est donc im-mensément loin de lui-même en premier lieu, sans *Heimat*. Ses éclats forment un horizon dirait Husserl, bordé par la seule Terre et sa sauvagerie, qui place l'œuvre dans le désert. L'osmose de l'écriture et de la texture culturelle, qui n'est jamais thématisée à la manière de Sartre, se suscite elle-même comme objet impénétrable, *phainomenon* d'estrangement absolu. La conscience vient après. D'abord la *butée des choses*. Kafka se sentait 'l'invité de la langue allemande', le locataire d'une chambre sans intimité. Cette langue transportait son 'vêtement d'idées' dirait Husserl. Elle était comme un corps insensible, mais sur lequel les mots déposent leur habit. Ainsi, on tire ses mots du noir; des spectres fondamentaux sont fondateurs. Rien n'est reçu, riche de promesses qui rassemblent une humanité. La prose de Kafka est *phainomenon* éclaté, inévitable ouverture invisible du visible. Le corps incrusté de noir hante l'écriture sans voix propre.

Enfin cette phénoménologie involutive, qui laisse le texte chuchoter pour se défaire des habillages connus et engendrer un ordre pathique insensé, brut, anonyme, connaît un dernier palier. Celui où les mots *s*'attaquent euxmêmes, au profit de la vie éclatée du *phainomenon*. Kafka est l'acteur de cette dramaturgie froide qui le dépasse. La littérature ne fait qu'illuminer des cadavres. Une lettre à M. Brod montre Kafka gouverné par la phénoménologie anonyme de l'involution: 'cette nuit, j'ai vu clairement, avec la netteté d'une *leçon de choses* enfantine, que c'est un salaire pour le service du diable. Cette descente vers les puissances obscures (…) ces étreintes louches et tout ce qui peut encore se passer en bas dont on ne sait plus rien en haut quand on écrit des histoires en *plein soleil* (…)'. Il n'y aura pas de compromis, chez Kafka. L'involution manipulatrice est patente. Sans tragique, mais phénoménologique: il est de l'essence de cacher – et de briser le disque du soleil illuminant les hommes. L'écriture écrit la culture sans être un phénomène à regarder *in situ*. Elle fabrique anonymement l'équivalent brut du vécu toujours nommé. Ceci est déjà une préfiguration d'une ontologie régionale, mais qui ne s'offre pas aux yeux habitués à ne pas voir. Il existe une donne de l'existence, une région non humaine, en qui le pathique ostensif existe. La discrétion de Kafka est d'ailleurs superbe: au lieu de désarçonner le lecteur par la violence, il le protège… en écrivant silencieusement le grand dérangement, ou *Verrücktheit*, sans pompe aucune. L'involution du *phainomenon* de vivre est plus douce que terrible. Voilà ce que nous voulions montrer dans un premier temps: une phénoménologie involutive, ou la description du refus de la venue de la vie/mort, qui justifierait l'ex-sistence de la vie. En d'autres termes se déploie le 'texte de tout un chacun', anonyme, plus profond cependant que chacun. Ne s'agit-il pas de 'fermer' la vie, c'est-à-dire de délimiter son essence phénoménologiquement de l'extérieur du point de vue des choses elles-mêmes? Ainsi est le *phainomenon*, au-delà des épiphénomènes de la vie et de la mort, et donc de l'existence. L'intervention textuelle est forte, assurément.

Telle est la signification nouvelle, prospective du texte; mais ce dernier n'est-il pas encore rétroactif? Il est impossible de nier que les thèmes du 'dévidement' de l'existence, de la vie comme mort et inversement, celui de l'existence anonyme, de l'illimité sans pays, de la foi existentielle aux mots sans existence enfin, ne fassent point penser aux écrits des psychiatres existentiels. Les centres thématiques montrent un parallélisme frappant. Toutefois une sérieuse différence s'accuse entre les deux registres: les textes existentiels insistent sur la dégradation de l'existence de quelqu'un. Gebsattel il est vrai – cf. *Imago hominis* – évoque l'existence au XXième siècle. Mais Kafka est plus radical: le thème se déthématise; il passe 'en position de neutralité' et s'insinue comme texte capillaire. Kafka gravite *autour de son œuvre qui l'œuvre*. Ce n'est point que le texte s'appuie sur une productivité interne, comme dirait Kristeva. Non, il y a 'aura' de présence en position de neutralité. Comme si tout était imaginaire... L'imagination épochale (Husserl) engendre une neutralité qui traverse, telle une brume surréelle, la fonction obsolète du créateur intentionnel. L'*Uraffektion* dispose du sujet; c'est qu'elle l'œuvre au sens plein du mot. La vraie constitution s'élabore à rebours de la constitution husserlienne.

Dans cette direction fondamentale il est intéressant de revenir sur une autre portée des textes existentiels. En eux le genre de la monographie ne s'accorderait-il pas en puissance avec cette loi de création à laquelle nous abordions chez Kafka? Sous cette espèce la fantastique rhétorico-transcendantale – celle de Binswanger déjà évoquée – se transformerait en fantastique transcendée par la nuit du patient, c'est-à-dire d'autrui fou. Cette possibilité sera examinée par la suite. Il sera déjà utile de noter dès à présent qu'un *logos* de l'existence ne peut se satisfaire de cette imprégnation – laquelle est certes pertinente à son niveau scriptural développant une *pathique* existentielle –. Plus que jamais l'individualisation d'une approche rationnelle du pathos réclame l'introduction d'une psychiatrie large. Méthodologiquement toutefois, il s'impose de mettre à jour cette *pathique* de Kafka.

110. L'irradiation protophorique chez Kafka: Voilà que le texte de Kafka semble faire tache d'encre. A été considérée sa puissance phénoménologique qui liquide l'existence pour la ressourcer comme *phainomenon* brut. L'ex-sistence est aplanie. Nous aimerions en un second temps goûter à l'aspect *pathique* du texte, qui nous touche. A l'articulation de la narration kafkaïenne et des choses elles-mêmes dont fait état le travail phénoménologique, trouve-t-on alors ces protophores, ou métaphores constitutives, qui signent dans le langage l'émergence du corps – chez les psychiatres – à partir des choses? Pour adapter la situation à la littérature, a-t-on le droit de dire que, sans abus aucun de langage de notre part, le texte de Kafka prend corps en certains lieux narratifs? Y a-t-il une pathique textuelle, une insurrection nouvelle de la faille de l'ex-sistence par où le récit s'épanche et se laisse signifier dans une pathologie? Le situationnisme de l'existence serait total. Alors la fonction protophorique passerait à l'acte et constituerait l'avancée révélatrice de cet inexplicable sentiment d'évidence insituable que laisse diffuser le texte dans le lecteur. Il y aurait un corps commun, cet universel d'anonymat si flagrant. Enumérons les figures, les 'podes', les ponts: ils formeraient les avancées pathiques du *phainomenon* de grisaille opaque, et son intervention la plus subtile.

1. *Odradek*: Une nouvelle, bien entendu inachevée, porte pour titre 'le souci du père de famille'. Kafka ressent les premiers symptômes de sa tuberculose. Aussi le texte prend-il une consistance autour d'Odradek. Odradek est l'annonce détraquée de la mort; détraquée par l'œuvre qui a irréalisé son objet: Odradek est sans pays, c'est un vocable sans racine. Odradek prend corps, marche, boîtille en claudiquant sur les branches de son étoile jaune. Odradek inquiète le père; c'est son souci. Odradek vit hors les pièces de la maison, c'est-à-dire dans les lieux de communication, protophoriques. Visiblement Kafka ne laisse aucun message. Odradek est le joint avec l'autre réalité, et s'annonce comme mécanique singeant l'homme. Odradek *est* le message qui se réalise: protophore. Et le lecteur est sillonné d'absurde, mais peu importe. Odradek est un être omniplastique, la Nature/Culture, la bête/homme, l'enfant/adulte, objet/sujet. Il est clivage d'ex-sistence, sortie de soi, humour pathique et rire des sphères; Odradek enferme le cosmos, notre cosmos dans le chaos de l'*ex-sistere*. Et il rit, même si c'est jaune. Quelle est donc l'importance pathologique d'Odradek? Odradek est un humanoïde, un homunculus cérébral déployé en systèmes mécaniques; métazoaire. Il est fait de telle manière que son corps, *en retour*, s'installe dans notre tête, s'ajuste à ses plis et exhibe leur pétrification, Odradek se mesure donc à son rétroeffet: son pathisme consiste en ceci qu'il figure – pour une première fois – notre corps fait, comme Odradek de 'bouts de fils de couleur et de toutes qualités, noués bout à bout, et embrouillés'. Le texte nous rend notre vérité corporelle, et Odradek est dans notre maison intime, de la même manière qu'il se fait aimer du Père. Odradek n'est rien de fonctionnel, de vital, de fantasmé. Il nous renvoie à notre inutilité mécanisée. Le texte est donc un *esthésiant*. Il fait l'existence d'Odradek et nous fait ressentir la nôtre. Odradek est bien une protophore, une tête de pont, le toucher anonyme fondamental. A cela une théorie ne peut demeurer indifférente: le réel, l'imaginaire, la sensibilité corporelle sont concernés par cet artefact littéraire.

2. *Le choucas et la vermine*: Ici nous recensons, seulement. Le choucas n'est absolument pas Kafka, mais 'Kavka' en tchèque. C'est un empêché; une pathologisation de l'Albatros beaudelairien. Le choucas est la conscience naturalisée, 'à peine sautille-t-il entre les passants dans les rues de Prague'. Le choucas est l'essence même du 'sentiment d'inadéquation'. Il réclame thérapie, mais d'abord stricte sémiologie. G. Samsa, quant à lui, se métamorphose en vermine. Le livre est une véritable analyse d'"atmosphère' au sens de Binswanger et de Tellenbach. Mais tout se dégénère naturellement, Samsa, sa famille. La vermine est partout. L'atmosphère est créatrice; le texte prend la situation en mains, protophorise le métier de Kafka – mâcheur de papier – et écrivain sur papier –. La pathique est absolue, le monde est retourné, régi par une entropie putréfiante. Avec ces deux protophores nous atteignons à des sphères plus vastes, *Vers une cosmologie élémentaire* pour plagier Minkowski. Cette cosmologie connaît deux paliers:

3. *La matière organique*: La déculturalisation atteint son plenum dans la narration de la chair: l'amour est violent/repoussant, digestion explosée de tout imaginaire amoureux. Il est supplice au même titre que celui de la colonie pénitentiaire. Supplice, quels que soient les personnages en jeu dans le *Château*, ou celui qui prend la place du promis à la douleur, dans la *Colonie*. On l'a dit; ici fonctionne une loi. Ce nous semble être une loi de déculturation, qui utilise la chaleur et la douleur pour accéder au froid de la matière organique carbonisée. C'est pourquoi Kafka a toujours pensé que les poussées tuberculeuses étaient en lui psychosomatiques: elles relèvent de l'abandon fiévreux au glacé de la fonction 'carbone'. Cette expérience n'est pas de l'ordre de la déréalisation psychotique. Kafka cherche protophoriquement les lois d'*involution* du cosmos et les pathiques humaines qui y correspondent. En termes jacksoniens disons les 'dissolutions', mais ici universelles, et tues, et quiètes dans le silence qui les accompagne. Le cosmos-logos se déliant, tel est son problème.

4. Enfin la dernière station de cette 'scientia nuova' est franchement la matière inorganique. Ni Chanaan, ni le désert mais… On meurt *toujours* dans les romans de Kafka. Dans le *Procès* même, le condamné s'offre positivement à conduire ses bourreaux. La mort est une *chimie positive*. Elle *accomplit le texte* qui finira par se taire parce qu'il doit éviter une clôture psychologique. Le texte de Kafka est dépsychologisation. Il nous mène en cet endroit où nous ne sommes ni homme, ni Juif, ni banni. L'homme est fondamentalement compagnon de Géos, en qui tout est nécessaire (dirait Spinoza), fosse, fossile et humblement nu. Le matériau de Géos est l'initiateur: avec lui les pieds sont enfin sur terre. Le texte montre le vrai sens de la loi: ni judaïque, ni sociale, ni paternelle, ni sexuée. Le texte est la loi sans qu'il subisse aucune réification. Il est l'exhibition protophorique de la 'loi des choses', la *terre promise*. En lui les hommes terrifiés deviennent savamment terreux, comme

dit Kafka. La *Terre Promise*, encore une métaphore simple qui abrite une protophore: en vérité nous vivons à faux de promesses de vie, ce qui engendre des troubles en cascade, ce qui crée en somme le logos de la psychologie. Il y a une pathique de l'antitemporalisation, de l'action quantique, du saut d'être, de l'anti-maturation. Il ne faut pas attendre qu'en nous se répète longuement une *cosmo-gonie* insensée. De ce point de vue le texte de Kafka est un dépôt de bilan contre une culture. Il permet une saisie autorisée du pathique pour l'atténuer ou même l'abréger. N'en discutons pas les conséquences. C'est un fait: le retour à la *chimie* demande le *recours à la fin de la biochimie*, et de la chair.

Cette pathique kafkaienne, que nous cessons, ne laisse pas indifférent. Touchante comme un geste, elle est aussi monumentale malgré son infinie discrétion. Le texte a une force vive, c'est une avancée vigile du pathos qui défie notre pathologie clinique. Pourtant, sans elle, rien ne peut se dire de constitutif. C'est pourquoi il nous faut retourner à elle, mais avec l'idée de son intégralité – sans que soit pour autant déniée la pureté conceptuelle des acquis du savoir psychiatrique.

III. POUR UNE PATHOLOGIE MIEUX ASSURÉE

Les excès situationnistes de notre époque n'ont rien changé à une constante riche: de tous les horizons, même littéraires, doivent concourir les moyens pour tenter de redéfinir les formes et contenus de l'idée de pathos, prélude à une pathologie. Au milieu des poussées, il faut cependant garder la tête froide: c'est autour d'une psychiatrie rendue à elle-même – qui est *phainomenon* écrit du pathos, et consigné dans une histoire clinique – que se formuleront les enjeux dispersés de l'époque. La psychiatrie est tout de même au centre d'un édifice qui s'élabore avec des matériaux de toute part.

1. *L'idée d'un édifice complet de la psychiatrie*

Nous n'inventons pas ex-nihilo la notion d'édifice psychiatrique: l'histoire y a puissamment contribué. Mais notre travail a élaboré plusieurs concepts de psychiatrie, ici dépendants de la force vive de l'existence. Ce qui, après tout, est loin d'être hors sujet. Et c'est souvent l'avortement malheureux d'une problématique de l'existence (chez Kant, Husserl, dans la psychiatrie philosophique) qui a brisé des contreforts psychiatriques indubitablement intéressants. En définitive cependant, et malgré l'aspect provisoire de cette position, il semble nécessaire de replacer ces échecs de psychiatrie psychiatrisante par rapport à la psychiatrie psychiatrique. On y gagnera une vue d'ensemble, mais surtout une hiérarchie des approches psychiatrisantes qui autorise la perception certes provisoire malgré tout, – répétons-le –, d'une psychiatrie d'ensemble, d'un édifice rendu à lui-même.

111. L'assise psychiatrique: La notion d'une schématique holiste ne permet jamais de fournir une illustration 'intuitive' d'une réalité formelle beaucoup plus intriquée. Les limites du modèle intuitif sont claires. Imaginons toutefois une figure en spirale qui s'élève à partir d'un sol et s'élargit vers les hauteurs. Le sol serait fait de deux matériaux: d'une part la psychiatrie instituée en qui s'est métamorphosé le paradigme de la Raison des classiques, relayé par celui du pathos. D'autre part on reconnaît la situation perceptive, qui certes ressortit à la psychiatrie par l'approche sémiologique, mais qui n'est pas indifférente disons-le, à une métaphysique implicite que Husserl a réactualisée à notre époque. Certes cette métaphysique sert les mauvais desseins de la psychiatrie existentielle, collatéralité critiquable de la psychiatrie, mais il faut bien asseoir – reconnaissons-le – la séméiologie sur une base perceptive dont les éléments sont évidemment à trier: ici vaut le *phainomenon* dans la psychiatrie phénoménologique, mais patiemment décanté par une sévère diacritique. La métaphysique d'assiette à laquelle on parvient n'a donc plus rien à voir avec une métaphysique de philosophes.

Telle est la souche de la spirale. Husserl devient valide pour une psychiatrie phénoménologique dont les rapports aux protophores rhétoriques – ce que Husserl nomme les jonctions antéprédicatives – ne sauraient sans plus être déniés. Il y a là une sève à ne pas négliger. Le cœur de la souche, c'est certain, ressortit à l'élaboration de la psychiatrie stricte. Il reste à rassembler les deux continents de la psychiatrie phénoménologique et de la psychiatrie stricte. Ici est apparu le rôle richement médiateur, nous dirons fondateur, de Lantéri-Laura. Au travail pur de sémiologie et de clinique psychiatrique, il adjoint la préoccupation d'une phénoménologie de cette psychiatrie. Bien qu'il se borne à l'élucidation de la valeur de rationalité de l'essence de la psychiatrie, c'est un point de départ – d'ailleurs homologue à la fonction de la protodoxa cognitive de Husserl – dont se déduit la phénoménologie des valorisations complexes qui s'ensuivent, comme l'affirme Husserl dans *Ideen I.* Les recherches sont donc à poursuivre en ce qui concerne la position *centrale* de la valeur de rationalité parmi d'autres valorisations culturelles. Il semble qu'un affinement du concept de rétroréférence, avec domination conceptuelle sur les efficaces culturelles soit à envisager. Nous le tenterons. Les fonctions protophoriques trouveront alors en définitive place dans ce débat, au nom des discours d'efficience.

112. La dynamique psychiatrique: Telle est la situation au fondement. Mais comment l'expansion évolutive de la spirale est-elle rigoureusement assumable, afin que l'édifice psychiatrique, entouré de ses constellations psychiatrisantes, ne se fissure pas? Revenons ici sur le fait que la rationalisation phénoménologique de l'essence de la psychiatrie, prônée par Lantéri-Laura n'est qu'une part de l'axiologie culturelle au cœur de laquelle se meut la

psychiatrie, gardienne du paradigme fondamental du pathos culturel. Il s'agit
que les tropes protophoriques dans la psychiatrie phénoménologique engendrent seulement les variations, dirait Husserl, qui s'imbriquent dans l'invariant rationnel de cette psychiatrie. Le contraire serait désastreux. La loi
essentielle et psychiatrique d'expansion de la spirale doit être préservée.

Ceci nous autorise à approcher d'un problème réel. Dans les hauteurs
larges et provisoirement terminales de la spirale, en ce lieu où la flèche
constitutive de la psychiatrie psychiatrique est la plus raffinée – et donc
fragile – le risque est réel qu'elle se 'perde' dans les efficaces discursives de
la vaste culture: les sciences, les arts, les idéologies sont en général *perçues*
par 'l'honnête homme' et non situées à leur juste emplacement, sur leur trajet
propre. Aussi, au nom de cette perception y a-t-il possibilité d'une simulation
de *rétroréférence* avec la psychiatrie, aux dépens de l'identité de celle-ci? En
deux mots, il y aurait échange de déterminations incommensurables?
Avouons-le, les livres ne manquent pas qui entretiennent cette bi-univocité
désastreuse. N'oublions pas en tout cas que dans le grand large culturel des
idées, les concepts psychiatriques sont soumis à des rapports de force, ou
d'efficace. Des valorisations peuvent les supplanter. Là est le point fragile
de la psychiatrie, comme ces dernières décennies culturelles l'ont suffisamment montré, en pratiquant l'amalgame. Il s'agit donc de régir la dualité de
la psychiatrie qui est 1) corpus 2) dépôt culturel du nouvel axe paradigmatique, ce qui la place au beau milieu de l'arène des efficaces idéologi-
ques. C'est justement à ce propos que mériterait d'intervenir une 'psychiatrie
première', le vocable 'premier' étant certes extrait du contexte métaphysique,
qui régulariserait les rapports hiérarchiques de *primauté* entre différents types
de discours. Son but serait de préserver le centre de référence psychiatrique.
En tout cas dans cette dynamique conceptuelle et culturelle, sont placées, à
part le rôle éminent de la psychiatrie psychiatrique, la psychiatrie phénoménologique, et la psychiatrie philosophique (cf. les protophores, lesquelles
retentissent dans la psychiatrie phénoménologique.)

Restent, avouons-le, deux difficultés: 1. comment les discours d'efficience et ceux d'efficace sont-ils compatibles? L'édifice dont nous parlons ne
serait-il pas une Babel? 2. Quel est le support de l'édifice? ou: à quelle
présentation renvoie la séméiologie psychiatrique appuyée sur une problématique de la perception, qui reste à élaborer par-delà l'illustration husserlienne? Nous aurons à approcher des deux questions successivement.

2. *Babel à réconcilier (Kant, Husserl)*

113. Kant inacculturable: Le danger repose donc dans le risque d'égalisation
culturelle au sommet de la spirale, qui dissoudrait la conceptualité de la
clinique psychiatrique. Il nous semble que, sur ce point, certaines philoso-

phies ont un rôle à jouer. Souvenons-nous de Kant qui soutient de droit l'édifice de la psychiatrie existentielle et dont le texte se propose de droit encore comme son discours premier. L'échec est patent dans la mesure où le risque est que la psychiatrie se verrait 'philosophée' par une doctrine première. Mais l'importance de Kant resurgit dans les sommets larges, orbitaux, de l'édifice psychiatrique esquissé. En ces lieux quasi atmosphériques, la psychiatrie psychiatrique semble avoir besoin, nous l'avons dit, de garde-fous pour se préserver. Il apparaît que le rôle d'une philosophie adéquate est d'intervenir. Mais voyons de quelle manière peut opérer une 'critique' discriminative au sens kantien.

Au cours du premier chapitre, il n'a pas été question de mettre au net l'état postcritique – ou premier – de la *Critique de la raison pure*. Ce serait une Critique des Critiques (Critique synthétique) en qui se résumerait la rétroaction de la *Critique du jugement* sur la *Critique de la raison pure*. Kant, évidemment, n'a pas pensé ni conceptualisé une telle œuvre. C'est pourquoi la Critique synthétique est l'émanation d'une préoccupation *culturelle* actuelle. Le projet serait de boucler culturellement, avec l'aide d'une efficace, un système qui, chez Kant, laisse des concepts efficients (liberté, Dieu...) c'est-à-dire qui dans le fond, ne se laisse pas systématiser à proprement parler. Kant servira de pierre de touche. En effet, si le système ne se laisse pas refermer malgré la distance – deux siècles environ – c'est que son efficace conceptuelle ne résorbe pas une efficience qui continue d'être actuelle et explique l'adhérence du discours des psychiatries existentielles au fond kantien – encore nommé philosophie première. Kant serait en somme parlant au XXième siècle et la problématique des 'conditions de possibilité' protégerait l'intégrité psychiatrique, sans s'immiscer en elle.

Dans cet ouvrage, nous renonçons à opérer la rétroaction totale de la troisième Critique sur la première. C'est-à-dire que la Critique du jugement esthétique ne sera pas confrontée à l'esthétique transcendantale appuyée à une détermination des objets de l'expérience dans l'espace et le temps. Pourtant ces deux dernières instances sont des formes pathiques (ni concepts, ni percepts empiriques). Passons à ce qui touche le principe d'existence, c'est-à-dire la rétroaction de la *Critique du jugement téléologique* sur l'*analytique transcendantale*. Si l'on considère la troisième catégorie de chaque classe de catégories de la connaissance, catégorie qui induit la condition d'existence (cf. Kant. *Critique de la raison pure*, p. 97) – c'est-à-dire l'union des deux premières catégories de chaque classe en une totalisation existentielle – l'inspection parvient à ce résultat: la totalité (p. 64), la limite, la communauté (qui est le dépassement de l'action réciproque de deux forces), la nécessité (qui appelle l'existence). Telle est la suite des concepts dans l'*Analytique transcendantale*.

Une critique synthétique, qui conjugue culturellement les différences conceptuelles, et qui cherche donc à intégrer la vivacité efficiente du kantisme dans l'efficace d'un être de culture refermé, cette critique synthétique parvient-elle à nier les différences vives des concepts? Alors il n'y aurait plus de valorisation efficiente, de *daβ* résistant, mais des *was* statiques, formés. Elaborons ainsi une proposition synthétique qui unisse la finalité subjective de la troisième des Critiques avec les conditions catégorielles de la connaissance dans la première. En fait, totalité, limite, communauté, nécessité donnent un poids externe à la finalité subjective ou interne. Au sens kantien, ils la 'déterminent' comme objet d'expérience. En la sorte, l'opposition entre finalité interne et finalité externe est caduque dans la Critique des Critiques.

Mais quel concept actif d'objet est-il produit? Tout simplement celui d'*Organisation* qui vaut pour la Nature comme pour la Culture. En somme la tentative d'*acculturation* de l'efficience conceptuelle kantienne en une doctrine intégrable à l'histoire des idées est impossible. Les concepts refusent de se dénaturer comme efficace dans un trésor culturel qui serait un tombeau. La preuve par les effets de l'efficience de l'organisation est indéniable. A notre époque encore, et pas seulement sous les discours des psychiatres existentiels, l'organisation est une clef de connaissance. Bertalanffy est le propagandiste de la théorie des systèmes depuis les années 1930. Et si l'on accuse la pensée de Bertalanffy de trivialité, c'est que justement elle s'épingle sur une toile de fond première – kantienne – qui semble évidente pour tout le monde alors qu'elle cèle un impensé virulent. Précisons bien que le texte de Kant ne détient pas la clef du *was* du concept (de son efficace épistémologique), mais qu'un *daβ* (d'efficience première) pointe dans toutes les théorisations. Pour ce qui nous concerne immédiatement, le *daβ* de l'organisation chez Kant, via Bertalanffy et avant lui Dilthey, imprègne le *was* flou de la totalité existentielle visée par nos psychiatres.

En conséquence nous sommes toujours, par le biais de la valeur implicite de la *Critique des Critiques*, dans le 'Règne des fins' kantien. L'organisation finalise en définitive une opération culturelle destinée à refermer, boucler les concepts, les réduire à une efficace. Une *différence* kantienne (efficience/efficace) *bouleverse le projet égalisateur*. L'intégration culturelle doit compter avec l'innovation de l'efficience conceptuelle.

L'effet-retour sur les couches les plus larges de la spirale psychiatrique est indéniable: la philosophie de Kant demeure puissamment *critique* et mise à jour clairement, œuvre dans les zones de brassage culturel, sépare les idéologies d'efficace des idées d'efficience. Le discours de Kant est strictement *vivant* et actif. Il suffit de le laisser parler: ici il exige que soit produite une conceptualisation adéquate de l'organisation. Par rapport aux psychiatries psychiatrisantes Kant leur livre l'UNITE, la TOTALITE, filles de l'organisation. Il y a *UNE* psychiatrie existentielle et une loi des *TOUTS* comme inconditionnés d'individualisation dans la rhétorique, qui – en notre problème – est sous-couche des lois husserliennes exhibées. Le 'discours premier' demeure comme exigence, *arete*, même s'il a été impossible de les former... et pour cause puisque l'*arete* ne se formule pas en '*was*'.

Enfin Kant peut empêcher, notamment, la fusion de l'idée psychiatrique et des idéologies en métaphysiques, en rêvasseries (*Schwärmereien*) de la totalité. Au titre de rêvasseries globalisantes, nous pourrions compter certains aspects de Freud, Jung et le déferlement religieux des textes sur l'imaginaire. La question des 'conditions de possibilité' est un juge impitoyable. De ce point de vue il n'y a pas de Babélisme des couches hautes de la spirale psychiatrique. Il y a une philosophie à mettre en œuvre.

114. Un autre garant: Husserl: Husserl ouvre peut-être à une efficience plus large encore: en effet Husserl donne des outils pour opérer les 'réductions' cliniques – mot qu'affectionne Lantéri-Laura – afférentes au bas de la spirale, dans le sein de la perception filtrée par la séméiologie psychiatrique. Par ailleurs Husserl travaille encore sur les 'généralités', comme Kant, des couches les plus hautes et larges de la spirale schématisant la psychiatrie. Ces deux valences sont fondées sur une opération fondamentale: la réduction phénoménologique, ainsi que le statut du sujet transcendantal. Ce dernier est déjà contesté absolument par la logique des textes: il suture à faux la *différence* perceptive. Rappelons aussi que le texte de Husserl a montré l'efficience du corps en balayant sa réduction à des concepts univoques et efficaces (cf. le rôle du 'sens-signification').

Ces points sont acquis. Mais il faut revenir à la stratégie vive husserlienne. Nous allons voir que, pas plus que Kant, Husserl ne se laisse acculturer, dévoyer de l'efficience vers les intégrations culturelles produisant un système efficace rangé dans le tiroir poussiéreux de l'histoire des idées. Qui plus est un point est nouveau par rapport à Kant. Husserl domine tellement la situation qu'il conduit la démarche lui-même et semble d'abord prêter le flanc à un débat en qui tout se résumerait. Il y a certes une rhétorique chez Husserl (cf. Husserl III), mais l'auteur ne se réduit pas à un rhéteur. N'oublions pas toutefois qu'il écrit *pour des lecteurs*. C'est ce que montre l'exercice *pédagogique* au début de *Ideen I*. De sorte que Husserl donne d'abord volontairement une Idée de *Ideen I*, alors que c'est le texte de Kant qui se refuse à une réduction par une univoque *Critique des Critiques*. Suivons cet exercice.

Nous résumons ici fort rapidement la suite des passages menant au § 49, appuyé sur un coup de théâtre: la folie possible du monde. Husserl se livre à une subversion pédagogique et culturelle – c'est un fait – de l'histoire de la métaphysique (cf. p. 102, 197 traduction Ricœur). Le but est de supprimer progressivement l'effroi dans la pensée, de poser l'équation du fait et de l'essence (ce qui est antiplatonicien), d'exorciser le faux idéalisme, le naturalisme, de mettre hors-circuit 'l'attitude naturelle' et d'annoncer l'*épochè* dès le § 32. Puis Husserl, en seconde vague, réeffectue avec la conscience ce qu'il a opéré sur les objets et les régions. Ceci mène stratégiquement et pédagogiquement à la possibilité d'une absurdité universelle vécue, habilement développée au § 49: la conscience est le recours contre la folie du monde. Ainsi Husserl use de la feinte, dans une situation culturelle: l'effroi de la pensée est dilué jusqu'au § 49. Il suscite ainsi un espace de jeu terminologique, annonce une *épochè*, et, fort de cette avancée prépare la réduction phénoménologique. La pédagogie culturelle consiste donc à s'appuyer sur un Rien fondamental – une table rase – pour que les appuis et sécurités se perdent, afin de se laisser gagner à de vraies efficiences contre les efficaces de l'attitude naturelle. Voilà comment Husserl manipule culturellement la conceptualisation à enterrer. Il présente ainsi culturellement une Idée des *Ideen I* et se donne à jouer ce que nous avons fait subir à Kant.

Cependant l'actualité de Husserl, dans sa valeur de contemporanéité autant qu'au sens aristotélicien du mot, se laisse-t-elle contaminer? Voyons la signification de la réduction transcendantale, avant que d'appliquer ces résultats à la psychiatrie, tant à la racine perceptive de l'édifice qu'aux orbes larges de sa dimension culturelle. Le problème est celui-ci: l'efficience, le *daβ*, se laissent-ils déloger par les essences efficaces, les *was*? Une différence, source de distinction critique, fonctionne-t-elle bien? La démarche husserlienne a d'abord trait à la perception. Une préfiguration médicale fort lointaine de Husserl, chez les médecins anciens méthodistes et sceptiques, renseigne sur l'*épochè* et ses conséquences sensitives: l'*épochè* méthodiste (ou: le froid qui sidère, ou le garrot) permettent la suspension de l'épanchement de sueur ou de sang. Dans sa transposition en la philosophie sceptique, l'*épochè* est chargée d'annihiler, de même qu'un remède, le flot de l'assertion perceptive sur les choses obscures de la nature. Le 'scepticisme' de Husserl pare contre l'hémorragie du monde naturel. Tel un garrot il engendre la cessation de la perception directe. C'est donc tout le contraire d'un dogmatique. Un silence est observé sur les notions communes empêtrées du cours du monde. Pour autant le contexte sensible n'est point *destitué* sans retour. Il est écarté méthodologiquement afin que fût examinée sa dimension vraie justement. En ce sens, Husserl déculture l'évidence sensible: soudain, on s'aperçoit qu'il n'est ni phénoméniste (cf. Hume) ni idéaliste. Il n'*est* pas 'culturellement'; sa pensée *opère*.

Cette mise entre parenthèses livre alors sa vérité, plus vaste et intégrante. Le sujet transcendantal, avons-nous remarqué, est cet arbre énorme qui bouche le grand trou de la forêt perceptive. Maintenant les moyens sont donnés pour affirmer que le concept d'Ego est le grand égalisateur des différences perceptives. L'Ego fonctionne; c'est une efficace discursive issue d'un emprunt culturel à toute une tradition bien connue. Mais une élaboration efficiente lutte contre l'efficace: la notion de *protodoxa* (thèse primitive), qui serait bien plus intéressante à développer, si tel était notre sujet. L'Ego transcendantal est donc un relais pour assurer un parcours, tandis que le cheminement husserlien requiert d'autres points d'appui ultérieurs. Une conclusion se dégage peu à peu: Husserl, et cela se voit bien dans tout le paragraphe qui lui est ici consacré, est un combattant contre le présupposé. Il accepte l'efficace de ce dernier pour la transvaluer en efficience. C'est pourquoi son travail est infini, comme il dit, et refuse intrinsèquement de se chosifier, de se déposer dans des publications.

L'*épochè* a une valeur diacritique. elle fonctionne à la manière d'un examen objectif – et non objectivant – qui décrypte des relations entre efficaces au nom de l'efficience. Comment cela est-il réalisable? Objectif, l'examen découvre le *phainomenon* d'existence à tous ses niveaux: en ce lieu parle la fonction 'Grund', 'Ur'. D'autres termes diront également 'la même chose': Husserl permet une noématisation non seulement perceptive, mais encore des généralités. 'Décrire' en effet, c'est s'arrêter, phénoménaliser, refuser de s'inscrire dans la dynamique 'naturelle' des prescriptions efficaces. En décrivant, l'opérateur ouvre sur le *phainomenon*, qui défait les amalgames d'efficace et d'efficience afin de remettre chacun chez soi.

Enfin la noématisation présente un ultime degré: décrire autorise à une noématisation axiologique, c'est-à-dire à une hiérarchisation des valeurs. Il y a celles qui sont acculturées et déposées. Existent aussi celles qui sont des *daß* posants. La pédagogie de *Ideen I* enferme un travail de noématisation axiologique. Cette dernière est d'ailleurs inconceptualisable, inintégrable; elle sent trop le vif, le nouveau, l'antéprédicatif, le non-'nominalisé'. En somme Husserl III argumentateur occulte un Husserl IV pédagogue, qui conduit le lecteur au nom des valeurs valorisantes. D'ailleurs à la fin de sa vie, Husserl cessera de s'avancer masqué, proclamera la nécessité d'une *arete* européenne, laquelle est lancée contre la culture morte, celle des *was* scientifiques, alors que succombe le *daß* ou *phainomenon* de l'existence unitaire d'une civilisation. L'actualité, aristotélicienne de même que contemporaine, de Husserl est ainsi évidente, autant que les 'choses mêmes'. Tant au plan perceptif et introducteur qu'à celui des généralités, la phénoménologie bien comprise est garante de l'individualité du texte psychiatrique. L'autodépouillement radical de la pensée de Husserl – qui a présenté successivement quatre visages – est d'ailleurs un signe de son absence d'impérialisme. C'est au contact de cette aridité noblement ascétique que se défont les textes prolixes des psychiatres existentiels. En retour la psychiatrie, cet édifice, n'a rien à craindre de l'intervention husserlienne au plan perceptif – qui risquerait de bafouer le travail sémiologique. En effet Husserl élabore la sous-couche doxique, notre terre à tous et antéprédicative. Et il se borne à cette fonction.

Kant et Husserl constituent donc des garants de la verticalité pure de l'édifice psychiatrique. Sans intervenir en lui, ils servent à gouverner l'ambiance culturelle. De la sorte, un babélisme est impossible. Culturellement les efficaces erratiques sont ordonnables par des efficiences. Les justes différences sont maintenues. Kant et Husserl enfin, sont actuels, vivants, non déposés en strates géologiques. De cette forme de vie sémantique, nous rendrons compte dans la Conclusion.

3. *Les idées et les hommes*

Le mouvement de ce chapitre se résume dans l'idée d'une concrétisation du pathos: aller vers les 'choses mêmes' par les textes (Sartre, et mieux: Kafka), par l'édifice du discours psychiatrique dont nous avons voulu donner une image 'intuitive' en un schéma. Le chemin doit être poursuivi jusqu'à son terme: il est vrai que Husserl ne compromet pas le vis-à-vis perceptif du malade et du médecin. Certains psychiatres, seulement, ont accaparé sa théorie de l'intersubjectivité. Cependant la tâche est de faire ressortir le *phainomenon* humain de la perception d'autrui. Nous verrons d'abord les conditions négatives d'une approche – avec les psychiatres existentiels – puis leur transformation positive. Ce sera une manière de rassembler les idées et les hommes, en proposant à la psychiatrie une réflexion philosophique.

115. Ecriture et gnose: Prenons la situation dans son vif, chez les psychiatres existentiels. Il est vrai que certaines introductions d'ouvrages de Binswanger, de Storch et même du dernier Gebsattel, sont incantatoires. Elles annoncent une gnose au-delà de la réduction gnoséologique des psychanalyses, fût-elle métapsychologique. La préoccupation de l'existence y est sacrée. Bachelard parlerait d''obstacle épistémologique'. Face à cette gnose aporétique, on réagira ici par une diagnose diaporétique. Comment isoler en effet, autrement que par un réductionnisme chirurgical, la méthodologie fantastique de la gnose? N'oublions pas que le psychiatre existentiel nous conduit du vif d'un individu au vif d'un autre. La diagnose essaiera de repérer ce qui est faux dans ce processus intersubjectif.

Le tour des psychiatres est incantatoire. Voyons par exemple Binswanger devant l''atmosphère', le 'terrifiant' qui émanent de S. Urban et passent magiquement dans les vocables binswangeriens. Un 'X' résonne, ou fait effluve, du malade à Binswanger. Remonter le flux des ondes, voilà ce qu'on appelle intropathie. En réalité, parlons de *séduction magique*. Et toute séduction engendre chez le séduit une résorption – plus ou moins vaste – de la conscience critique. Nous parlions d'une pathique qui se formulait dans certains textes littéraires. Et cette pathique était un prolégomène à de futures psychopathologies qui se seront adaptées à ce nouvel espace de sensibilité et de sensibilisation. Rappelons encore que la protophore travaillait au second degré, derrière certaines métaphores. Ici tout est au premier degré: pathos des mots, du visage, de l'anéantissement… qui sont d'ailleurs indéniables mais font impression immédiate. Le pathos est pathologie, il travaille à visage ouvert et son secret est pathologique comme lui. Au contraire le secret littéraire – pathique – est distinct de l'avoué littéral – qui accroche la sympathie extérieure. En deux mots, le pathos est hybris d'existence. Ceci mérite un bref développement.

116. Gnose et homéopathie: Dès lors il est nécessaire d'extirper cet excès d'existence qui fait violence symbolique. L'acte est préliminaire à toute conceptualisation ultérieure. Qu'est-ce qui fait si facilement évidence, et donc illusion? La réponse est simple: c'est l'envahissement du discours par le *même* pathos que celui qui parle dans les paroles du malade. L'illusion réside, dirons-nous, dans une *homéopathie* impensée. En d'autres mots, il y a 'rencontre' pour reprendre le vocabulaire souvent utilisé. Dans l'ouverture sensible de la Rencontre, le même est censé écouter le même, la conscience du patient et celle du médecin communient dans une même 'atmosphère' dirait Tellenbach. C'est dire l'importance de l'homéo-pathie, où le semblable traite le semblable. A vrai dire, l'homéopathie est à prendre d'abord ici au sens originaire, dans la mesure exacte où ces psychiatres s'apprêtent beaucoup plus à percevoir qu'à soigner. L'homéopathie est la définition même de leur attitude. Quant à la thérapeutique, elle est soit classique, soit psychanalytique. Binswanger, lorsqu'il donne quelques conseils de cet ordre insiste avant tout sur l'inexprimable attitude qui transvalue de l'intérieur une thérapeutique n'apportant rien de neuf par elle-même. L'impératif est esthéticoontologique, et non technologique. Ainsi s'explique la place de l'intersubjectivité qui, dans le concret homéopathique, supplante la classique séméiologie clinique, alors qu'elle lui emprunte tout. L'intersubjectivité est le lieu où frissonne l'existence, toujours égale à elle-même en deux hommes différents.

Cette intersubjectivité imaginaire n'est pas sans conséquences: l'imaginaire retentit dans les images. Notamment, l'imagerie archétypale de la médicalité se voit déplacée. La clinique, on le sait, accomplit son étymon linguistique. En médecine comme en psychiatrie prévaut encore l'image d'un patient allongé, en position clinique. C'est l'homme malade, qui, couché, demeure homme. Chez les psychiatres de l'existence, au contraire, l'homme vrai, qui ex-siste dirait Heidegger, est en position dressée. L'homme 'clinique', non debout, devient un être qui a chu, au sens non plus physique, mais existentiel – et donc moral – de l'expression. L'homme originaire est phénomène, ce qui veut dire '*phainomenon*', ou être en position de tenue de soi, dans le redressement.[3] La rencontre intersubjective, c'est justement la passion (*pathos*) commune (*homeo*) d'un relèvement humain. Ainsi se vit l'homéopathie fondamentale. Par là il devient clair que les psychiatres en question ne sont aucunement intéressés par la fixation conceptuelle du statut de l'homme normal face à l'anormal. L'anormalité est un vacillement de la Norme, chez Straus comme chez Binswanger, et partout ailleurs, malgré les différences de détail.

L'homéopathie désormais mise à jour, le lecteur comprendra qu'elle se transmet dans une homéologie problématique, ce qui va se laisser voir. Déjà la fonction d'altérité se réduit au moins asymptotiquement dans une esthésie de l'unité, voilà qui est acquis. Par d'autres mots nous dirons la même chose, c'est-à-dire que l'attitude *allopathique* est refusée; alors que la clinique perçoit la fonction d'altérité en autrui par le biais de la séméiologie clinique, qui transfère le plan de l'existence (commune au médecin et au malade) dans le plan nosographique (celui des essences morbides opposées à l'essence de la santé), l'attitude phénoménologique aboutit à un résultat inverse. Si la clinique procède du concret vécu vers l'abstrait, la praxis existentielle retourne de l'abstrait au concret, au vécu, à l'immédiat. La psychopathologie clinique est allopathologie. Les psychiatres existentiels recherchent une homéopathologie, un logos, qui vienne de lui-même et d'un pathos commun. Par où l'on voit que la thérapeutique n'est pas théorisable dans ce cadre, car ce dernier supprime l'intervention extérieure.

4. *Une protoclinique allopathique*

L'idée de clinique croise enfin celle d'intersubjectivité au-dessus de l'espace ultraproblématique du corps. Comment diaporétiser sans que ce fût artificiel et donc en vue d'un final seulement? L'idée de protoclinique a renvoyé en somme à l'homéopathie. Mais tant qu'à laisser régresser la situation clinique n'est-il pas opportun de revenir justement à l'origine grecque de la clinique? Au moins trouverions nous une situation réelle positive, et non hallucinée. Peut-être y verrons-nous de quoi former une symbolique allopathique qui brise la spécularité homéopathique.

117. La maladie partagée: Dans cette recherche, notons un article de J. Pigeaud: *qu'est-ce qu'être malade?* Quelques réflexions sur le sens de la maladie dans *Ancienne Médecine*, sont déterminantes.[4] Il nous plaît d'abord que l'auteur remarque que Hippocrate médecin, littérateur, philosophe, philologue forment un même homme et cette cohabitation est 'une même difficulté de la pensée médicale' (p. 196). Tout le sens de notre recherche trouve en ces mots sa résonance. Pigeaud considère qu'il est important de considérer le malade dans la quête du savoir médical. L'auteur se livre à une longue démonstration appuyée à des exemples. Venons-en à la conclusion: 'Ce que décrit le médecin est une forme abstraite; ce que vit le malade, c'est une souffrance informe. La pédagogie doit donc être réciproque (...). L'*Ancienne Médecine* fait entrer la Médecine dans le genre du dialogue' (p. 200). Autrement dit de la collaboration. On est fort loin de l'homéopathie. L'origine du savoir est le malade, mais ce dernier décrit ce qu'il ressent et 'qui ne resterait qu'une heureuse métaphore, si la médecine ensuite ne l'érigeait au rang de symptôme' (p. 202). Telle est l'attitude allopathique, qui vaut encore, qui plus est en psychiatrie bien entendu. La clinique et l'intersubjectivité sont reliées par le dialogue. Mais la constatation n'est pas suffisante. Il faut alors raffiner la situation, analyser comment le dialogue se fait, s'esquisse, ou se rompt. Il nous semble que le rôle du corps est réel dans la confection d'une *structure* protoclinique, certes antéprédicative, mais qui relève d'une sociologie fondamentale.

118. *Sur le don du corps:* La difficulté est de symboliser la corporéité et d'abandonner l'idée qu'elle cache un secret. Le corps mérite d'être pris dans des segments ni efficients, ni efficaces, mais agissants ou recevants. Le risque, selon vous, est d'errer dans une théorie du corps-fondement, à l'instar de Merleau-Ponty. Ne parlons pas même du corps-machine des biothérapeutes, bien entendu. L'opposition entre insertion homéopathique de la clinique et attitude allopathique est éclairante. Dans l'homéopathos l'originel est l'immédiat, le premier, le 'contact' dit-on. Dans le sérieux allopathique l'originaire est la médiation, le primitif défini ainsi: le corps d'autrui, le mien, ne sont pas le lieu de passage d'une in-fluence, d'un continu. Les corps sont lieux d'incidences, de médiation, de discontinu. Entre eux, il y a l'autre d'un symbole. De cette structure symbolique, il faut parler.

119. *De la protophore à la pro-(thèse):* Il est évident qu'on touche à une situation primordiale, où chacun des deux corps abandonne certains traits à l'autre. Nous dirons qu'il y a *don* des corps en clinique, ce qui ne signifie aucunement oubli, mais abandon. Alors le modèle de Mauss peut nous aider. Rappelons que le corps en situation ne sont pas des corps-prothèses, corps d'efficace, corps phénoménotechniques dit Bachelard dans un autre contexte. Non, ce sont des corps *pro-(thèses)*, corps efficients. Cependant efficience et efficace vont se rejoindre à l'issue d'un *échange*. L'hypothèse est que chaque corps-*pro-(thèse)* opére un don au travers de sa rhétorique gestuelle tout comme les protophores tendent à passer dans le réel derrière la barrière rhétorique. Mais alors que la protophore est une tentation qui échoue nécessairement, au niveau verbal, son équivalent 'physique', la *pro-(thèse)*, est une tentative qui peut réussir si les deux thèses, celle du médecin, celle du patient, se rencontrent dans un lien médical qui est tout de même un lien *humain*. S'il y a réussite, la *pro-(thèse)* efficiente du corps malade est soutenue par la *pro-(thèse)* du corps donneur du médecin.

Elucidons cet échange: le corps-malade (qui est une personne) *donne* protophoriquement un sens esquissé qui habite sa gestique verbale, mimique, etc. Le corps-médecin (une personne aussi) *reçoit* au travers d'une séméiologico-clinique qui l'instruit. En retour il *rend* protophoriquement une esquisse qui s'intègre peu ou prou à la gestique du vis-à-vis. C'est un essai de don, au sens où Mauss envisage la structure triplice (donner, recevoir, rendre) du don fondateur de communication. Rappelons que la situation est antéprédicative et que la clinique ultérieure conserve son entière autonomie.

Dans ce contexte le pathos est médiatisé et respecté. Ce don des corps a-t-il une origine? Faut-il parler de 'mana', de 'hau', de signifiant flottant, d'Invisible comme Merleau-Ponty, ou d'anonymat (Kafka)? Peu nous importe ici. Nous remarquons simplement que, dans la protoclinique, le corps-*pro-(thèse)* est le correspondant de la proto-phore. La psychiatrie philosophique joue son rôle, une fois qu'elle a purifié la psychiatrie existentielle. Nous remarquons encore que dans le nouveau paradigme du pathos, un corps actif est aussi bien un corps passif selon *l'instant et le lieu où l'on se place*. Le médecin ne peut-il devenir malade, et inversement? La partage grec de la maladie reprend de son importance. Enfin, ce qui est passionnant est que l'inter-dire du don n'est fondé sur aucun interdire (intérieur ou relationnel) comme en psychanalyse. Dans l'inter-dire, le corps n'est jamais damné. Il nous semblait qu'il fallait compléter ainsi, dans cet échange dont chacun a parfaite *science* dans le fond, un édifice psychiatrique de qui nous avons simplement essayé de repérer les signes alphabétiques. Mais le travail ici présenté ne peut élaborer la précession d'une science de l'homme sur l'inter-dire. Ce serait un autre sujet, plus fondamental.

L'idée d'une protoclinique a tenté d'*ajuster* le comportement corporel. Un modèle sociologique est articulé au mouvement général. Et nous possédons en somme les éléments d'une *Pathologie mieux assurée*, rendue intuitive par la figure d'une spirale. La base est constituée de la clinique psychiatrique qui accumule les savoirs et élève l'édifice. Lantéri-Laura a stabilisé cette base en inaugurant une phénoménologie de la psychiatrie. Notre travail s'est employé à montrer le rôle antésémiologique de la *perception*, à approfondir par une psychiatrie phénoménologique *élargie* et enrichie des afférences d'une 'psychiatrie' philosophique (à maîtriser sans cesse). En ce lieu dangereux, Mauss nous a semblé pouvoir canaliser symboliquement les fulgurantes protophores rhétoriques. De la sorte, le procès infini de l'argumentation rhétorique est localisable. Et la psychiatrie s'enrichit sans se dénaturer à la base. Un ensemble, pouvons-nous dire, conspire donc vers une unité d'assiette et d'élévation. Dans ce contexte, la Philosophie première et la psychiatrie philosophique n'ont qu'une valeur heuristique pour notre travail. Enfin la spirale rejoint les hauteurs culturelles sans que soit culturalisé le corpus conceptuel de la psychiatrie: les œuvres de Kant et de Husserl révèlent la vraie place, *diacritique*, – et non fondatrice – d'une philosophie première. C'est de cette manière, en se disloquant adéquatement, que vaut l'exigence existentielle de la psychiatrie.

CONCLUSIONS

1. L'existence ne fut primitivement abordée que sous sa forme franchement aliénée, c'est-à-dire dysphorique: de cette existence traite la psychiatrie. L'extase et l'occupation quotidienne de l'existence furent exlues du propos, du moins au départ; car assurément, le *Principe d'existence* ne se laisse pas embarrasser par ces distinctions. C'est ce que montre sa dialectique tumulteuse qui embrasse aussi bien les conditions de l'existence normale; l'Introduction procède méthodologiquement d'un essai d'unification du principe comme être, réalité, et du principe comme *ratio*. Mais la différence revint, inexorcisable. Au début du travail, le *phainomenon* d'existence s'est montré inaccessible. Il a fallu opérer la réduction kantienne du *phainomenon* au phénomène. En même temps il devenait possible de parler du principe d'existence. En cela il requiert sa perception; car la *perception* des psychiatres phénoménologues circonscrit l'immensité existentielle dans une seule différence perceptive: il existe, Husserl vient à l'appui pour former cette notion, une loi de perception, la *rétroréférence* de la particularité et de la généralité perçues – bien que cette loi fût non complètement scrutable. Là est d'ailleurs la difficulté: le principe perceptif d'existence va s'affoler en une narration rhétorique qui caractérise l'écriture des psychiatres philosophes. C'est la métaphore principielle, ou *protophore*, qui perce l'enchaînement redondant des discours. Enfin le chapitre III montre que l'unification du principe d'existence en psychiatrie est à construire; l'édifice est à élaborer, et non à inaugurer. L'existence sape en premier lieu la volonté d'omnirationalisation. L'existence l'emporte sur la ratio d'existence. Il faut d'abord enregistrer, pour connaître ensuite. Ce qui a été tenté.

2. Ainsi les choses sont brutales. Mais nul n'a le pouvoir de faire *exister* par la plume. Certes il faut prouver le mouvement en marchant: qu'il suffise qu'on ait fait res-sortir une problématique de *réalité*, ce que nous espérons avoir commencé avec la figuration de la dynamique de l'exister psychiatrique par un schéma. Ce schéma spiralé est certes une architecture et non, en langage kantien, une architectonique. Toutefois approfondissons le motif kantien de la construction: le schéma est un *schème* producteur, non un dessin. Le schème est la concrétisation au moins partielle du paradigme d'existence nouveau, articulé au Pathos et non plus à la Ratio existante, et qui est pris en charge par la psychiatrie. Et sans doute est-ce dans la mesure où une paradigmatique culturelle s'inscrit désormais dans la psychiatrie que l'armature de cette dernière compose avec des discours psychiatrisants.

3. Placer ces discours psychiatrisants par rapport à l'armature sans affecter le schème psychiatrique fut l'aspect majeur de notre recherche initiée dans celle de Lantéri-Laura. Nous verrons d'ailleurs que ces discours psychiatrisants s'imprègnent à leur tour de halos de pensée qui concernent une culture. De la sorte la psychiatrie pure et dure est condamnée à s'engager. Le rapport à la philosophie ressuscite, comme rénové. La phénoménologie, plus précisément, est engagée dans les sous-sols perceptifs de la psychiatrie ainsi que dans les développements culturels de cette dernière. Les trois chapitres de l'ouvrage sont ainsi fondés sur le second, qui développe la *rhétorique perceptive* de l'existence à l'aide d'une problématique husserlienne non usuelle. C'est pourquoi on a parlé de Husserl III. Le premier chapitre se charge d'en terminer, au nom de l'existence *première*, avec les 'psychiatries existentielles' pour les situer sur le vrai terrain qui les nourrit: leur espace est ainsi prédéfini par une ouverture kantienne – husserlienne ((Husserl II) – et pinélienne. Aux 'psychiatries existentielles', les philosophes servent de refuge et d'alibi terminologique: Husserl I (le Husserl de la tradition), Heidegger, Bergson, Scheler etc. sont autant de faire-valoir dans un scénario. Le chapitre second fait ressortir la loi rhétorico-narrative de ce scénario. Un autre discours psychiatrisant se révèle: la *'psychiatrie philosophique'* à fondement aristotélicien et husserlien. Ce discours participe toutefois des 'choses elles-mêmes' parce que certaines métaphores constitutives, baptisées protophores, sont – tout en restant dans l'ordre rhétorique – de véritables marqueurs athématiques des choses référentes et extralinguistiques. En clair, la 'psychiatrie philosophique' est une rhétorique intéressée au problème de la culturalisation de la conceptualité psychiatrique. Enfin le chapitre dernier respecte l'essentiel du *Principe d'existence*; il tente de le bâtir tout en préparant l'idée d'une unité polyfaciale de la psychiatrie. Kant, avec surtout Husserl, régissent la face culturelle.

4. La construction de l'édifice du principe d'existence montre que, à la différence de la philosophie de Kant, la phénoménologie joue son identité dans son entreprise de psychiatrisation totalisante: Husserl I, II, III, IV sont des repères pour autant de phénoménologies à identifier par élaboration. Husserl avait profondément raison d'accentuer sa fonction de simple *Anfänger* (commençant). Le *phainomenon* d'immensité se retrouve effectivement dans la perception (Chapitre 1), dans la rhétorique culturelle (Chapitre 2) et dans le Chapitre 3 où ce qui compte, c'est le passage contrôlé du conceptuel psychiatrique au culturel valoriel, et inversement. Tout ceci accuse la disparité, l'incommensurabilité. Rappelons toutefois que l'invariant de la perception forme une commune mesure, certes à discuter encore. Notons en tout cas déjà que la réidentification phénoménologique est parallèle à la nécessité du développement en culture de la psychiatrie en qui se loge le paradigme du Pathos. Si bien que, dans la phénoménologie, il y a de quoi dépasser la

crise husserlienne. En retour et dans la psychiatrie, il y a également de quoi relativiser scientisme et culturalisme.

5. Mais afin d'être complets, n'éludons pas cette fameuse question de la perception. Il y a certes un *devenir psychiatrique de la phénoménologie*. En retour la fonction normative de Kant, mais de Husserl surtout, réagit sur la culture et, finalement sur les zones hautes de la spirale psychiatrique. Il en va notamment de ce *principe d'existence*: il a été montré que le 'laisser exister' est préliminaire au savoir de l'existence. Une psychiatrie fondamentale est intéressée à la situation: avec Husserl, mais avec Kant déjà, n'avons-nous pas obtenu enfin de former cette existence en l'ouvrant au rapport efficace-efficience? Alors le principe d'existence entre en équation avec l'existence comme principe. Certaines pensées sont vivantes malgré le passage du temps parce qu'en elles s'effectue cette mystérieuse égalité de la pensée de l'existen-ce et de l'existence comme pensée. Merveilleuse circularité qui rend Kant inacculturable, insystématisable et qui aujourd'hui, laisse radicalement muet devant Husserl changeant de visage (par quatre fois au moins). Pour dialectiser les pensées-dépôt, les *was*, les efficaces, il y a par-dessus tout des *daß* transvaluateurs. D'autres termes seront plus parlants: les concepts transparents et vitrifiés, ceux de la représentation, entrent en concurrence avec une pathologie fondamentale. L'aperception transcendantale kan-tienne, mais surtout husserlienne, des *autoaffections*, des *autoréférences* de la vie deviennent des autoaffections, derrière le masque du sujet transcendan-tal[5]. Kant et Husserl existent à notre époque car leur texte est animé par le processus de la vie, qui est auto-impression, ouverture/fermeture du sensible, *phainomenon* de ce palpitement. Dès lors la rétroréférence husserlienne, ineffectuable dans la clarté conceptuelle, est telle parce qu'elle abrite le sentir de l'autoréférence – que tente simplement de représenter l'ego et sa structure temporelle de réciprocité noético-noématique –. Plus que jamais, notre époque qui a effacé la Raison en ses représentations nous rend adhésifs et non simplement adhérents à la vie. Ce pathos au fondement de nous est ce qui a fasciné la psychiatrie existentielle, mais qui doit intéresser la psychia-trie. Peut-être la collaboration avec la philosophie – autonomies préservées – n'est-elle pas inutile. En tout cas, ce primat du percevoir tend à nous montrer que penser, c'est en ce moment voir, toucher, agir. Résurgence de l'*homo faber* qui s'impose à l'*homo sapiens*. La protophore, par exemple est un 'passage à l'acte' ir-réfléchi, sans sapience poseuse. Et cette situation serait-elle vraiment étrangère à ce qui constitue le *phainomeno*n noir de notre temps, c'est-à-dire l'absence des Lumières, ou du moins d'un discours général cohérent, d'une 'caractéristique universelle'? Le protopathos a donc évacué le protodiscours d'encadrement.

6. Qu'on nous permette ensuite de remarquer que la prévalence de la perception, ainsi que la place tout de même fuyante du corps, méritent un

premier éclairage dans le sens d'une esthésiologie générale. Philosopher, actuellement, consiste souvent soit à critiquer, soit à retenir les différends discursifs (Lyotard), soit à revenir à une rationalité sans cynisme (Bouveresse). La philosophie semble captée par le paradigme culturel du pathos. Plutôt que d'entretenir conceptuellement le pathos, ne serait-il pas préférable de poursuivre l'élucidation de la perception? Ecrire est d'abord positivement produire une écriture – de-quelque-chose. Cette constante phénoménologique semble indéniable. Or il est un support de réflexion qui n'est aucunement volatil, réactionnaire ou fumeux: c'est le corps. Ce dernier conserve ses secrets: d'ailleurs la philosophie de Merleau-Ponty en ressort, obnubilée. En sorte que le corps devient chez lui une entité flottante qui articule Nature et Culture, fonctionne dans l'Histoire, et nécessite une 'psychanalyse de la Nature' (Préface au livre de Hesnard sur Freud). Plutôt que d'ainsi *égaliser*, il faudrait renforcer l'idée d'irréductibilité de niveaux et renoncer au fantasme réconfortant d'un continuum perceptif universel. Par exemple le rapport efficace-efficience nous semble bien opérer dans le complexe corporel et rendre sensible l'idée d'autoaffection, idée préliminaire à celle de rétroréférence perceptive qui anime au moins déjà les psychiatries psychiatrisantes et peut-être plus. Ce qui rétroréfère, primitivement, c'est l'existence efficace et l'existence efficiente. Pour autant l'ensemble est flexible et plus subtil que la séparation 'corps objectif-corps propre'. Ici valeur de perception et perception de valeur sont réciproquables. Ainsi le contenu sémantique du complexe est balayé constamment: toute dévalorisation vers une efficace doit se faire au nom d'une efficace de sens, de fonction et non de fonctionnement. Ceci est net en psychiatrie. Toute revalorisation se fera au nom d'une efficience de sens, qui relaie l'idée de 'subjectivité du corps' de von Weizsäcker. Alors s'installe une dialectique de l'aller et du retour irréductible à la biologie telle qu'elle est entendue communément. La psychiatrie fondamentale, intéressée au pathos primordial, ne peut qu'être passionnée par ce dérangement, déplacement, *Verrücktheit* dit Hegel, qui, au travers de la folie, ne sont pas sans relation avec l'ex-sistence. Par delà ses errances la psychiatrie existentielle – ou psychiatrisante – a touché juste sur ce dernier point, bien que l'impact et son destin lui soient demeurés aveugles. C'est à une clinique psychiatrique stricte de plus en plus raffinée, qui ne se réduit pas, loin de là, à une biologie à visée essentiellement chimiothérapique, d'intervenir pour distinguer pathos inévitable en notre époque (mal-être) et pathologie avérée (malaise psychologisé/somatisé).

7. Le plus important en somme est de tenter ce qu'ont réussi Kant, Husserl; c'est-à-dire d'assurer la solidarité de l'existence comme principe et du principe d'existence, de la vie comme affirmation obscure et de l'affirmation claire de la pensée comme vie. L'existence est *phusis*, écartement éblouissant et *natura*, renfermement clair – mais insuffisant – des représentations.

Et l'humanité du XXième siècle, loin des sécurités de la Raison, doit s'employer à tenir ensemble les deux bouts de la chaîne de l'existence. Ne pas trop laisser le savoir l'emporter... et ne pas plus s'abandonner à vivre, telle est la formulation psychologique irrelevante, qui poussa – au nom de la vraie vie – à former de nouveaux continents de pensée. Vers ces derniers, le présent ouvrage ne fait que mener, modestement.

NOTES CHAPITRE III

1. Le premier chapitre de nos *Fondements de la phénoménologie husserlienne* est réservé aux apories de l'intersubjectivité.
2. Schorske, 'Politics and the Psyche: Schnitzler und Hofmannsthal' in Fin-siècle-Vienna. London 1980.
3. Cf. Les textes de Zutt, qui parlent de *Haltung*, de Straus qui réévaluent la signification d'un *Aufrichten* humain primordial, de Binswanger dans *Le rêve et l'existence* ainsi que dans le rassemblement de la *koinonia*. On saisit immédiatement la relation avec l'état archétypique du *Nunc Stans*, caractéristique du sujet transcendantal husserlien, et avec la 'tenue dans l'adversité' qui juge le Dasein heideggerien. La médicalisation atomisante, et horizontalisante, est renvoyée par-dessus bord, au moins pour ce qui touche à l'imagerie.
4. Pigeaud, article in *Corpus Hippocraticum* 1977.
5. On saisit l'importance de l'ouverture à laquelle s'emploie en France Michel Henry. La force des 'choses elles-mêmes' réclame de nous d'aller loin, dans un Loin sans rétroréférence husserlienne. C'est L'idée d'une esthétique sans thèse subjective – philosophique qui nous requiert.

Bibliographie

I. Nous nous permettons de renvoyer sur cette question à l'ouvrage de A. Tatossian: *Phénoménologie des psychoses*, dont l'exposé bibliographique terminal résume avec excellence l'état de la psychiatrie existentielle en 1979. *Phénoménologie des psychoses* est un rapport effectué au Congrès de psychiatrie et de neurologie de langue française, LXVIIème Session, Angers 25-30 juin 1979, et publié chez Masson en 1979.

II. Les livres et articles qui nous ont semblé essentiels sont repris avec leurs lieu et date à la fin de chacun de nos chapitres. Ils complètent éventuellement l'état de la question après 1979.

III. Enfin quelques ouvrages généraux nous ont particulièrement intéressé, dont certains se trouvent évoqués directement dans notre texte.

Aristote: Topiques: Les Belles Lettres, 1967. Rhétorique: Les Belles Lettres (3 tomes). Métaphysique: Vrin, 1970.

Aristote et les problèmes de méthode (collectif). B. Nauwelaerts, 1961.

Ayrault: La genèse du romantisme allemand (2 tomes) Aubier, 1961.

Baruk: La psychiatrie française de Pinel à nos jours. Puf, 1967.

Bourgey: Observation et expérience chez les médecins de la collection hippocratique. VRIN, 1953.

Brès: Critique des raisons psychanalytiques. Puf, 1985.

Dilthey: Le monde de l'Esprit (trad. d'articles et fragments), Aubier.

Dupuy: La philosophie de Max Scheler. Puf, 1959.

Ey: Des idées de Jackson à un modèle organodynamique en psychiatrie 1938. Privat, 1975.

Forrester: Le langage aux origines de la psychanalyse. Gallimard, 1984.

Gadamer: Vérité et méthode. Seuil, 1976.

Gauchet et Swain: La pratique de l'esprit humain. Gallimard, 1980.

Goethe: Traité des couleurs (trad. H. Bideau). Triades, 1973.

Hegel: Science de la Logique (trad. Aubier). Encyclopédie des sciences philosophiques en abrégé (trad. Gandillac). Gallimard, 1970.

Henry: Généalogie de la psychanalyse. Puf, 1985.

Kant: Oeuvres. Tome I. Gallimard, Pléiade, 1980.

Koyré: Mystiques, spirituels et alchimistes du 16ème siècle allemand. Gallimard, 1971. La philosophie de J. Boehme. Vrin éd., 1979.

Kraepelin: Introduction à la psychiatrie clinique. Navarin, 1984.

Laing: Le moi divisé. Stock, 1970.

Lantéri-Laura: Lecture des perversions. Masson, 1979.

Nouvelle histoire de la psychiatrie (collectif). Privat, 1983.

Perelman: Traité de l'argumentation. Puf, 1958. L'empire rhétorique. Vrin, 1977.

Pigeaud: La maladie de l'âme: Les Belles Lettres, 1981.

Riese: La théorie des passions à la lumière de la pensée médicale du XVIIème siècle. Karger, 1965.

Phénoménologie et métaphysique (collectif). Puf, 1984.

163

Ricoeur: Temps et récit. Tome I. Seuil, 1983.

Sartre: La transcendance de l'ego. Vrin, 1981; L'être et le Néant. Gallimard, 1943; L'idiot de la famille. Gallimard, 1971.

Schelling: Essais. Aubier, 1946.

Schürmann: Le principe d'anarchie. Seuil, 1982.

Wittgenstein: Leçons et conversations. Gallimard, 1971.

Index

Par souci d'efficacité, seuls sont présentés les concepts principaux.

Conceptuel et culturel: 29, 35, 37, 65.
    et corps selon Husserl: 45.
    et corps selon Binswanger: 47–51.
    et corps selon Straus: 52–56.
    et Dilthey: 77.
    de l'abîme à l'énigme du corps: 66.
    d'une psychiatrie à l'autre: 120.
    et édifice psychiatrique: 146.

(L'échec du) Compromis perceptif chez Husserl: 24, 25, 26.

Ecriture et maladie: 126, 127.
    la philosophie au XXième siècle: 125, 126.
    la fausse pathogenèse intersubjective chez Husserl: 128.
    le cas Sartre et la rétroréférence: 128–132.
    Kafka et le *phainomenon* pathique: 139.

Husserl:
    Husserl I, ou Husserl des philosophes, ou Husserl habituel (au départ).
    Husserl II, ou Husserl dans la fracture perceptive: 38.
    Husserl III, ou Husserl rhéteur: 44, 94, 107.
    Husserl IV (Cf. conclusion), ou le moteur, avec l'*Urtext* kantien, du devenir psychiatrique de la phénoménologie.

Immensité (incommensurabilité dans la perception de l'existence): 12, 21, 26, 30, 38, 41.
    et corps: 42, 57 Straus), et *Ideen II* (58–62).
    et discours: 42, 43.
    et abîme du sens-signification: 93.
    et possibilité d'une commensurabilité: 123.

(le) Langage de la fracture perceptive de l'existence: 43.
    et le corps, abîme de Husserl: 44.

La Mélancolie (Tellenbach): 19.

La Métaphore:
    heideggerienne et herméneutique: 89.
    et la mimétique verbale de l'existence: 114, 115.
    et le *daß* normatif: 116.
    et Binswanger (*Le rêve et l'existence*): 116.

(la) Norme:
    l'arete: 21, 22.
    le *daß* et le *was* (Natanson): 22, 23, 36, 38, 42, 45, 63, 160 (où: *daß* = efficience conceptuelle et *was* = efficace conceptuelle).
    et la métaphore: 115.
    et la protophore: 118.
    la Norme-Raison et la déviance-pathos: 31, 36, 41, 63, 124, 158.
(le) Pathique: 4, 5.
    et la pathologie: (Cf. Ecriture et maladie).

(le) *Phainomenon* d'existence: 2, 3, 8, 11, 18, 19, 20, 21, 35, 93, 95, 124, 139, 142.

(le) Principe d'existence: 1, 9, 10, 11, 12, 18, 21, 28, 36, 37, 120, 139, 158, 160.

(le) Processus (Jaspers): 30, 33, 34.

(la) Protophore (ou principe antémétaphorique): 116, 160.
    et *daß*, et *Haltung*: 117.
    et *daß* prototypal: 118, 119.
    et Minkowski: 16, 17, 119.
    et Kafka: 143, 144.
    protophore et proto-(thèse) comme don des corps: 156.

(la) Psychiatrie clinique: 5, 28.
 et Lantéri-Laura: 2–35.
 qui détient l'efficace conceptuelle de
 l'existence: 38.

(les) Psychiatries existentielles: 1, 3, 4, 7, 9,
 17, 18, 19, 41.

(la) Psychiatrie phénoménologique (Cf. Lan-
 térie-Laura): 3, 4, 20, 35.
 et Husserl: 28.
 et Husserliana comme texte de relais de
 l'*Urtext* kantien: 37, 39.

(la) Psychiatrie philosophique:
 (Cf. chapitre III, portant sur la loi narrative husserlienne – Husserl III – faisant
 scénario de la rétroréférence problématique).
 Cf. 57.

(pour un édifice complet de la) Psychiatrie:
 l'assise comme psychiatrie clinique: 145.
 la dynamique culturelle (le statut de Kant
 et de Husserl) 147, 153.

homéopathie et allopathie psychatriques:
 155.

La rhétorique d'existence: 4, 86.
 sens et signification: 62, 63, 85, 96.
 la rhétorique falsificatrice: 74 (cf. Binswanger), 76.
 la narration de l'existence:
  selon Binswanger: 97.
  l'origine aristotélicienne: 102, 105,
  113.
  et Husserl: 101, 106, 109, 111, 112.
  et Perelman: 107, 111.

(la question de la) Rétroréférence:
 Husserl: 94, 95, 100.
 Cf. conceptuel et culturel (in Index).
 et Binswanger: 27, 68.
 et Tellenbach: 27.
 et Blankenburg: 28.
 et Dilthey: 79.
 et Sartre: 128 à 132.
 et herméneutique: 82.

Urtext kantien: (ou philosophie première de
 fond): 11, 12, 13, 17, 18, 37.

Phaenomenologica

1. E. Fink: *Sein, Wahrheit, Welt*. Vor-Fragen zum Problem des Phänomen-Begriffs. 1958   ISBN 90–247–0234–8

2. H.L. van Breda and J. Taminiaux (eds.): *Husserl et la pensée moderne / Husserl und das Denken der Neuzeit*. Actes du deuxième Colloque International de Phénoménologie / Akten des zweiten Internationalen Phänomenologischen Kolloquiums (Krefeld, 1.-3. Nov. 1956). 1959   ISBN 90–247–0235–8

3. J.-C. Piguet: *De l'esthétique à la métaphysique*. 1959   ISBN 90–247–0236–4

4. *E. Husserl: 1850–1959*. Recueil commémoratif publié à l'occasion du centenaire de la naissance du philosophe. 1959   ISBN 90–247–0237–2

5/6. H. Spiegelberg: *The Phenomenological Movement*. A Historical Introduction. 3rd revised ed. with the collaboration of Karl Schumann. 1982   ISBN Hb: 90–247–2577–1; Pb: 90–247–2535–6

7. A. Roth: *Edmund Husserls ethische Untersuchungen*. Dargestellt anhand seiner Vorlesungsmanuskripte. 1960   ISBN 90–247–0241–0

8. E. Levinas: *Totalité et Infini*. Essai sur l'extériorité. 4th ed., 4th printing 1984   ISBN Hb: 90–247–5105–5; Pb: 90–247–2971–8

9. A. de Waelhens: *La philosophie et les expériences naturelles*. 1961   ISBN 90–247–0243–7

10. L. Eley: *Die Krise des Apriori in der transzendentalen Phänomenologie Edmund Husserls*. 1962   ISBN 90–247–0244–5

11. A. Schutz: *Collected Papers, I*. The Problem of Social Reality. Edited and introduced by M. Natanson. 1962; 5th printing: 1982   ISBN Hb: 90–247–5089–X; Pb: 90–247–3046–5
Collected Papers, II *see* below under Volume 15
Collected Papers, III *see* below under Volume 22

12. J.M. Broekman: *Phänomenologie und Egologie*. Faktisches und transzendentales Ego bei Edmund Husserl. 1963   ISBN 90–247–0245–3

13. W.J. Richardson: *Heidegger. Through Phenomenology to Thought*. Preface by Martin Heidegger. 1963; 3rd printing: 1974   ISBN 90–247–02461–1

14. J.N. Mohanty: *Edmund Husserl's Theory of Meaning*. 1964; reprint: 1969   ISBN 90–247–0247–X

15. A. Schutz: *Collected Papers, II*. Studies in Social Theory. Edited and introduced by A. Brodersen. 1964; reprint: 1977   ISBN 90–247–0248–8

16. I. Kern: *Husserl und Kant*. Eine Untersuchung über Husserls Verhältnis zu Kant und zum Neukantianismus. 1964; reprint: 1984   ISBN 90–247–0249–6

17. R.M. Zaner: *The Problem of Embodiment*. Some Contributions to a Phenomenology of the Body. 1964; reprint: 1971   ISBN 90–247–5093–8

18. R. Sokolowski: *The Formation of Husserl's Concept of Constitution*. 1964; reprint: 1970   ISBN 90–247–5086–5

19. U. Claesges: *Edmund Husserls Theorie der Raumkonstition*. 1964   ISBN 90–247–0251–8

20. M. Dufrenne: *Jalons*. 1966   ISBN 90–247–0252–6

21. E. Fink: *Studien zur Phänomenologie, 1930–1939*. 1966   ISBN 90–247–0253–4

22. A. Schutz: *Collected Papers, III*. Studies in Phenomenological Philosophy. Edited by I. Schutz. With an introduction by Aaron Gurwitsch. 1966; reprint: 1975   ISBN 90–247–5090–3

Phaenomenologica

23. K. Held: *Lebendige Gegenwart.* Die Frage nach der Seinsweise des transzendentalen Ich bei Edumund Husserl, entwickelt am Leitfaden der Zeitproblematik. 1966
ISBN 90–247–0254–2

24. O. Laffoucrière: *Le destin de la pensée et 'La Mort de Dieu' selon Heidegger.* 1968
ISBN 90–247–0255–0

25. E. Husserl: *Briefe an Roman Ingarden.* Mit Erläuterungen und Erinnerungen an Husserl. Hrsg. von R. Ingarden. 1968 ISBN Hb: 90–247–0257–7; Pb: 90–247–0256–9

26. R. Boehm: *Vom Gesichtspunkt der Phänomenologie* (I). Husserl-Studien. 1968
ISBN Hb: 90–247–0259–3; Pb: 90–247–0258–5
For *Band II* see below under Volume 83

27. T. Conrad: *Zur Wesenslehre des psychischen Lebens und Erlebens.* Mit einem Geleitwort von H.L. van Breda. 1968
ISBN 90–247–0260–7

28. W. Biemel: *Philosophische Analysen zur Kunst der Gegenwart.* 1969
ISBN Hb: 90–247–0263–1; Pb: 90–247–0262–3

29. G. Thinès: *La problématique de la psychologie.* 1968
ISBN Hb: 90–247–0265–8; Pb: 90–247–0264–X

30. D. Sinha: *Studies in Phenomenology.* 1969
ISBN Hb: 90–247–0267–4; Pb: 90–247–0266–6

31. L. Eley: *Metakritik der formalen Logik.* Sinnliche Gewissheit als Horizont der Aussagenlogik und elementaren Prädikatenlogik. 1969
ISBN Hb: 90–247–0269–0; Pb: 90–247–0268–2

32. M.S. Frings: *Person und Dasein.* Zur Frage der Ontologie des Wertseins. 1969
ISBN Hb: 90–247–0271–2; Pb: 90–247–0270–4

33. A. Rosales: *Transzendenz und Differenz.* Ein Beitrag zum Problem der ontologischen Differenz beim frühen Heidegger. 1970
ISBN 90–247–0272–0

34. M.M. Saraïva: *L'imagination selon Husserl.* 1970
ISBN 90–247–0273–9

35. P. Janssen: *Geschichte und Lebenswelt.* Ein Beitrag zur Diskussion von Husserls Spätwerk. 1970
ISBN 90–247–0274–7

36. W. Marx: *Vernunft und Welt.* Zwischen Tradition und anderem Anfang. 1970
ISBN 90–247–5042–3

37. J.N. Mohanty: *Phenomenology and Ontology.* 1970
ISBN 90–247–5053–9

38. A. Aguirre: *Genetische Phänomenologie und Reduktion.* Zur Letztbegründung der Wissenschaft aus der radikalen Skepsis im Denken E. Husserls. 1970
ISBN 90–247–5025–3

39. T.F. Geraets: *Vers une nouvelle philosophie transcendentale.* La genèse de la philosophie de Maurice Merleau-Ponty jusqu'à la 'Phénoménologie de la perception.' Préface par E. Levinas. 1971
ISBN 90–247–5024–5

40. H. Declève: *Heidegger et Kant.* 1970
ISBN 90–247–5016–4

41. B. Waldenfels: *Das Zwischenreich des Dialogs.* Sozialphilosophische Untersuchungen in Anschluss an Edmund Husserl. 1971
ISBN 90–247–5072–5

42. K. Schuhmann: *Die Fundamentalbetrachtung der Phänomenologie.* Zum Weltproblem in der Philosophie Edmund Husserls. 1971
ISBN 90–247–5121–7

43. K. Goldstein: *Selected Papers/Ausgewählte Schriften.* Edited by A. Gurwitsch, E.M. Goldstein Haudek and W.E. Haudek. Introduction by A. Gurwitsch. 1971
ISBN 90–247–5047–4

Phaenomenologica

44. E. Holenstein: *Phänomenologie der Assoziation*. Zu Struktur und Funktion eines Grundprinzips der passiven Genesis bei E. Husserl. 1972   ISBN 90–247–1175–4

45. F. Hammer: *Theonome Anthropologie?* Max Schelers Menschenbild und seine Grenzen. 1972   ISBN 90–247–1186–X

46. A. Pažanin: *Wissenschaft und Geschichte in der Phänomenologie Edmund Husserls*. 1972   ISBN 90–247–1194–0

47. G.A. de Almeida: *Sinn und Inhalt in der genetischen Phänomenologie E. Husserls*. 1972   ISBN 90–247–1318–8

48. J. Rolland de Renéville: *Aventure de l'absolu*. 1972   ISBN 90–247–1319–6

49. U. Claesges und K. Held (eds.): *Perspektiven transzendental-phänomenologischer Forschung*. Für Ludwig Landgrebe zum 70. Geburtstag von seiner Kölner Schülern. 1972   ISBN 90–247–1313–7

50. F. Kersten and R. Zaner (eds.): *Phenomenology: Continuation and Criticism*. Essays in Memory of Dorion Cairns. 1973   ISBN 90–247–1302–1

51. W. Biemel (ed.): *Phänomenologie Heute*. Festschrift für Ludwig Landgrebe. 1972   ISBN 90–247–1336–6

52. D. Souche-Dagues: *Le développement de l'intentionnalité dans la phénoménologie husserlienne*. 1972   ISBN 90–247–1354–4

53. B. Rang: *Kausalität und Motivation*. Untersuchungen zum Verhältnis von Perspektivität und Objektivität in der Phänomenologie Edmund Husserls. 1973   ISBN 90–247–1353–6

54. E. Levinas: *Autrement qu'être ou au-delà de l'essence*. 2nd. ed.: 1978   ISBN 90–247–2030–3

55. D. Cairns: *Guide for Translating Husserl*. 1973   ISBN (Pb) 90–247–1452–4

56. K. Schuhmann: *Die Dialektik der Phänomenologie, I*. Husserl über Pfänder. 1973   ISBN 90–247–1316–1

57. K. Schuhmann: *Die Dialektik der Phänomenologie, II*. Reine Phänomenologie und phänomenologische Philosophie. Historisch-analytische Monographie über Husserls 'Ideen I'. 1973   ISBN 90–247–1307–2

58. R. Williame: *Les fondements phénoménologiques de la sociologie compréhensive: Alfred Schutz et Max Weber*. 1973   ISBN 90–247–1531–8

59. E. Marbach: *Das Problem des Ich in der Phänomenologie Husserls*. 1974   ISBN 90–247–1587–3

60. R. Stevens: *James and Husserl: The Foundations of Meaning*. 1974   ISBN 90–247–1631–4

61. H.L. van Breda (ed.): *Vérité et Vérification / Wahrheit und Verifikation*. Actes du quatrième Colloque International de Phénoménologie / Akten des vierten Internationalen Kolloquiums für Phänomenologie (Schwabisch Hall, Baden-Württemberg, 8.-11. September 1969). 1974   ISBN 90–247–1702–7

62. Ph.J. Bossert (ed.): *Phenomenological Perspectives*. Historical and Systematic Essays in Honor of Herbert Spiegelberg. 1975.   ISBN 90–247–1701–9

63. H. Spiegelberg: *Doing Phenomenology*. Essays on and in Phenomenology. 1975   ISBN 90–247–1725–6

64. R. Ingarden: *On the Motives which Led Husserl to Transcendental Idealism*. 1975   ISBN 90–247–1751–5

65. H. Kuhn, E. Avé-Lallemant and R. Gladiator (eds.): *Die Münchener Phänomenologie*. Vorträge des Internationalen Kongresses in München (13.-18. April 1971). 1975   ISBN 90–247–1740–X

Phaenomenologica

66. D. Cairns: *Conversations with Husserl and Fink*. Edited by the Husserl-Archives in Louvain. With a foreword by R.M. Zaner. 1975   ISBN 90–247–1793–0
67. G. Hoyos Vásquez: *Intentionalität als Verantwortung*. Geschichtsteleologie und Teleologie der Intentionalität bei Husserl. 1976   ISBN 90–247–1794–9
68. J. Patočka: *Le Monde naturel comme problème philosophique*. 1976
          ISBN 90–247–1795–7
69. W.W. Fuchs: *Phenomenology and the Metaphysics of Presence*. An Essay in the Philosophy of Edmund Husserl. 1976   ISBN 90–247–1822–8
70. S. Cunningham: *Language and the Phenomenological Reductions of Edmund Husserl*. 1976   ISBN 90–247–1823–6
71. G.C. Moneta: *On Identity*. A Study in Genetic Phenomenology. 1976
          ISBN 90–247–1860–0
72. W. Biemel und das Husserl-Archiv zu Löwen (eds.): *Die Welt des Menschen – Die Welt der Philosophie*. Festschrift für Jan Patočka. 1976   ISBN 90–247–1899–6
73. M. Richir: *Au-delà du renversement copernicien*. La question de la phénoménologie et son fondement. 1976   ISBN 90–247–1903–8
74. H. Mongis: *Heidegger et la critique de la notion de valeur*. La destruction de la fondation métaphysique. Lettre-préface de Martin Heidegger. 1976
          ISBN 90–247–1904–6
75. J. Taminiaux: *Le regard et l'excédent*. 1977   ISBN 90–247–2028–1
76. Th. de Boer: *The Development of Husserl's Thought*. 1978
          ISBN Hb: 90–247–2039–7; Pb: 90–247–2124–5
77. R.R. Cox: *Schutz's Theory of Relevance*. A Phenomenological Critique. 1978
          ISBN 90–247–2041–9
78. S. Strasser: *Jenseits von Sein und Zeit*. Eine Einführung in Emmanuel Levinas' Philosophie. 1978   ISBN 90–247–2068–0
79. R.T. Murphy: *Hume and Husserl*. Towards Radical Subjectivism. 1980
          ISBN 90–247–2172–5
80. H. Spiegelberg: *The Context of the Phenomenological Movement*. 1981
          ISBN 90–247–2392–2
81. J.R. Mensch: *The Question of Being in Husserl's* Logical Investigations. 1981
          ISBN 90–247–2413–9
82. J. Loscerbo: *Being and Technology*. A Study in the Philsophy of Martin Heidegger. 1981   ISBN 90–247–2411–2
83. R. Boehm: *Vom Gesichtspunkt der Phänomenologie II*. Studien zur Phänomenologie der Epoché. 1981   ISBN 90–247–2415–5
84. H. Spiegelberg and E. Avé-Lallemant (eds.): *Pfänder-Studien*. 1982
          ISBN 90–247–2490–2
85. S. Valdinoci: *Les fondements de la phénoménologie husserlienne*. 1982
          ISBN 90–247–2504–6
86. I. Yamaguchi: *Passive Synthesis und Intersubjektivität bei Edmund Husserl*. 1982
          ISBN 90–247–2505–4
87. J. Libertson: *Proximity*. Levinas, Blanchot, Bataille and Communication. 1982
          ISBN 90–247–2506–2

Phaenomenologica

88. D. Welton: *The Origins of Meaning*. A Critical Study of the Thresholds of Husserlian Phenomenology. 1983   ISBN 90–247–2618–2
89. W.R. McKenna: *Husserl's 'Introductions to Phenomenology'*. Interpretation and Critique. 1982   ISBN 90–247–2665–4
90. J.P. Miller: *Numbers in Presence and Absence*. A Study of Husserl's Philosophy of Mathematics. 1982   ISBN 90–247–2709–X
91. U. Melle: *Das Wahrnehmungsproblem und seine Verwandlung in phänomenologischer Einstellung*. Untersuchungen zu den phänomenologischen Wahrnehmungstheorien von Husserl, Gurwitsch und Merleau-Ponty. 1983
ISBN 90–247–2761–8
92. W.S. Hamrick (ed.): *Phenomenology in Practice and Theory*. Essays for Herbert Spiegelberg. 1984   ISBN 90–247–2926–2
93. H. Reiner: *Duty and Inclination*. The Fundamentals of Morality Discussed and Redefined with Special Regard to Kant and Schiller. 1983   ISBN 90–247–2818–6
94. M. J. Harney: *Intentionality, Sense and the Mind*. 1984   ISBN 90–247–2891–6
95. Kah Kyung Cho (ed.): *Philosophy and Science in Phenomenological Perspective*. 1984   ISBN 90–247–2922–X
96. A. Lingis: *Phenomenological Explanations*. 1986
ISBN Hb: 90–247–3332–4; Pb: 90–247–3333–2
97. N. Rotenstreich: *Reflection and Action*. 1985
ISBN Hb: 90 247–2969–6; Pb: 90–247–3128–3
98. J.N. Mohanty: *The Possibility of Transcendental Philosophy*. 1985
ISBN Hb: 90–247–2991–2; Pb: 90–247–3146–1
99. J.J. Kockelmans: *Heidegger on Art and Art Works*. 1985   ISBN 90–247–3102–X
100. E. Lévinas: *Collected Philosophical Papers*. 1987
ISBN Hb: 90–247–3272–7; Pb: 90–247–3395–2
101. R. Regvald: *Heidegger et le Problème du Néant*. 1986   ISBN 90–247–3388–X
102. J.A. Barash: *Martin Heidegger and the Problem of Historical Meaning*. 1987
ISBN 90–247–3493–2
103 J.J. Kockelmans (ed.): *Phenomenological Psychology*. The Dutch School. 1987
ISBN 90–247–3501–7
104. W.S. Hamrick: *An Existential Phenomenology of Law: Maurice Merleau-Ponty*. 1987
ISBN 90–247–3520–3
105. J.C. Sallis, G. Moneta and J. Taminiaux (eds.): *The Collegium Phaenomenologium*. *The First Ten Years*. 1988   ISBN 90–247–3709–5
106. D. Carr: *Interpreting Husserl*. Critical and Comparative Studies. 1987.
ISBN 90–247–3505–X
107. G. Heffernan: *Isagoge in die phänomenologische Apophantik*. Eine Einführung in die phänomenologische Urteilslogik durch die Auslegung des Textes der *Formalen und transzendenten Logik* von Edmund Husserl. 1989   ISBN 90–247–3710–9
108. F. Volpi, J.-F. Mattéi, Th. Sheenan, J.-F. Courtine, J. Taminiaux, J. Sallis, D. Janicaud, A.L. Kelkel, R. Bernet, R. Brisart, K. Held, M. Haar et S. IJsseling: *Heidegger et l'Idée de la Phénoménologie*. 1988   ISBN 90–247–3586–6
109. C. Singevin: *Dramaturgie de l'Esprit*. 1988   ISBN 90–247–3557–2

Phaenomenologica

110. J. Patočka: *Le monde naturel et le mouvement de l'existence humaine.* 1988
ISBN 90–247–3577–7

111. K.-H. Lembeck: *Gegenstand Geschichte.* Geschichtswissenschaft in Husserls Phänomenologie. 1988
ISBN 90–247–3635–8

112. J.K. Cooper-Wiele: *The Totalizing Act.* Key to Husserl's Early Philosophy. 1989
ISBN 0–7923–0077–7

113. M.S. Valdinoci: *Le principe d'existence.* Un devenir psychiatrique de la phénoménologie. 1989
ISBN 0–7923–0125–0

114. D. Lohmar: *Phänomenologie der Mathematik.* 1989
ISBN 0–7923–0187–0

115. S. IJsseling (Hrsgb.): *Husserl-Ausgabe und Husserl-Forschung.* 1990
ISBN 0–7923–0372–5

116. R. Cobb-Stevens: *Husserl and Analytic Philosophy.* 1990
ISBN 0–7923–0467–5

117. R. Klockenbusch: *Husserl und Cohn.* Widerspruch, Reflexion und Telos in Phänomenologie und Dialektik. 1990
ISBN 0–7923–0515–9